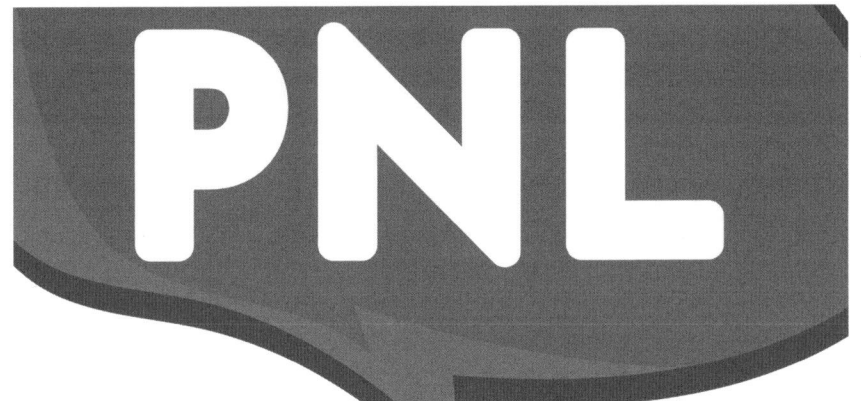

para Pais e Professores

Educando com a linguagem do cérebro

PNL

para Pais e Professores

Educando com a linguagem do cérebro

José Henrique Sbrocco

Professor, Escritor e Palestrante na área de Desenvolvimento Humano

ALTA BOOKS
E D I T O R A
Rio de Janeiro, 2021

PNL para Pais e Professores
Copyright © 2021 da Starlin Alta Editora e Consultoria Eireli. ISBN: 978-85-5081-137-6

Todos os direitos estão reservados e protegidos por Lei. Nenhuma parte deste livro, sem autorização prévia por escrito da editora, poderá ser reproduzida ou transmitida. A violação dos Direitos Autorais é crime estabelecido na Lei nº 9.610/98 e com punição de acordo com o artigo 184 do Código Penal.

A editora não se responsabiliza pelo conteúdo da obra, formulada exclusivamente pelo(s) autor(es).

Marcas Registradas: Todos os termos mencionados e reconhecidos como Marca Registrada e/ou Comercial são de responsabilidade de seus proprietários. A editora informa não estar associada a nenhum produto e/ou fornecedor apresentado no livro.

Impresso no Brasil — 1ª Edição, 2021 — Edição revisada conforme o Acordo Ortográfico da Língua Portuguesa de 2009.

Produção Editorial
Editora Alta Books

Gerência Editorial
Anderson Vieira

Gerência Comercial
Daniele Fonseca

Produtor Editorial
Illysabelle Trajano
Thiê Alves

Assistente Editorial
Maria de Lourdes Borges

Equipe de Marketing
Livia Carvalho
Gabriela Carvalho
marketing@altabooks.com.br

Coordenação de Eventos
Viviane Paiva
comercial@altabooks.com.brw

Editor de Aquisição
José Rugeri
j.rugeri@altabooks.com.br

Equipe Editorial
Luana Goulart
Ian Verçosa
Raquel Porto
Rodrigo Dutra
Thales Silva

Equipe de Design
Larissa Lima
Marcelli Ferreira
Paulo Gomes

Equipe Comercial
Daiana Costa
Daniel Leal
Kaique Luiz
Tairone Oliveira
Vanessa Leite

Revisão Gramatical
Alessandro Thomé
Fernanda Luft

Capa
Marcelli Ferreira

Projeto Gráfico | Diagramação
Lucia Quaresma

Publique seu livro com a Alta Books. Para mais informações envie um e-mail para autoria@altabooks.com.br

Obra disponível para venda corporativa e/ou personalizada. Para mais informações, fale com projetos@altabooks.com.br

Erratas e arquivos de apoio: No site da editora relatamos, com a devida correção, qualquer erro encontrado em nossos livros, bem como disponibilizamos arquivos de apoio se aplicáveis à obra em questão.

Acesse o site **www.altabooks.com.br** e procure pelo título do livro desejado para ter acesso às erratas, aos arquivos de apoio e/ou a outros conteúdos aplicáveis à obra.

Suporte Técnico: A obra é comercializada na forma em que está, sem direito a suporte técnico ou orientação pessoal/exclusiva ao leitor.

A editora não se responsabiliza pela manutenção, atualização e idioma dos sites referidos pelos autores nesta obra.

Ouvidoria: ouvidoria@altabooks.com.br

Dados Internacionais de Catalogação na Publicação (CIP) de acordo com ISBD

S276p	Sbrocco, José Henrique
	PNL para Pais e Professores: educando e Ensinando com a Linguagem do Cérebro / José Henrique Sbrocco. - Rio de Janeiro : Alta Books, 2021. 256 p. : il. ; 16cm x 23cm.
	Inclui bibliografia e índice. ISBN: 978-85-5081-137-6
	1. Neurolinguística. 2. Programação Neurolinguística. 3. PNL. I. Título.
2021-109	CDD 616.89
	CDU 615.851

Elaborado por Vagner Rodolfo da Silva - CRB-8/9410

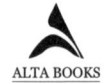

Rua Viúva Cláudio, 291 — Bairro Industrial do Jacaré
CEP: 20.970-031 — Rio de Janeiro (RJ)
Tels.: (21) 3278-8069 / 3278-8419
www.altabooks.com.br — altabooks@altabooks.com.br
www.facebook.com/altabooks — www.instagram.com/altabooks

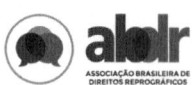
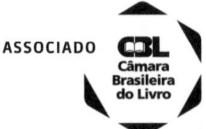

SOBRE O AUTOR

José Henrique Teixeira de Carvalho Sbrocco é professor, escritor e palestrante. Biólogo, com licenciatura plena em ciências, é pós-graduado em sistemas de computação (com ênfase em inteligência artificial), informática (com ênfase em redes e banco de dados) e gestão empresarial (MBA Executivo). Tem formação em hipnoterapia (master em hipnoterapia clínica), Practitioner e Trainer em programação neurolinguística (PNL) e psicanálise (em andamento). Publicou livros nas áreas de engenharia de software (com ênfase em metodologias ágeis) e linguagens de modelagem unificada (UML), que estruturam projetos de software. Publicou também artigos em congressos nacionais e internacionais.

Iniciou sua carreira como programador de sistemas, mas, considerando sua formação acadêmica, especializou-se e atuou por mais de dez anos no desenvolvimento de software para a área biomédica. Ao longo de mais de trinta anos de experiência com desenvolvimento de software, participou de projetos em universidades, em provedores de produtos e serviços em telecomunicações e empresas de TI. Participou ativamente de estudos e desenvolvimento de novas soluções tecnológicas na área de telecomunicações, coordenando equipes de engenheiros, analistas de sistemas e técnicos, com foco no desenvolvimento de projetos.

Foi analista de mercado internacional, responsável por prospecção mercadológica, qualificação de oportunidades, elaboração e defesa de propostas comerciais. Conduziu apresentações corporativas e de soluções tecnológicas, apresentando-as em países da América Latina, África e Oceania, além de todas as operadoras de telecomunicações do Brasil, negociando contratos, implementando e acompanhando projetos. É professor universitário há mais de 25 anos, sendo que há 13 anos dedica-se exclusivamente à carreira acadêmica. Também foi coordenador e responsável pela proposição e implementação de cursos superiores de graduação tecnológica.

Atuou na coordenação de áreas de gestão de projetos tecnológicos em instituições de ensino superior, em parcerias com empresas e instituições governamentais. Ao longo dos anos também se dedicou ao estudo dos mais variados aspectos dos comportamentos cotidianos do ser humano, considerando principalmente a contribuição da programação neurolinguística, psicanálise e psicologia. Propõe abordagens específicas relacionadas aos seus conhecimentos e experiências, voltadas para a área de educação corporativa. Atua como conferencista, escrevendo livros e artigos, além de ministrar palestras e treinamentos de caráter motivacional e de desenvolvimento humano.

DEDICATÓRIA

Dedico este livro:

A todos os pais, mães, professores e professoras, desejando que por intermédio desta modesta contribuição possam encontrar novos caminhos para o desenvolvimento de mais recursos possibilitadores, tão necessários para enfrentar a nobre e fundamental missão que desempenham na vida das pessoas.

Aos meus filhos Mariana, Lucas e Gabriel, e a todos os alunos com quem tive a oportunidade de trabalhar nestes 25 anos de docência. Espero que após lerem este livro possam compreender melhor o comportamento humano para, quando chegar a hora, conseguirem desempenhar seus papéis de pais ou professores de uma maneira muito melhor do que eu fui capaz de fazer.

Aos meus netos Lara, Eduardo e Lívia, que me fizeram conhecer um amor doce e profundo. Que cresçam sempre com esperança na vida e acreditando em si mesmos.

À minha mãe, Maria José, minha primeira e maior educadora, que com seus valores, exemplos e coragem, me fez ver que nenhum momento difícil dura para sempre. Obrigado por tudo, sobretudo, pelo seu sono perdido, pelas palavras de apoio e pelo seu amor.

Ao meu pai, José Henrique (*in memorian*). As suas memórias realmente são meu maior tesouro, por isso não existe partida para os que permanecem eternamente em nossos corações. Lembro-me constantemente de você…

Por fim, mas não menos importante, dedico este livro à minha esposa, Silvana, mãe dedicada, que há mais de 30 anos me apoia, aconselha e ensina. Que nunca nos falte motivos para seguir em frente, que nunca nos falte vontade de fazer diferente. Deus une muito mais do que duas vidas

AGRADECIMENTOS

Agradeço às dificuldades que enfrentei para escrever este livro, pois me motivaram a superá-las, da mesma forma que agradeço à minha falta de tempo, pois me ajudou a perceber minha ausência de métodos.

Agradeço à Editora Alta Books pela oportunidade e confiança depositada na publicação desta obra.

E agradeço, principalmente, ao meu amigo Adriano Seidi pela gentileza em redigir o prefácio deste livro e pelos anos de aprendizado que me proporcionou. Michele Obama disse que "sucesso não tem a ver com o dinheiro que você ganha, tem a ver com a diferença que você faz na vida das pessoas". Sendo assim, eu e milhares de pessoas somos testemunhas de seu estrondoso sucesso.

Obrigado!

SUMÁRIO

Sobre o Autor	v
Dedicatória	vii
Agradecimentos	ix
Prefácio	1
Por que você deve ler este livro	5
Como este livro está organizado	13

Capítulo 1: Desafios Vividos por Pais e Professores — 17
- 1.1. Estamos Trilhando uma Longa e Sinuosa Estrada — 20
- 1.2. Mas de que educação estamos falando? — 22
- 1.3. Educação contemporânea e a sociedade — 24
- 1.4. Entendendo a diferença entre as gerações — 27
- 1.5. O tradicional e equivocado foco no problema e não na prevenção — 31
- 1.6. A falta de segurança que acomete a todos — 32
- 1.7. Muitas cobranças e pouco apoio nas tarefas escolares — 36
- 1.8. A interferência do medo — 38
- 1.9. Sentimento de culpa — 41

Capítulo 2: A Neurociência e a Construção da Nossa Realidade — 45
- 2.1. A contribuição da neurociência — 46
- 2.2. A origem do pensamento e a construção de nossa realidade — 50
- 2.3. Excelência humana: um novo despertar — 57

Capítulo 3: Desmistificando a Programação Neurolinguística (PNL) — 59
- 3.1. Origens e motivações iniciais — 60
- 3.2. Pilares de sustentação — 63
- 3.3. O importante conceito de modelagem — 64
- 3.4. Considerações complementares sobre a modelagem — 65
- 3.5. Pressupostos da PNL — 68
- 3.6. Quem conduz a sua vida? — 74
- 3.7. Valores, crenças e transformação — 78

		3.7.1. Trabalhando com nossos valores	79
		3.7.2. Nosso sistema de crenças	80
		3.7.3. Experimentando a transformação	82
	3.8.	O estudo dos níveis neurológicos	84
	3.9.	Modalidades e submodalidades	89
		3.9.1. Estratégias da PNL	90
		3.9.2. Modelo E-R (estímulo-resposta)	92
		3.9.3. O conceito de âncoras e técnicas de ancoragem	93
		3.9.4. TOTS	97

Capítulo 4: O Modelo de Milton Erickson e a Contribuição da Hipnose — 99

	4.1.	Breve história da hipnose	100
	4.2.	O que é estar em transe hipnótico	105
	4.3.	O modelo Milton	106
	4.4.	Hipnose na educação	109

Capítulo 5: Subsídios para o Desenvolvimento de uma Linguagem Influenciadora — 113

	5.1.	O diálogo abstrato e os defeitos na comunicação	114
	5.2.	Entendendo o processo de comunicação da PNL	118
	5.3.	Acessando os sentidos da audiência	121
	5.4.	Sistemas representacionais e a linguagem dos sentidos	123
	5.5.	Desenvolvendo habilidades de comunicação através do rapport	125
		5.5.1. Construindo um Rapport	126
		5.5.2. Posições Perceptivas	130
	5.6.	Calibragem	131
	5.7.	Os recursos dos metaprogramas de linguagem	133
		5.7.1. Tipos de Metaprogramas	136
		5.7.2. Considerações Complementares	138

Capítulo 6: O que pais e professores também devem saber — 141

	6.1.	Como criamos nossas emoções e sentimentos	149
		6.1.1. Os diferentes tipos de emoções	152
		6.1.2. Convivendo com as emoções	153
		6.1.3. Trabalhando com emoções negativas	154
		6.1.4. Considerações sobre o sentimento	156
	6.2.	Inteligências múltiplas	158
	6.3.	A importância do uso de metáforas	161
	6.4.	Flexibilidade Comportamental	163
	6.5.	A arte de fornecer e receber feedback	164
	6.6.	Motivação e autoestima	167

		6.6.1. Atitudes devastadoras para a autoestima de nossos filhos e alunos	170
		6.6.2. Identificando a autoestima de nossos filhos e alunos	171
		6.6.3. Desenvolvendo a autoestima	172
	6.7.	Estabelecendo e mantendo limites	174
		6.7.1. Considerações sobre os limites dentro de nossos lares	176
		6.7.2. Os limites praticados no ambiente escolar	178
		6.7.3. Estabelecer limites é uma habilidade que pode ser aprendida	178
		6.7.4. A busca por um equilíbrio	181
	6.8.	Desenvolvendo nossas decisões possibilitadoras	182
Capítulo 7:	**A PNL na Sala de Aula**		185
	7.1.	Considerações iniciais sobre a aprendizagem	186
		7.1.1. Estágios de aprendizagem segundo a PNL	186
		7.1.2. Níveis neurológicos de aprendizagem	188
		7.1.3. Estratégias de aprendizagem	190
	7.2.	PNL: um novo paradigma pedagógico?	194
	7.3.	Calibragem e rapport na educação	199
	7.4.	A estrutura do interesse	200
	7.5.	Disparando âncoras para obter melhores recursos	202
	7.6.	Alunos visuais, auditivos e cinestésicos	203
	7.7.	Sugestões para melhorar a disciplina	206
	7.8.	A PNL pode colaborar com a diminuição da violência	210
	7.9.	Outros recursos importantes	213
		7.9.1. Storytelling aplicado a educação	213
		7.9.2. Entendendo o coaching educacional	215
		7.9.3. Aprendizagens colaborativas e metodologias ativas	218
Capítulo 8:	**Reflexões Complementares**		223
	8.1.	A importância de mudar	224
	8.2.	O papel do pensamento flexível	226
	8.3.	Escolhas	226
	8.4.	Criando estratégias para sermos mais felizes	229
	8.5.	Considerações finais	231
Referências Bibliográficas			235
Índice			239

PREFÁCIO

Todo ser humano é fruto daquilo que viveu, das suas experiências, das suas derrotas e vitórias, do que aprendeu e percebeu durante a sua existência. É do contato com a sua realidade que ele extrai a sua percepção, sua verdade e sua visão de mundo. A partir das quais cria e consolida suas crenças, convicções, princípios e valores que contornarão a sua identidade e nortearão a sua vida.

Quando enfrentamos essa pressuposição, percebemos que a educação e o conhecimento são a pedra fundamental para a formação de um indivíduo, e dois dos pilares para todo e qualquer ser humano alcançar o seu maior potencial, conquistar níveis mais elevados de resultados em sua vida e sobretudo atingir a plenitude da sua existência.

Isso significa também que, a educação e o conhecimento são o alicerce não só para subsidiar a realização dos nossos próprios objetivos pessoais, alcançar nossa dignidade e realização individual, mas também são a fonte para conseguirmos cumprir nossa missão, na medida em que transformar nossa sabedoria em aprendizado para aqueles que estão no alcance da nossa influência. É assim que conseguimos extrapolar a nossa esfera individual para deixar o nosso legado e cumprir o nosso propósito neste mundo, na medida em que transmitimos a herança que um dia recebemos.

E quem é que poderia desempenhar melhor esse papel de transmitir a educação e o conhecimento para formação de uma nova geração, fazendo-a melhor e mais consciente, construindo-a com as melhores referências de vida, semeando bons valores e princípios, senão as mães, os pais, as professoras e professores, que são os verdadeiros mestres que distribuem sua sabedoria e lições de vida?

Entretanto, posso imaginar os gigantescos desafios que você enfrenta na sua missão materna ou paterna, ou no seu propósito como educador, ao se deparar com um infinito número de variáveis que fazem parte da nossa sociedade, da nossa cultura e, sobretudo, com uma nova geração de filhos e alunos que são contagiados pelas rápidas e profundas transformações em que o nosso mundo vive.

É preciso uma visão sistêmica e holística, a disposição para aprender as novas maneiras de perceber o mundo, e muita flexibilidade para conseguir superar os desafios desse momento disruptivo e tecnológico que influenciam nossos filhos e alunos. Mães, pais, professoras e professores precisam estar preparados para conectar velhos e preciosos conhecimentos com novas demandas que o mundo oferece. Um verdadeiro e constante exercício de desconstruir para reconstruir, desaprender para reaprender. E tudo isso para poder ensinar.

Não são poucos os estudos dedicados a esse tema. Não são poucas as teorias desenvolvidas para auxiliar pais e educadores a encontrar melhores caminhos para educar e ensinar seus filhos e alunos, para serem homens e mulheres melhores, e formarem uma geração e uma sociedade mais desenvolvida, civilizada e humana. São diversas as correntes de pensamentos, que vão desde o âmbito pedagógico, psicológico e filosófico até o político-social.

Como seria bom se encontrássemos novas ferramentas, conhecimentos, tecnologias, e formas de pensar, que pudessem se conectar àquelas já conhecidas e ampliar nossa visão de mundo, e nos deixar ainda mais preparados para enfrentar esses desafios que nos esperam: de educar e ensinar.

E foi exatamente isso que encontrei nesta fantástica obra-prima do professor José Henrique Teixeira de Carvalho Sbrocco, que trouxe à luz os conceitos e a aplicabilidade da PNL (programação neurolinguística) na missão dos pais e professores de educar e ensinar seus filhos e alunos.

Antes de mais nada, meu grande amigo pessoal e exemplar profissional nas diversas áreas a que se dedicou, sobretudo como professor, escritor e palestrante, Sbrocco merece os aplausos por ter idealizado, pensado e escrito essa obra, não só pelo seu conteúdo e esmero na comunicação, mas pela maestria com que conectou, de forma holística, as facetas dessas tantas variáveis que influenciam a educação e o ensino, propondo a introdução da PNL, umas das mais atuais e modernas tecnologias da mente e do comportamento humano, como uma técnica capaz e eficaz de agregar valor na arte de educar e ensinar.

Já no primeiro capítulo do livro, o autor parte dos desafios educacionais de pais e professores neste mundo contemporâneo, no qual as novas gerações estão inseridas, trazendo a reflexão sobre o porquê muitas vezes pais e professores não alcançam o êxito que gostariam no seu mister.

No tópico seguinte, discorre sobre a neurociência e a programação neurolinguística, explicando a formação do pensamento humano e como ele é influenciado por meio das nossas experiências e percepção da realidade.

Com isso, no terceiro capítulo ele apresenta a PNL, mencionando sua origem, precursores e influenciadores. E traz de maneira cativante os conceitos, pilares, pressupostos e técnicas que fazem da neurolinguística uma ferramenta poderosa para gerar resultados positivos, não só como estratégia educacional, mas como estratégia para transformar e conduzir a própria vida.

De forma muito atenta, o professor Henrique Sbrocco, dentre os vários influenciadores da PNL, elege o psiquiatra e hipnoterapeuta Milton Erickson para colocar a lupa sobre o seu trabalho. E não é por acaso. O quarto capítulo é dedicado para explicar como o modelo Ericksoniano pode ser utilizado na missão educacional. Esse modelo explica a estrutura de pensamento e as estratégias de linguagem que são utilizadas na comunicação com outras pessoas, ou consigo mesmo, através do diálogo interno, com o objetivo de conectar-se com recursos e estados emocionais possibilitadores, sobretudo armazenados em nossa memória consciente ou inconsciente. Vale a pena o entendimento dessa técnica.

O capítulo cinco demonstra a PNL como aliada à arte de educar, ainda mais quando percebe-se que a educação depende da eficácia da comunicação. A capacidade de estabelecer a empatia, compreender o mecanismo de assimilação do receptor da mensagem, e certificar-se de que a linguagem cumpriu o seu objetivo, são condições imperativas para pais e professores terem sucesso na sua missão. E é esse ensinamento que fica deste capítulo maravilhoso.

Tudo isso já seria suficiente para ampliar a visão de pais e professores e despertar a atenção para a PNL no processo educacional, porém o autor traz mais um viés para deixar a abordagem ainda mais completa. No sexto capítulo, ele inclui as contribuições das demais áreas do saber, sob os pontos de vista filosófico, psicológico e pedagógico, e tudo isso se entrelaça com a neurolinguística. Os conceitos sobre a teoria das inteligências múltiplas, aspectos dos estados emocionais, sentimentais e comportamentais também são trazidos ao debate.

Ponto fundamental para a propositura deste livro, o tópico da PNL estuda os estágios do processo de aprendizagem e foi brilhantemente trazido no capítulo 7, sob o título "A PNL na Sala de Aula". Em verdade, a PNL é uma ferramenta apta para contribuir com novas estratégias educacionais e na própria relação entre pais e filhos, alunos e professores!

O último e decisivo capítulo, convida para a reflexão sobre o processo de decisão de mudança, demonstrando que novas escolhas, estratégias e opções, podem trazer diferentes e positivos resultados, que nos deixarão sempre mais próximos de uma vida mais plena e feliz.

A cada página, o autor consegue instigar no leitor a vontade de se aprofundar e conhecer mais sobre a PNL, o que faz a leitura ser motivadora e atraente, além de obrigatória para pais e professores que querem começar a entender o que essa técnica poderosa, chamada PNL – programação neurolinguística, é capaz de fazer!

Em remate, como um conjunto de engrenagens que se entrelaçam em movimentos contínuos e cíclicos, no qual cada dente se encaixa com precisão no intermitente espaço que lhe é reservado na outra engrenagem, o professor Henrique Sbrocco conseguiu conectar com excelência e maestria, profundo conhecimento e competência, assuntos importantes e abrangentes para pais e professores aperfeiçoarem seus conhecimentos e poderem realizar sua missão e propósito de educar e ensinar!

Vale a pena a leitura dessa belíssima obra: *PNL para Pais e Professores – Educando e ensinando com a linguagem do cérebro.*

Adriano Seidi
Treinador Comportamental e Especialista em PNL

POR QUE VOCÊ DEVE LER ESTE LIVRO

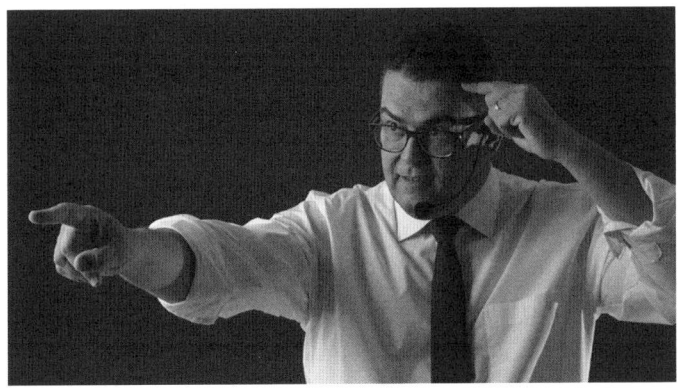

Prof. José Henrique T. C. Sbrocco[1]

Me motivei a escrever este livro inspirado pelos desafios que vivo em dois cenários distintos: no cotidiano das salas de aula, ao longo de mais de vinte e cinco anos atuando como docente, e na minha casa, onde há trinta anos exerço o papel de pai e avô. Considerando os desafios vividos nesses dois ambientes, é natural nos sentirmos impulsionados a aprimorar continuamente nossos recursos, buscando desenvolver novas habilidades que melhorem cada vez mais nossa performance como pai, mãe ou docente. Na verdade, este é um desejo que todos nós manifestamos, afinal, quem é que não anseia por relacionamentos mais harmoniosos, independentemente do contexto no qual esteja inserido? Por essas razões, ao longo de muitos anos venho me dedicando a estudos que complementam os conhecimentos proporcionados pela minha formação acadêmica inicial e pelas pós-graduações que cursei.

Esses estudos compreendem o uso de técnicas que basicamente permitem que eu me conheça melhor, e que também proporcionam um importante entendimento sobre a maneira pela qual as pessoas fazem o que fazem. Como parte complementar e fundamental deste processo de aprendi-

---
1 Crédito da foto: Luciana Sbrocco

zagem, busquei o desenvolvimento de competências por meio da participação de diversos cursos de formação nas áreas da programação neurolinguística (PNL) e hipnoterapia. Curiosamente, mesmo após ter me debruçado sobre inúmeros livros e artigos científicos sobre neurociência, programação neurolinguística, psicologia, psicanálise, bem como participado de diversos cursos, a sensação de que há muito mais o que ser entendido insiste em prevalecer — sensação esta que espero que perdure por muito tempo, pois nos motiva a aprender cada vez mais.

Atualmente, há muita informação disponível sobre a aplicação da programação neurolinguística na educação formal e não formal. Contudo, estes materiais muitas vezes se apresentam fragmentados, presentes em artigos ou livros que abordam o assunto sob uma ótica mais ampla ou em contextos muito específicos. Como eu estava em busca de algo que explorasse melhor os cenários sob os quais estou inserido, decidi organizar este conteúdo motivado também pelo fato de que certamente não sou o único pai ou professor em busca de mais recursos, além de acreditar na clássica convicção de que compartilhar conhecimento sempre é um grande aliado da geração de boas e novas ideias. Acredito que muitos já tiveram a sensação de que parece sempre faltar algum tipo de conhecimento necessário para que possamos desempenhar plenamente nossos papéis de pais e professores.

Por mais que nos esforcemos, essa desconfortável, e muitas vezes recorrente, sensação de impotência insiste em estar presente, independentemente de nossa busca constante por novos conhecimentos — quer seja por meio de formações acadêmicas clássicas ou do não menos importante aprendizado proporcionado por nossas vivências em sala de aula ou em nossas casas. De maneira consciente ou inconsciente, o fato é que estamos sempre buscando novos paradigmas e meios que nos auxiliem, pois já percebemos há muito tempo que muitos padrões conservadores que vêm sendo modelados há gerações não se aplicam mais às crianças e jovens com quem convivemos e moramos. Então, precisamos construir novas referências que nos atendam, uma vez que convivemos com gerações distintas de jovens, cada uma com uma história de vida e perfil diferentes.

Antes de expor o que o leitor encontrará neste livro, acredito ser importante ressaltar que este conteúdo não tem a pretensão de dizer a pais e professores o que devem ou não fazer. A contribuição pretendida se dará no âmbito do oferecimento de uma percepção complementar, apoiada no seguinte questionamento: O que pais e professores ganhariam ao se permitirem examinar aquilo que já fazem e, sobretudo, por que o fazem? Também não buscamos esgotar os conceitos relacionados à programação neurolinguística, que serão aqui tratados sob uma ótica introdutória, enfatizando principalmente os principais recursos que podem ser usados por pais e professores. Portanto, pretendo apresentar um conjunto de conceitos e percepções que ampliarão o já concebido leque de atitudes mentais que todos nós temos, atitudes estas que influenciam diretamente nossos pensamentos e comportamentos. Em outras palavras, quero aumentar o seu *mindset*, ou seja, contribuir para o desenvolvimento de atitudes mentais que podem influenciar de maneira direta nossos pensamentos e comportamentos diários. Posso tentar exemplificar como farei isso com uma frase do educador e pedagogo pernambucano Paulo Freire, a qual dizia que "ensinar não é transferir conhecimento, mas criar as possibilidades para a sua própria produção ou construção".

Então, não espere desta leitura algo parecido com uma "receita de bolo", pois, acompanhando esta metáfora, o que você obterá será uma quantidade enorme de "ingredientes" que poderão ser utilizados em conjunto com seus próprios talentos naturais para criar o resultado que melhor lhe convier. Quero ressaltar também que as páginas que se seguem são o resultado de um exercício constante de humildade e ao mesmo tempo de resiliência. De humildade, porque os desafios diante do desenvolvimento deste livro causaram um sentimento de pequenez diante de uma proposta de conteúdo tão abrangente. De resiliência, porque foi necessário me adaptar para passar pelas dificuldades encontradas durante o esforço de tentar enfatizar o que é importante e suprimir o que seria irrelevante para este contexto, considerando o vasto conteúdo estudado.

É fácil perceber que a sociedade que está vivendo no século XXI convive com um avanço constante da violência, que muitas vezes se agrava com a fragilidade de políticas públicas de combate a este lamentável problema social. Também assistimos incrédulos a degradação da cultura do respeito, que vai desde o tratamento dado à merendeira da escola, passando pelos professores e diretores, e culminando na maneira incrivelmente triste com que filhos, não raro, desrespeitam seus próprios pais. Como tentativa de justificar estes comportamentos, nos deparamos com percepções que nos levam a deduzir que a violência observada, particularmente nas escolas e em casa, é um reflexo da violência que a sociedade como um todo experimenta, levando crianças e jovens a reproduzirem o que observam, vivem ou presenciam em seu convívio social.

Outra perspectiva para esta realidade é uma possível omissão por parte da família, que deveria exercer um papel fundamental no processo educativo, ajudando seus filhos, desde sua mais tenra idade, a desenvolver um sentido ético e de respeito para com todos. Independente dessas proposições, constatações e motivações, acredito ser senso comum o fato de que a vida moderna está exigindo uma nova postura por parte de pais, professores e instituições de ensino, os quais tem percebido, de maneira cada vez mais clara, que não estão sabendo lidar com as crianças e jovens de hoje. Além disso, o surgimento e a consolidação de uma nova indústria relacionada com a evolução da tecnologia, envolvendo conceitos cada vez mais conhecidos como o da Internet das Coisas, Robótica, Big Data, Mundo Digital etc, vem caracterizando uma nova revolução industrial. Sabemos que, quando os paradigmas da indústria mudam, consequentemente emergem novos mercados de trabalho, trazendo a necessidade de novos perfis de profissionais. Ao contrário do que ocorria na indústria tradicional, estes novos profissionais deixarão de ser vistos como meros "repositórios" de informações, ou seja, quanto mais informação a pessoa tiver, melhor desempenhará sua função profissional. A demanda atual é por habilidades necessárias e específicas para este novo cenário industrial que se descortina.

Atualmente, qualquer criança ou jovem pode buscar por informação facilmente a hora que quiser, principalmente por meio de um celular. Isso pode parecer bom, mas muitas vezes não é, pois na verdade não interessa a quantidade de informação que estamos recebendo, mas o que estamos, de fato, fazendo com ela. Essa mudança de comportamento é um sinal de alerta para as instituições de ensino e para os pais, que devem buscar desenvolver em seus alunos e filhos a habilidade de filtrar e transformar a informação que recebem em conhecimento útil. A preocupação torna-se maior quando pensamos no âmbito da sociedade global, que demanda cada vez mais por eficácia e eficiência, sem levar em consideração que não somos treinados para agir desta maneira.

Precisamos desenvolver uma visão holística do mundo em que vivemos, mas para isso temos que evitar o mergulho em especializações, pois se focarmos apenas em um ponto de vista corremos o risco de saber cada vez mais sobre cada vez menos. Estamos percebendo, de uma maneira bem mais clara, que nossa mente consciente caminha para não ser mais capaz de lidar sozinha com a crescente complexidade da rede de informação disponível hoje em dia, restando então remetermos às imensas e pouco exploradas possibilidades de nossos recursos não conscientes.

As instituições de ensino que estão atentas a esta necessidade devem, portanto, se transformar em "centros de treinamento de habilidades", ensinando os alunos a aprender a aprender, bem como prezar sobre o desenvolvimento de um pensamento crítico, de liderança, resolução de problemas e a tão necessária flexibilidade — fundamental para convivermos com pessoas tão diferentes. Motivados por essas necessidades sociais emergentes, pais e professores já estão buscando por novas posturas, porque entendem que o mundo vem mudando. Eles estão sentindo a necessidade natural de atuarem cada vez mais como mediadores, estimulando ligações mais profundas com seus pares, com a família e toda a comunidade escolar. Pais e professores têm um papel importante no desenvolvimento de habilidades relacionadas a como estudar, como buscar informação, como aprender melhor e, principalmente, como já foi citado, o que fazer com a informação recebida. Para isso, não podemos mais agir e pensar da mesma maneira que faziam nossos pais e professores.

Quando o assunto é educação, é consenso de todos que ainda temos muito o que fazer e avançar, sobretudo considerando a realidade brasileira. Além disso, é um tema que nunca se esgotará, haja vista que as pessoas e a sociedade continuarão mudando, demandando consequentemente novos processos de melhoria e adaptação contínua. Atualmente, vivemos a revolução das comunicações, potencializada pela internet, que aproximou as pessoas dando-lhes a oportunidade de trocar opiniões ou compartilhar ideias de uma maneira nunca vista. Este recurso também atingiu as organizações, inclusive de forma bem antecipada ao que a sociedade tem experimentado, fazendo com que adequassem os seus processos de comunicação ou produção. Sendo assim, as empresas vivem uma era de mudanças de paradigmas, sempre demandando por novas técnicas de gestão inovadoras.

Uma das áreas que hoje tem sido amplamente estudada é o ativo humano, que há tempos já não é visto como mero cumpridor de normas e procedimentos, mas como participante ativo do negócio organizacional. O fato é que o mundo está mudando mais rápido do que nossas escolas, exigindo também que nossa tradicional compreensão sobre a maneira correta de educar nossos filhos acompanhe esta mudança. Precisamos parar de pensar que o futuro será diferente, pois, na verdade, o presente já é. Como exemplo, podemos citar uma metáfora relacionada ao que acontece com um sapo dentro de uma panela com água fria. Quando o fogo é ligado, o sapo não percebe o aumento gradativo do calor da água, porém, à medida que a panela aquece, ele acaba morrendo cozido. Então, de uma maneira semelhante, se nós não percebermos que tudo à nossa volta está mudando, clamando por mudança em nossos comportamentos, também corremos o risco de "morrer cozidos".

Atualmente, precisamos fundir paradigmas, como ocorre por exemplo com as ciências biológicas, a física e a química, que se fundiram formando a nanotecnologia e a biotecnologia. De maneira análoga, precisamos fundir os atuais paradigmas da educação com novas escolhas, ferramentas e estratégias que resultem em diferenças que importam, que sejam poderosas e amplamente acessíveis, podendo ser integradas de forma complementar aos já conhecidos processos pedagógicos e educacionais. Talvez seja oportuno lembrar agora das palavras do filósofo ateniense Sócrates, um dos fundadores da filosofia ocidental, que há aproximadamente 2.500 anos já dizia que "a educação é a arte de acender uma chama, não a de encher um vaso".

Tendo em mente o cenário apresentado anteriormente, imagine se houvesse uma maneira bem mais clara de entender quais seriam as inseguranças e medos de seus filhos e alunos. Ajudaria? Seria igualmente interessante se você pudesse encontrar formas de fazer com que eles descubram que podem ir muito mais longe? Ou melhor, fazer com que percebam que na verdade podem alcançar o que quiserem? Não seria ótimo ter à disposição ferramentas eficazes que nos auxiliem tanto em questões relacionadas a aspectos pessoais e profissionais quanto ao exercer o papel de pai e mãe? Considerando o que você pôde perceber até agora, como você se sentiria se pudesse conhecer, de fato, a si mesmo bem como a causa dos seus problemas?

Estas perguntas têm a pretensão de resumir a modesta contribuição deste livro, que te convida a fazer uma viagem através da qual você obterá ferramentas que farão muita diferença na sua vida e na de quem é importante para você. Uma viagem onde você conhecerá sobretudo a si mesmo, permitindo que passe a organizar seus pensamentos e a maneira pela qual encara seus desafios. Pretendemos estimular pais e professores a refletirem sobre suas práticas diárias para que possam conhecer melhor seus filhos e estudantes. Para isso, propomos o estudo dos importantes e atualizados conteúdos relacionados à aplicação da programação neurolinguística que podem ser utilizados tanto por pais como por professores. Estudar a PNL sobre este domínio de aplicação se justifica, pois ela proporciona diversas ferramentas educacionais por meio das quais podemos aprender como nosso cérebro funciona e, principalmente, como as pessoas podem usá-las para mudar.

Por meio da PNL, conseguimos evidenciar que a maneira que as pessoas pensam a respeito de uma determinada coisa faz uma diferença enorme na maneira como elas irão vivenciá-la. Será possível também observar e definir padrões de comportamento de uma forma mais acessível para quem é leigo no assunto — permitindo que qualquer um possa estabelecer modelos para replicar comportamentos de sucesso. Isto tudo se tornou possível após anos de estudo e aprimoramento da PNL por diversos profissionais de áreas multidisciplinares. Em suas origens, a PNL estudou tanto pessoas com dificuldades como também pessoas com fobias e as bem-sucedidas, entre elas empresários, esportistas e vendedores, além de outros. Se concentraram, principalmente, no comportamento das bem-sucedidas, tentando responder questões do tipo: O que elas estão fazendo? O que elas fizeram para alcançar o sucesso? Quais são seus padrões de comunicação? Como elas organizam seus pensamentos? Que ações elas tomam que produzem melhores resultados?

Como resultado deste estudo, passamos a entender quais são os mecanismos que levam ao fracasso ou ao medo, além de estabelecer modelos que nos permitem replicar comportamentos de sucesso. A partir desta compreensão, chegamos ao objetivo complementar deste livro, que é o de fornecer subsídios que ajudam a descobrir o que realmente é importante para alcançar, com energia, os objetivos e resultados que nossos filhos e alunos desejam. Isso será alcançado por meio da descoberta dos melhores caminhos que nos levam à compreensão sobre qual é o estilo adotado por eles, permitindo que nossa mensagem seja plenamente entendida. Ao utilizarmos um conjunto de modelos, habilidades e técnicas específicas, pensamos e agimos com mais eficiência, consequentemente tendo comportamentos mais assertivos.

Quando observamos resultados negativos envolvendo a educação formal e informal, percebemos que há um aparente cansaço de professores e educadores, que muitas vezes não é declarado e que se relaciona com a forma pela qual trabalhamos ou nos comportamos em casa ou nas instituições de ensino. Este cansaço, que pode ser explicado pela constante percepção de resultados indesejados, resulta em frustrações que acabam levando a um desejo natural em saber como seria possível elevar nossa experiência como pais ou professores para novos patamares de realização, felicidade e sucesso.

Se pararmos para pensar, muitos dos nossos problemas são causados por uma comunicação malsucedida, que pode se dar envolvendo vários atores, como, por exemplo, a comunicação que ocorre entre um supervisor e seu funcionário, professores e alunos, pais e filhos, e assim por diante. Por incrível que pareça, observamos atônitos, em pleno século XXI, o vergonhoso fato de ainda não sabermos nos comunicar de forma eficiente. E é justamente neste contexto específico que a aplicação da PNL se mostra muito bem-vinda, pois tem sido apontada como uma das metodologias mais sofisticadas e eficientes, principalmente quando desejamos nos comunicar melhor.

Uma questão importante de ser observada desde o início é que, quando duas pessoas estão se comunicando, há sempre mais de uma perspectiva. Muitas pessoas não compreendem que é possível existir mais de uma perspectiva sobre o mesmo conteúdo discutido ou apresentado, e é esta falta de compreensão que impede a pessoa de mudar seu comportamento para se comunicar de forma mais assertiva com o outro. Neste contexto, a PNL também proporciona técnicas centradas na comunicação e na mudança, explicando, sobretudo, como podemos pensar e nos comunicar de forma mais eficiente com outras pessoas. Através de seus conceitos e ferramentas, podemos entender como codificamos ou representamos mentalmente as nossas experiências, ao estudarmos, por exemplo, os seus importantes pilares, que são fáceis de serem entendidos por qualquer pessoa.

Observamos que a compreensão da linguagem interna do cérebro, chamada de neurolinguística, tem possibilitado a quem aplica suas técnicas excelentes resultados relacionados ao alcance de objetivos desejados. Particularmente na área de educação, a PNL oferece para pais e professores uma visão clara do modo pelo qual crianças, jovens ou qualquer pessoa aprende, conhecimentos estes que podem se tornar um grande diferencial para quem educa ou ensina. Em um mundo onde pais e professores competem com as redes sociais, a TV e os videogames, ter à disposição conhecimentos que permitem usar de forma assertiva cada um de seus movimentos e palavras, pode fazer com que seus filhos assimilem melhor os princípios e valores que a família deseja transmitir, além de tornar nossos estudantes sedentos pelo saber.

É comum encontrar, mesmo nos dias de hoje, pais e professores que pensam que aprender é apenas uma questão de "pensar" sobre um assunto e usar determinadas palavras. Contudo, a ciência tem nos mostrado que nossos filhos e alunos aprendem usando principalmente seus cinco sentidos básicos — visual, cinestésico, auditivo, gustativo e olfativo. Se observarmos o cenário de uma sala de aula, por exemplo, perceberemos claramente que existem estudantes que aprendem com mais facilidade através do uso de imagens, ao passo que para outros é preciso haver uma maior sintonia com os temas estudados apenas ouvindo nossas palavras. Existem ainda aqueles alunos que conseguem aprender mais vivenciando exemplos, esses são os cinestésicos. Considerando esta realidade, o professor deveria então saber ajustar a sua imagem e recursos para combinar com cada um dos sentidos utilizados pelos seus alunos, da mesma forma que os pais deveriam fazer, ao considerar as diferenças de percepção de seus filhos diante de um mesmo assunto que está sendo apresentado.

De posse desta compreensão, podemos fazer com que os cérebros de nossos filhos e alunos sejam profundamente mais ativados, permitindo que uma nova estratégia de aprendizagem seja instaurada. A PNL também nos ensina que o aprendizado não está diretamente associado ao esforço concentrado de uma mente consciente, mais sim ao resultado de uma atenção relaxada, quase inconsciente. Esta percepção permite aos pais e professores desenvolver habilidades que levarão seus filhos e alunos a um estado de relaxamento propício ao aprendizado, de forma rápida e sem resistência. É fácil perceber que professores de sucesso são aqueles que demonstram habilidade no uso de sua linguagem, se comunicando de maneira elegante, levando, consequentemente, seus alunos a aprender e a mudar. Portanto, se observarmos atentamente estes professores, perceberemos que estruturam cada uma de suas palavras de forma que produzam a representação interna que eles desejam que seus alunos tenham.

Outro aspecto importante sobre o aprendizado na escola e a educação dada em casa, é que ambos também dependem do estado emocional em que as crianças e jovens se encontram, sendo fundamental que professores e pais prezem por proporcionar um ambiente de entusiasmo e motivação. Para que este ambiente se desenvolva, é necessário adquirir o entendimento de diversos aspectos importantes e inerentes aos seres humanos, como, por exemplo, a maneira pela qual criamos nossos pensamentos, sentimentos, estados emocionais e comportamentos, de modo que possamos direcionar e otimizar estes processos, proporcionando desta forma uma real melhora no processo ensino-aprendizagem. Sabemos que os professores e os pais são os grandes responsáveis pelo "clima" nas salas de aula e em casa, ou seja, quanto mais entusiasmados e motivados estiverem, mais irão facilitar e acelerar o processo de aprendizagem e de educação dos seus alunos e filhos. Como muitas vezes convivemos com crianças e jovens difíceis, bem como temos que lidar com assuntos desafiadores, é importante despertarmos o interesse de quem nos ouve para permitir que efetivamente prestem atenção ao que estamos dizendo.

Para isso, também estudaremos como funciona nossa estrutura do interesse, com recursos que podem ser aplicados em qualquer atividade ou disciplina. Quando passamos a usar os recursos oferecidos pela programação neurolinguística, perceberemos que finalmente deixaremos de presenciar determinados traumas — como os relacionados a notas baixas nas provas. Isso ocorrerá, pois, neste caso, os professores terão a capacidade de fazer com que os alunos percebam que é possível aprender a aceitar os resultados ruins com o propósito de aprimorá-los, em vez de sentirem-se fracassados. Isto minimizará o uso do rótulo de deficiência de aprendizagem, ensinando aos nossos filhos e alunos a usarem suas mentes de uma maneira que realmente funcione.

Não podemos deixar de observar que a maioria de nossos filhos e alunos estão incluídos nas chamadas gerações Y e Z, compostas por jovens espertos, observadores e críticos, mas principalmente ávidos por descobertas e ideias que funcionem. Se nos colocarmos na posição de aprendiz e observadores, descobriremos rapidamente como as atitudes desses jovens representam aquilo em que acreditam. Um outro caminho igualmente importante para quem quer ser bem-sucedido como educador é a conquista da credibilidade e empatia, porque é através disto que ganhamos a confiança de nossos filhos e alunos, de maneira verdadeira e honesta. São por estas e outras razões que devemos conhecer melhor a estrutura do pensar e do agir, pois é um caminho muito seguro para que nossos filhos e alunos se coloquem de forma cada vez mais receptiva e aberta às nossas intervenções.

Conhecer o mundo interno de nossos filhos e alunos, bem como quais são suas percepções e interpretações, ao mesmo tempo em que buscamos fazer com que se sintam valorizados, é um valioso recurso que despertará, como agradável consequência, a curiosidade para que eles também passem a conhecer nossos valores, princípios e a forma pela qual solucionamos problemas. No fundo, é a empatia que conta! O respeito, a diversidade e o reconhecimento que todos nós somos seres únicos é o que nos torna tão especiais. Não se enganem, pois nossos filhos e alunos sempre estão atentos aos nossos comportamentos, sempre questionarão os "porquês" de nossas atitudes, além de questionarem suas próprias atitudes, comparando-as. Por isso, interagir, mediar e favorecer a reflexão é um compromisso de quem antes de ensinar se permite aprender. No final, é mais ou menos isso que todos nós queremos: nos desenvolver plenamente, ampliando nossas capacidades por meio da agregação de atitudes mais efetivas e tornando-nos hábeis na utilização de nossos conhecimentos.

Acredito que a essa altura o leitor já deve ter uma ideia das razões pelas quais pais e professores devem ler este livro ou o que encontrarão nele. Portanto, concluindo essas considerações introdutórias e levando em conta situações nas quais a comunicação é a protagonista, desejo que esta modesta contribuição forneça, sobretudo, subsídios para que seja possível identificar e desenvolver uma linguagem influenciadora para ser usada com nossos filhos e em sala de aula. A felicidade interna é o combustível para o sucesso. Pais e professores nasceram para acrescentar algo, para adicionar valor a este mundo, para serem os melhores que puderem. A partir do momento em que seus filhos e alunos passarem a pensar corretamente, assim que perceberem que há algo valioso dentro deles e que eles têm poder, começarão então a emergir e tomar conta de suas vidas. Espero, sinceramente, que as propostas e reflexões apresentadas sejam úteis, pois foram estudadas e organizadas com muito carinho, sob a ótica de um pai e professor que vivencia os problemas aqui mencionados. Que o leitor tenha, portanto, mais opções de escolha e promova uma melhora de sua qualidade de vida pessoal e profissional, e que os resultados e recursos conquistados possam ser replicados em todos com quem convivem. Boa leitura!

José Henrique Teixeira de Carvalho Sbrocco

COMO ESTE LIVRO ESTÁ ORGANIZADO[1]

Como mencionamos anteriormente, o objetivo principal deste livro é apresentar uma visão geral da aplicação de conceitos da programação neurolinguística voltados para a educação formal e informal. Ressaltaremos, portanto, o uso de valiosos recursos que auxiliarão tanto pais quanto professores com os desafios vividos no cotidiano de suas atribuições, independentemente da fase de desenvolvimento em que seus filhos e alunos se encontram. Para que possamos transmitir os conceitos mais relevantes, bem como exemplos de aplicação associados a eles, dividimos o conteúdo em oito capítulos, que serão resumidos a seguir.

O primeiro capítulo chamado "Desafios vividos por pais e professores", reflete, como o título sugere, acerca das dificuldades que pais e professores encontram, ressaltando aspectos comportamentais que explicam por que muitas vezes não conseguimos ter uma atitude mais assertiva. Pretendemos nesta parte do livro ilustrar qual é o cenário sob o qual estaremos trabalhando, destacando pontos de vista e preocupações importantes, que servirão de subsídio para entendermos por que muitas vezes não conseguimos obter os resultados que desejamos para nossos filhos e alunos, apesar de nossos esforços e intenções positivas. Questões como a educação contemporânea e a sociedade, bem como o esclarecimento sobre as diferenças que caracterizam as distintas gerações de crianças e jovens precisam ser compreendidas, pois precisamos melhorar nossa percepção sobre as influências e características individuais que norteiam nossos filhos e alunos. Estimularemos reflexões sobre importantes temas como quando, de modo equivocado, focamos preferencialmente no problema vivido e não em sua prevenção. Também abordaremos conceitos relacionados com a falta de segurança, cobranças, medos, sentimento de culpa e falhas em nossa comunicação. Todos estes temas serão explorados para que o leitor se identifique com alguns destes desafios, mas ao mesmo tempo perceba que através deste estudo é possível desenvolver ou resgatar sua autoconfiança, estabelecendo a segurança necessária para desempenharmos nossos papéis como pais e professores.

O segundo capítulo, intitulado "A neurociência e a construção de nossa realidade", apresenta a maneira pela qual a neurociência atua na construção de nossa realidade, explicando qual tem sido a sua contribuição para o ser humano e a maneira pela qual nossos pensamentos se originam.

---

1 Os links disponibilizados pelo autor durante o texto são de sua inteira responsabilidade.

Compreenderemos qual é a diferença entre a neurociência, responsável pelo estudo dos mecanismos que regem nosso cérebro, e a programação neurolinguística — que se relaciona mais com o conceito de mente do que o de cérebro. Entenderemos, ainda nesta parte, que os diversos estados mentais que podemos nos encontrar podem ser alterados, permitindo assim que possam influenciar diretamente nossa maneira de pensar. Constataremos também que o nosso cérebro tem a capacidade de modificar sua estrutura e função ao ser motivado por experiências anteriores ou mudanças de estado, além de apresentarmos outras importantes percepções sobre estes temas. Considerações sobre a busca por novos paradigmas relacionados ao conceito de excelência humana concluirão esta parte, mostrando que os seres humanos têm cada vez mais consciência de que são os responsáveis diretos pela própria realidade e felicidade.

O terceiro capítulo, "Desmistificando a programação neurolinguística (PNL)", tem como objetivo apresentar uma visão de caráter esclarecedor sobre a programação neurolinguística, buscando ilustrar seus propósitos, origens e motivações iniciais, haja vista o grande volume de trabalhos publicados nesta área que abordam o tema de maneiras diferentes. O grande interesse despertado pela PNL nos últimos anos, assim como o amplo espectro de aplicações de seus recursos, pode gerar dúvidas sobre quais são, de fato, seus propósitos. Por isso explicaremos quais são os seus pilares de sustentação e importantes conceitos associados, como, por exemplo, o de modelagem. Conheceremos quais são os pressupostos da PNL, ou seja, os fatos tidos como indiscutíveis, considerados verdades universais que apoiam os recursos e ferramentas desenvolvidos. Estudaremos a maneira pela qual o subconsciente influencia na condução da nossa vida, bem como conceitos básicos relacionados aos nossos valores, crenças e sua influência em nossos processos de transformação. Aspectos técnicos e fundamentais, como o estudo dos níveis neurológicos, as modalidades e submodalidades serão apresentados, além de alguns dos principais conceitos e estratégias que podemos utilizar.

O quarto capítulo procura apresentar de que maneira a hipnose pode contribuir com determinados aspectos do processo educativo, através do conhecimento de estratégias propostas sobretudo por Milton Erickson. A ideia é apresentar um breve e interessante resumo sobre a história da hipnose, além de esclarecer o que significa de fato estar em um estado de transe hipnótico. Entenderemos o que proporciona e representa o chamado "modelo Milton", além de ilustrar características do uso desta técnica sob o ponto de vista educacional.

O capítulo cinco, intitulado "Subsídios para o desenvolvimento de uma linguagem influenciadora", busca através de conhecimentos específicos proporcionados pela PNL chamar a atenção para falhas que podem ocorrer com nossa comunicação e como podemos acessar os sentidos de nossa audiência. Verificaremos a influência exercida pelos filtros de comunicação, quais são as mais importantes posições perceptuais, bem como a prática do ver, ouvir e sentir. A técnica da calibragem também será explorada, além da percepção sobre como desenvolver importantes habilidades de comunicação através do estudo do "rapport". Ainda nesta parte, o leitor compreenderá que primeiro precisamos entender para sermos entendidos, além da maneira pela qual devemos entender e aprimorar técnicas de linguagem. A compreensão de nossos sistemas representacionais e a linguagem dos sentidos, seguida da apresentação dos recursos existentes no chamado metamodelo de linguagem encerrarão a quinta parte deste livro.

O capítulo seis, "O que pais e professores também devem saber", chama a atenção para questões complementares relacionadas às informações que todos os pais e professores deveriam ter. Para isso, incluímos aspectos ligados ao entendimento do processo de criação de nossas emoções, sentimentos e estados e quais são os estilos e estratégias de aprendizagem e inteligências múltiplas que podemos encontrar em nossos filhos e alunos. Exploraremos o conceito de inteligência múltipla, que apresenta a visão de diversos tipos diferentes de inteligência que podem ser observadas. Descreveremos a importância do uso de metáforas no processo de aprendizagem, uma vez que através delas podemos capturar a natureza essencial de uma experiência e passar essa mensagem para nossos filhos e alunos de uma maneira mais assertiva e lúdica. Aspectos importantes da flexibilidade comportamental também serão estudados neste capítulo, pois se trata de um importante elemento da programação neurolinguística, partindo da premissa de que quanto mais escolhas tivermos, mais chances de sucesso teremos. Compreenderemos os principais aspectos do uso do feedback como recurso para que possamos aplicá-lo melhor e reconhecer em que momento ele pode ser mais indicado. Entenderemos também a estrutura de nossos mapas mentais e como criar motivação e autoestima, além de aspectos relacionados ao estabelecimento e manutenção de limites. Finalizando este capítulo, faremos uma exposição de como podemos desenvolver decisões mais possibilitadoras.

O capítulo sete, chamado "A PNL na sala de aula", será dedicado especificamente à aplicação da PNL na educação formal, ou seja, apresentaremos considerações complementares sobre o uso dos recursos e conceitos apresentados por professores. Iniciaremos apontando considerações iniciais sobre o processo de aprendizagem propriamente dito, destacando seus diversos estágios sob o ponto de vista da PNL. Exploraremos os níveis neurológicos relacionados à aprendizagem, assim como interessantes estratégias de aprendizado. Refletiremos ainda sobre a possibilidade da PNL vir a ser um novo paradigma pedagógico. As técnicas de rapport, ancoragem e calibração serão apresentadas com foco no seu uso na sala de aula. Estudaremos a estrutura do interesse e como o uso de âncoras pode fazer com que os alunos obtenham melhores resultados. Ressaltaremos as diferenças entre alunos com características mais visuais, auditivas ou cinestésicas, incluindo sugestões e abordagens que podem melhorar a transmissão do conteúdo das disciplinas. Como a violência é um tema recorrente e importante atualmente, exploraremos a maneira pela qual podemos utilizar recursos da PNL objetivando a sua diminuição. Ainda neste capítulo, apresentaremos uma visão de outros importantes recursos que podem ser utilizados pelos professores, ao esclarecer conceitos como os de *storytelling*, *coaching* educacional e o uso de metodologias ativas e colaborativas.

"Reflexões complementares" é o título dado ao oitavo capítulo, que pretende finalizar este livro com considerações complementares sobre o estudo aqui apresentado, trazendo à tona questões relacionadas à importância de mudar, uma vez que grande parte das pessoas são avessas a mudanças, pois este esforço faz com que saiam das suas zonas de conforto. Abordar este tema é importante, porque existem interpretações relacionadas à mudança que podem causar uma visão muitas vezes equivocada sobre seu papel no nosso cotidiano. Mencionaremos alguns aspectos da importância de exercitarmos um pensamento mais flexível, pois assim poderemos enxergar coisas que estão além de nossas próprias ideias ou crenças. Falaremos também sobre o impacto que as escolhas que fazemos têm em nossas vidas e como podemos criar estratégias interessantes para que sejamos mais felizes. Por fim, apresentaremos a relação das principais referências bibliográficas que serviram de inspiração para compor o conteúdo deste livro.

CAPÍTULO 1

DESAFIOS VIVIDOS POR PAIS E PROFESSORES

OBJETIVO DESTE CAPÍTULO

Apresentar um panorama sobre os desafios vividos tanto pelos pais quanto por professores. Serão enfatizados cenários nos quais todos estamos inseridos, ressaltando as diferenças, dificuldades e sentimentos que podem ser observados.

Antes de nos debruçarmos sobre a maneira pela qual podemos usar os recursos da programação neurolinguística para melhorar o desenvolvimento pessoal de nossos filhos e alunos, contextualizarei o leitor sobre os desafios da longa e sinuosa estrada que trilhamos diariamente, caracterizarei a educação, objeto deste estudo, e ressaltarei importantes dificuldades que pais e professores costumam enfrentar. Antes de falar sobre desafios, talvez seja melhor falarmos sobre um dos sentimentos mais frustrantes e limitadores que podemos experimentar: o fracasso. Afinal, quantas foram as vezes que sentimos vontade de jogar tudo para o alto quando não conseguimos bons resultados com nossos filhos e alunos, mesmo após tentarmos usar estratégias diferentes? Acredito que todos nós já experimentamos essa sensação em algum momento de nossas vidas.

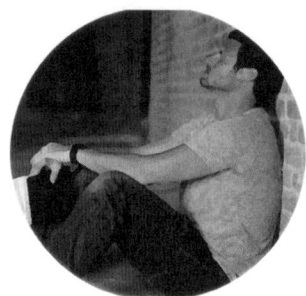

Figura 1.1: Professores podem se frustrar diante de inúmeras tentativas malsucedidas para alcançar os resultados esperados.[1]

Mas o que está acontecendo com nossas estratégias? Por que muitas simplesmente não funcionam? Podemos tentar entender a partir da percepção de que o ser humano sempre fez e fará uso de estratégias quando deseja adquirir determinado objetivo ou habilidade — caminhar, falar, ler, dirigir, educar, ensinar etc. Durante esse processo, se o resultado de nossas estratégias acaba não correspondendo às nossas expectativas, somos acometidos pelo famoso sentimento de fracasso. A frustração causada pelas inúmeras tentativas malsucedidas para alcançar nossos objetivos ou resultados é uma das grandes responsáveis por tamanha dor e desconforto. Contudo, o que muitos esquecem é que podemos aprender com nossos fracassos, mudando nossas estratégias para alcançarmos melhores resultados.

Devemos lembrar que nossos resultados derivam de um conjunto de ações, por isso, quando mudamos nossa estratégia (nossas ações), podemos consequentemente mudar nossos resultados. Por isso, é importante estudarmos aspectos da chamada "inteligência emocional", uma vez que podem nos levar ao caminho da "aprendizagem emocional". Convém antes conceituar o que chamamos de "inteligência", que é um termo que se refere aos recursos que estão disponíveis na consciência. Não podemos, portanto, confundir com a "aprendizagem", que ocorre a nível subconsciente, como entenderemos melhor ao longo deste livro. A educação emocional e a inteligência emocional podem se confundir, talvez porque sejam conceitos interligados, uma vez que o primeiro é o meio e o

---

1 Fonte: www.unsplash.com (Ben White)

segundo é o fim. Hoje, sabemos que podemos educar nossas emoções, mas não as suprimir, pois elas fazem parte da estratégia que a natureza nos deu para sobrevivermos. Portanto, isso significa que a raiva, a tristeza, o medo ou as alegrias jamais nos deixarão, pois são intrínsecas à condição de ser humano.

No entanto, podemos educar essas emoções por meio de ferramentas específicas, o que ajuda na integração de nossos estados emocionais e no reconhecimento de nossas emoções, visando a gestão de nosso temperamento e o controle dos impulsos, além de outros benefícios. Pais e professores podem utilizar a educação emocional com finalidade preventiva, ou seja, o educando poderá adquirir habilidades e atitudes que se tornarão competências, direcionando-o para uma vida mais feliz.

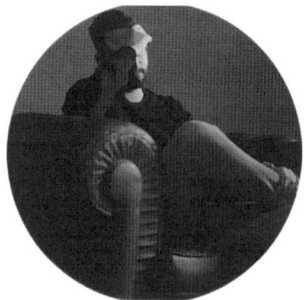

FIGURA 1.2: Se o resultado das estratégias não corresponder às expectativas dos pais com seus filhos, eles podem experimentar o sentimento de fracasso.[2]

Atualmente, muitas pessoas estão dando mais importância à maneira pela qual lidam com suas emoções, buscando desenvolver relacionamentos mais saudáveis e tentando melhorar a autoestima. Entretanto, somente dar importância não é suficiente, é igualmente relevante saber o que fazer para desenvolver essas capacidades, sendo que muitas delas estão associadas ao comportamento da nossa mente inconsciente. Sabendo disso, diversas técnicas foram desenvolvidas para facilitar o contato com o inconsciente, como, por exemplo, a própria aprendizagem emocional, que utiliza técnicas inspiradas em vários trabalhos, como as chamadas imaginações ativas, do psiquiatra e psicoterapeuta suíço Carl Gustav Jung; na meditação dos guias interiores, do metafísico americano Edwin Steinbrecher; ou na hipnose ericksoniana, do psiquiatra estadunidense Milton Erickson. Reconhecendo, então, a importância de discutirmos caminhos alternativos para nossas experiências malsucedidas no âmbito da educação formal e informal, dedicarei esta parte à caracterização de alguns importantes desafios vividos por pais e professores, que são, em sua essência, inspiração para as alternativas propostas por este livro. Consideramos importante essa contextualização inicial para que haja uma clareza sobre quais aspectos da educação são objetos de nosso interesse, estabelecendo, portanto, quais problemas tentaremos resolver.

---

2 Fonte: www.unsplash.com (Nik Schuliahin)

1.1. ESTAMOS TRILHANDO UMA LONGA E SINUOSA ESTRADA

Para compor a canção *The long and winding road*, o cantor e compositor britânico Paul McCartney se inspirou em uma longa e sinuosa estrada de mais de 40km de curvas e desvios, que o levava até sua fazenda na Escócia. Nesta canção, as imagens de vento e chuva remetem a um sentimento de abandono na natureza, ao mesmo tempo em que a estrada longa e sinuosa que, segundo a letra, "leva a porta dela", representa também um sinal de esperança. De maneira análoga, acreditamos que por mais que tenhamos experimentado "ventos e chuva" durante nossa jornada em busca de melhores recursos educacionais, ainda há esperança de o céu clarear e completarmos a viagem sob um céu azul e ensolarado.

A estrada de nossa metáfora é aquela que todo pai ou professor percorre ao buscar os resultados que desejam junto a seus filhos e alunos, aceitando de maneira resignada os desafios e adversidades que surgem. Não há como escapar desta jornada, pois não é uma opção negligenciar a educação de nossos filhos ou deixarmos de nos importar com o aprimoramento de nossas habilidades como professores. Estes são nossos deveres! Afinal, todos nós queremos que nossos filhos e alunos apresentem comportamentos saudáveis e congruentes ao longo de sua formação tanto como seres humanos, quanto escolar. Estes comportamentos tão desejados são alcançados quando conseguimos ligá-los a um sentimento interno e individual de automotivação, que, além de contribuir para a elevação da autoestima, aumenta também o prazer, a competência e a determinação dos envolvidos. Isto é o que queremos, mas sabemos que muitas vezes não é o que ocorre, pois podemos observar muitos pais e professores que estão em buscas constantes por soluções para as dificuldades vividas.

Todo início de semestre, pais e professores parecem ter preocupações similares as quais, de uma maneira bem sintética, poderiam ser retratadas através do seguinte questionamento: Como podemos passar pelo semestre tendo um bom relacionamento com os professores, com os pais, com meus filhos, com a escola, com meus alunos? A aquisição de habilidades que nos permitem nos relacionar de uma maneira saudável com quem quer que seja sempre foi uma busca do ser humano, mas percebemos que esta busca nunca foi tão necessária nos dias de hoje. Se estudarmos a história da humanidade, constataremos que o homem, desde o início, percebeu que viver isolado o priva de seu próprio crescimento, pois há muito a ganhar quando se compartilha experiências. Viver em sociedade tem sido desde então um importante caminho para alcançarmos nossos objetivos, para nos tornarmos mais fortes e nos sentirmos parte integrante de um determinado grupo.

Buscar por um bom relacionamento é naturalmente desejável, principalmente quando estamos inseridos nos mais conflituosos cenários (em casa, na escola, na sala de aula), mesmo não tendo garantias de que não vamos nos machucar. Aprendemos, muitas vezes por intermédio de demasiado sofrimento, que, para que os pais e professores se relacionem bem com os filhos, alunos e a escola, devem desenvolver e fortalecer comportamentos importantes, como a tolerância, desprendimento ou paciência, mesmo não sendo estas suas melhores qualidades.

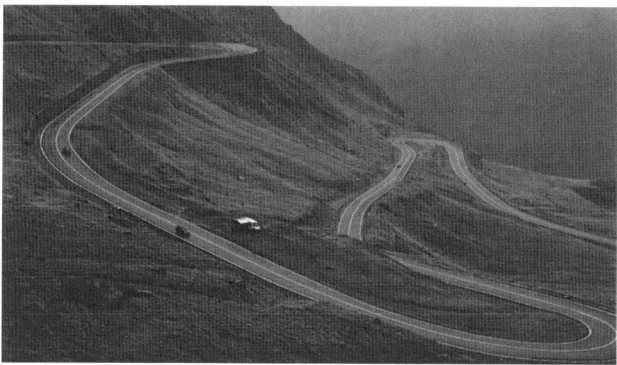

FIGURA 1.3: Todos os pais e professores percorrem, metaforicamente falando, uma longa e sinuosa estrada em busca de melhores recursos educacionais.[3]

Quando estamos juntos em família, ou com amigos, enfim, em um determinado grupo social, compartilhamos nossos gostos, objetivos, culturas ou religiões — permitindo dessa forma que as pessoas envolvidas se sintam aceitas. Este sentimento faz com que filhos e alunos se integrem mais à família ou escola, encontrando um propósito naquilo que experimentam. Assim, a ideia de fazer parte ou pertencer à escola, por exemplo, melhora o engajamento dos alunos, aumentando sua produtividade e proporcionando, ao mesmo tempo, maior satisfação ao executar suas atividades e serem felizes. Sabemos também que a percepção coletiva da felicidade pode ser desencadeada por diversos fatores ou situações, sendo que uma delas é a percepção de que algo está nos fazendo bem.

Esta percepção nos sustenta emocionalmente para seguir em frente e nos dá a força necessária para vencermos as adversidades que surgem durante a busca por nossos objetivos. Percebemos claramente que as crianças e jovens quando ingressam em uma instituição de ensino, mudam de casa ou começam a fazer parte de um clube recreativo, buscam imediatamente se identificar com o local e se sentir o quanto antes parte integrante desta nova comunidade. Por isso, o sentimento de pertencimento deve ser proporcionado imediatamente por pais e professores, que são atores importantes neste processo. Portanto, é necessário desenvolvermos bons relacionamentos e nos sentir fazendo parte de algo que sabemos estar colaborando com o nosso crescimento e desenvolvimento.

Certamente o leitor já observou que algumas pessoas conseguem gerar resultados mais satisfatórios, demonstrando ter um excelente relacionamento tanto exercendo o papel de pai quanto de professor. Se compararmos com nossa performance, essa percepção pode gerar muita frustração, baixa estima e muitas vezes evoluir para quadros depressivos. Mas por que isso ocorre? Por que muitas vezes nos deixamos levar por sentimentos negativos diante de resultados insatisfatórios? O que muitos não perceberam ainda é que o comportamento de quem passa por esse tipo de frustração poderia ser mais assertivo se o sujeito parasse para pensar sobre quais são os mecanismos e ferramentas que estão por trás das ações bem-sucedidas observadas. Em outras palavras, em vez de ficar se lamentando sobre o fato de ser "pior" que outra pessoa, por que não observa o com-

---

3 Fonte: www.unsplash.com (Maria Teneva)

portamento assertivo de quem está se dando bem? Isso nos leva a refletir sobre o porquê, afinal, alguns avançam enquanto outros recuam. Por que alguns chegam onde querem e outros desistem no primeiro obstáculo?

Para nos ajudar a entender estas questões e consequentemente permitir que possamos ter bons relacionamentos em todos os aspectos de nossas vidas, procuraremos apresentar ao longo deste livro importantes conceitos e ferramentas proporcionadas pela programação neurolinguística, que aumentarão nossa percepção em relação ao mundo como um todo e, principalmente, ao mundo de outras pessoas, mais particularmente dos pais, professores, filhos e alunos. Observar e aprender com nossos relacionamentos sociais é um grande desafio, mas vencê-lo trará como resultado o estímulo da nossa criatividade e do nosso desenvolvimento emocional, nos fazendo perceber com mais clareza quem somos e, sobretudo, quem podemos nos tornar — nos levando sempre a dar um passo à frente nessa longa e sinuosa estrada.

1.2. MAS DE QUE EDUCAÇÃO ESTAMOS FALANDO?

Em seu sentido mais amplo, o conceito de educação não leva em consideração apenas o ato de ensinar e aprender. Podemos dizer que a educação busca desenvolver a capacidade intelectual, moral e física de uma pessoa, mas ela tem um significado muito mais vasto do que o cenário pedagógico e didático ao qual está comumente associada. É fácil perceber a abrangência do conceito de educação quando acompanhamos o desenvolvimento de uma criança. Durante as diversas fases de sua vida, podemos observar claramente quais são as estratégias educacionais e conteúdo que as crianças demandam. Desde que nascem, as crianças começam a ser educadas pelas pessoas com as quais convivem, pessoas estas que, mesmo sem querer ou saber, transmitem seus conhecimentos, crenças e costumes. Isto contribuirá de maneira importante para o processo de autotransformação das crianças que as observam.

Este tipo significativo de educação envolve processos formativos desenvolvidos na vida familiar, no trabalho, em grupos sociais ou em manifestações culturais, ou seja, está presente em qualquer contexto relacionado à convivência humana, sendo conhecida como "educação informal". Por outro lado, sob o ponto de vista formal, a educação passa a ser conhecida como um processo de ensino-aprendizagem que busca alcançar um determinado objetivo dentro da sociedade, tendo sua imagem quase sempre associada a ritos de passagem. Seria muito desejável proporcionar aos nossos filhos e alunos o desenvolvimento de habilidades que permitem que adquiram uma visão crítica do universo, em cada uma das etapas de vida que eles têm que passar. Isso possibilitaria que eles pudessem refletir sobre a sociedade e até sobre os próprios conhecimentos adquiridos, culminando em seu reconhecimento efetivo como cidadão do mundo. A educação formal está, portanto, associada a uma formação regrada através da qual o aluno passa por certos passos, ritos e trâmites burocráticos para obter títulos ao longo de sua jornada.

Mesmo contando com brilhantes contribuições (livros, artigos, cursos etc.) proporcionadas por profissionais que trabalharam tanto no âmbito formal (escola) como informal (família), percebemos que os resultados em sala de aula e em casa ainda deixam a desejar, sendo objeto de constantes preocupações de pais e professores. Isto explica o fato de estarmos sempre inseridos nesta incessante busca por estratégicas e entendimentos que nos ajudem na tarefa de educar. Não podemos deixar de lembrar que, para dificultar ainda mais esta tarefa, existe uma outra compreensão necessária, relacionada à perspectiva de construção de territorialidades políticas e culturais que muitas vezes coloca a educação numa direção diferente do ponto de vista considerado hegemônico. Sob este aspecto, não se trata apenas de conhecermos como a política educacional de determinado país ou localidade está estruturada, mas entendermos como ela está sendo construída baseada nos interesses políticos e necessidades da população envolvida.

Logo, entender a forma pela qual o estado e a sociedade civil se articulam para definir a cultura educacional local também nos ajuda a entender os resultados que obtemos. A educação formal também sofre influência das questões sociais, em particular das questões socioeconômicas e culturais, que acabam promovendo uma dicotomia ao longo da história da educação no Brasil, onde o segmento mais favorecido economicamente tem acesso à educação de qualidade, o que não ocorre com as camadas mais populares da população. Podemos perceber então que a educação, tanto no sentido formal quanto no informal, se mostra como um dos mais importantes pilares para o desenvolvimento de nossa personalidade.

Ao longo da história, a nossa cultura sempre esteve centrada na racionalidade, deixando para um segundo plano as questões que envolvem a emoção, autoestima e a capacidade de criar e desenvolver relacionamentos. Como exemplo, podemos citar os ambientes onde exercemos nossas atividades profissionais. Nestes locais, culturalmente consideramos como uma fraqueza os colaboradores que apresentam uma tendência a emocionarem-se. Na verdade, este é um grande erro de interpretação, pois hoje sabemos que a emoção está intimamente relacionada à motivação, que por sua vez é um aspecto indispensável quando avaliamos o comprometimento ou a produtividade em uma organização. Tradicionalmente, nossos processos de educação formal e informal não têm dado a devida atenção aos esforços em prol de proporcionar uma autoestima saudável ou fomentar a capacidade de criar e desenvolver relacionamentos. Felizmente, o século XXI trouxe com ele diversas tendências e mudanças positivas, como alguns valores que passaram a ter mais importância, sobretudo aqueles que permitem diferenciar os seres humanos das suas criações tecnológicas, colocando desta forma a tecnologia em seu devido lugar. Descobrimos, por exemplo, que trabalhar com as nossas emoções tem sido tão ou mais importante para nosso sucesso na vida ou no trabalho quanto o conhecimento acadêmico ou o valor de nosso quociente de inteligência (QI). Um dos eventos que simbolizou o retorno da emoção ao convívio com a sociedade foi o lançamento do livro *Inteligência Emocional*, do psicólogo e jornalista científico Daniel Goleman (Figura 1.5), na década de 1990. Esta abordagem permitiu conversar sobre emoções em cenários corporativos, bem como valorizá-las como importante instrumento de realização profissional e crescimento pessoal.

O conceito interessante que está por detrás da inteligência emocional é o de que as pessoas são capazes de gerenciar suas emoções e a dos seus pares, objetivando melhorar ou alcançar resultados em suas vidas. A inteligência emocional está dividida em dois tipos: a intrapessoal, relacionada à capacidade de entrar em contato com nossos próprios sentimentos e usá-los para orientar nosso comportamento, e a interpessoal, que busca compreender outras pessoas e o que as motiva ou incomoda, melhorando assim nosso relacionamento para com elas. A inteligência intrapessoal está relacionada, portanto, com autoconhecimento e autocontrole, enquanto a inteligência interpessoal tem a ver com empatia e relacionamento social.

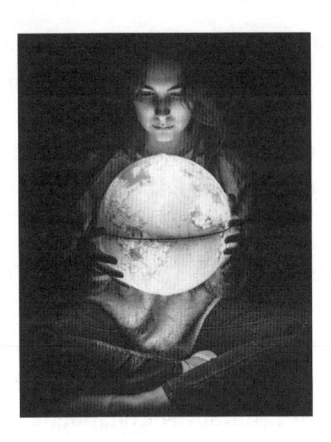

Figura 1.4: Mas de que educação estamos falando?[4]

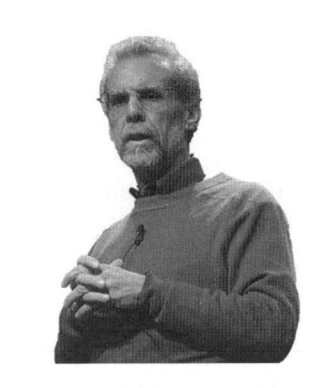

Figura 1.5: Daniel Goleman (1946).[5]

Portanto, apresentarei aqui elementos de uma educação mais abrangente, que vai além de um olhar restrito ao ponto de vista formal e informal. Pretendo evidenciar que, além de conhecer conteúdos disciplinares ou nos basearmos em nossas próprias experiências de vida como pais, devemos, sobretudo, saber identificar as necessidades de nossos alunos e filhos. Devemos nos conectar com eles, escutando-os, entendendo suas necessidades, aceitando-os sem preconceitos, como os seres únicos que são. Esta postura permitirá, por fim, que eles se abram para a aprendizagem. Esta é uma perspectiva de importância considerável, pois geralmente a formação de professores não inclui essa dimensão emocional, assim como muitos pais não têm acesso a esse tipo de percepção relacionada à observação de importantes comportamentos demonstrados pelos seus filhos.

1.3. EDUCAÇÃO CONTEMPORÂNEA E A SOCIEDADE

Quando pensamos em educação formal e informal, não podemos deixar de observar o cenário contemporâneo que nossas instituições de ensino, professores e pais estão inseridos, uma vez que o comportamento assumido tanto pelas escolas quanto pelos pais tem um desdobramento importante na sociedade como um todo. Quando focamos as instituições de ensino, percebemos que elas foram historicamente concebidas para acolherem "alunos ideais", ou seja, partiam do princípio que ensinariam àqueles que assistem a todas as aulas, nunca se atrasam, levam os estudos a sério, estão sempre de bom humor e participam ativamente das discussões, sempre dizendo algo relevante ao contexto que está sendo estudado. Talvez o caráter mais rigoroso e os métodos de punição severos existentes em muitas escolas no final do século XIX e até por volta da metade do século XX expliquem a tentativa de fazer com que os alunos sempre assumam essa postura. Contudo, sabemos que nem todos os alunos apresentam todas essas características desejáveis, fazendo com que a escola acabe apresentando um fator excludente importante, que deve ser observado.

---

4 Fonte: www.unsplash.com (William Navarro)

5 Fonte: https://www.flickr.com/photos/poptech/4037469388

Devemos, então, encarar o fato de que nossas escolas ideais não são para alunos ideais. Outro desafio enfrentado pelas escolas contemporâneas é a busca do equilíbrio entre uma educação integral e a visão mercadológica demandada por nossa economia, que pode ser expressa por meio das políticas oficiais voltadas para a educação. Não podemos esquecer que os professores de hoje foram alunos de professores que podem estar muito distantes, pedagogicamente falando, de nossa realidade atual. Este modelo ultrapassado de ensino, que inclui princípios e valores de uma docência em decadência, pode influenciar professores contemporâneos a continuar fazendo o que seus mestres fizeram. Este comportamento acaba formando um círculo vicioso que se repete há gerações, transmitindo um conhecimento que muitas vezes não está em sintonia com a realidade atual.

O professor contemporâneo se encontra em uma encruzilhada, onde de um lado busca trilhar novos caminhos promovendo seu desenvolvimento e, de outro, convive com o fato de que existe uma história, uma tradição que remete às instituições de ensino que fazem parte do passado. O curioso é que parece haver um consenso de que tanto as instituições de ensino quanto os professores partem do princípio de que os estudantes, ao entrarem nas escolas, já sabem naturalmente como aprender ou se comportar em sala de aula. Essa percepção equivocada acaba fazendo com que a responsabilidade sobre ensinar como aprender seja desnecessária ou menosprezada. Pressuposição que poderia fazer sentido se, por analogia, assumirmos que os alunos já sabem aprender ao entrar na escola, uma vez que já aprendiam antes de entrar. Mas aprender em salas de aula não é uma habilidade inerente ao ser humano, tendo, portanto, que ser ensinada.

O que ocorre, de fato, é que a maior parte dos estudantes sempre faz o melhor que pode com aquilo que ele sabe fazer. Porém, por mais esforçados que sejam, quando seu esforço não dá resultado, eles não têm a consciência de que podem e devem agir de maneira diferente. A partir do momento que colocamos todos os estudantes em uma mesma sala, separados por idade ou nível de aprendizado, estamos partindo do princípio que todos deveriam aprender da mesma maneira e na mesma velocidade. Mesmo sabendo que isso não acontece, insistimos em continuar mantendo esta prática. O resultado já é um velho conhecido: parte dos estudantes não conseguirá atingir os objetivos, enquanto outros terão um desempenho sofrível. A impressão que temos, mesmo ao tentarmos argumentar essa realidade, é de que as coisas tendem a continuar desta maneira porque "é assim que o sistema funciona". Afinal, como poderiam ser nossas instituições de ensino se elas estivessem focadas no sucesso individual de cada estudante?

A famosa "caça às bruxas" foi uma perseguição de caráter religioso que ocorreu entre os séculos XV e XVIII, principalmente nos países europeus. Este termo acabou ganhando uma conotação mais ampla a partir do século XX, se referindo inicialmente a perseguições político arbitrárias objetivando o poder. Atualmente, é comum ouvirmos essa expressão em vários contextos, inclusive quando alguém deseja encontrar um culpado para algo que está indo mal — principalmente se esta pessoa é a responsável pelo ocorrido. Se observarmos bem, muitas vezes isso também ocorre no cenário escolar, pois, quando um aluno não tem bom desempenho, é comum que ele seja apontado como culpado. Afinal, ele não estudou o suficiente, tem tido um comportamento rebelde, é preguiçoso, enfim, demonstra incapacidade de aprender. O pior é que caso o aluno ouça com frequência esta justificativa, acabará acreditando nisso, afetando sua autoestima de maneira importante.

É importante ressaltar aqui que a apresentação destas argumentações não tem o propósito de difamar a imagem ou culpar as instituições de ensino por eventuais resultados negativos junto a seus alunos. Tampouco estamos insinuando que os professores são igualmente responsáveis, uma vez que na maioria dos casos são profissionais comprometidos com a qualidade do ensino, fazendo sempre o melhor que podem. Meu propósito não é caçar nenhuma bruxa, mas ilustrar que o ator principal, que deveria nortear qualquer processo de aprendizagem, é o aluno e suas características pessoais únicas.

Outro aspecto importante é o ponto de vista dos pais, que, ao verem seus filhos tendo baixo desempenho na escola, experimentam diversos sentimentos, como culpa, tristeza, angústia, vergonha e arrependimento. Esses sentimentos podem gerar verdadeiros traumas para os pais e para os alunos. O sofrimento pode ser ainda maior para aqueles alunos que, apesar de se esforçarem e se dedicarem aos estudos, não conseguiram ser aprovados. É devido a estes fatos que temos que estar atentos ao avanço de outras áreas de conhecimento que permitem enxergar nossos filhos e alunos em um contexto mais amplo, identificando qual é o seu processo de construção do aprendizado. O reconhecimento da importância do entorno responsável pelo desenvolvimento do aluno, bem como dos vários fenômenos inerentes à nossa sociedade contemporânea são igualmente importantes, porque trazem importantes implicações no sistema educacional.

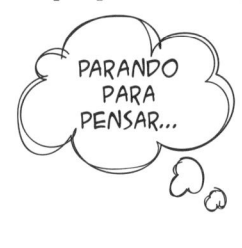

PARANDO PARA PENSAR...

"O analfabeto do século XXI não será aquele que não consegue ler ou escrever, mas aquele que não consegue aprender, desaprender e reaprender".

Alvin Toffler
Autor e visionário norte-americano (1928-2016).

Vivemos em uma era onde nossas relações têm certa impessoalidade, até mesmo no âmbito familiar. Isto tem sido atribuído às transformações tecnológicas e mudanças das estruturas familiares, que muitas vezes transferem a tarefa de educar para as escolas. Portanto, quando pensamos em como ensinar alunos ou educar filhos, não podemos também deixar de pensar no contexto social, na linguagem utilizada ou na cultura, pois essas instâncias constituem e são constituídas pelo indivíduo. As instituições de ensino são reconhecidamente legitimadas pela sociedade, com um elevado grau de importância, mas faz tempo que não podemos dizer que sua função social tem sido plenamente cumprida. Podemos fazer essa afirmação simplesmente observando os índices de analfabetismo funcional, evasão, violência, doenças psicossomáticas, entre outros, que envolvem não só os alunos, mas também os professores. Em vista disso, estamos vivendo em um cenário que reflete um certo mal-estar recorrente em nossa sociedade contemporânea. É por essa e outras razões que diversos esforços têm sido empreendidos para transformar a educação formal atual, em escolas para hoje, não para o ontem, pois neste caso se tornam incapazes de servir aos interesses da complexa sociedade global na qual vivemos.

1.4. ENTENDENDO A DIFERENÇA ENTRE AS GERAÇÕES

Atualmente, é comum ouvirmos a respeito das diferentes gerações que coabitam os diversos ambientes nos quais vivemos, como nossa casa, trabalho ou a escola. Entretanto, por mais que tenhamos consciência de que somos de "gerações" diferentes, dedicamos pouco tempo para falar das diferenças e dos atritos decorrentes delas. Devemos ter em mente que no passado uma geração era classificada a cada vinte e cinco anos, ou seja, um quarto de século. Essa classificação poderia fazer sentido em determinado momento do passado, mas, hoje em dia, um quarto de século é praticamente um século, se considerarmos a velocidade das mudanças de caráter social e principalmente tecnológico. Há pesquisas e estudos que apontam o surgimento de novas classes genealógicas a cada dez anos, classes essas que influenciam diretamente na forma como as "novas pessoas" agem ou consomem serviços e produtos. Quando observamos de perto as organizações, percebemos com clareza problemas relacionados a embates oriundos de relacionamentos profissionais envolvendo gerações conflitantes. Por exemplo, se observarmos a interação entre um profissional mais velho com outro mais novo, essa troca de experiência pode fazer com que pessoas mais velhas acabem aprendendo com as mais novas.

Porém, quando o profissional mais experiente por alguma razão se recusa a aprender com o mais novo, conflitos certamente surgirão. Atualmente temos principalmente quatro gerações que podem viver e trabalhar juntas: os baby boomers, nascidos entre 1946 e 1964, a geração X, nascidos até a década de 1980, a geração Y correspondendo aos nascidos até meados da década de 1990 e a geração Z, com jovens que nasceram no final dos anos de 1990. Esta diversidade de gerações está presente em todos os contextos sociais em que vivemos, sendo que as características inerentes à cada uma delas têm sido apontadas como um dos principais fatores causadores de conflitos. Isso ocorre, além de outros importantes fatores, devido a alguns aspectos que devemos observar, como, por exemplo, a dificuldade que os baby boomers geralmente apresentam em utilizar artefatos tecnológicos, em oposição à extrema facilidade das gerações Y e Z. É por isso que podemos dizer que a geração mais antiga é considerada "imigrante digital", pois as novas tecnologias vêm sendo apresentadas a eles à medida que surgem, obrigando-os a se adaptarem a elas. Essa necessidade não ocorre com as novas gerações, que já nasceram com as tecnologias mais recentes fazendo parte de seu dia a dia.

Não pretendo entrar no mérito detalhado das origens das nomenclaturas dessas gerações, uma vez que desejamos apenas chamar a atenção para essa diversidade, objetivando incluí-las como mais um dos desafios vividos por pais e professores. Contudo, considerando relevantes aspectos históricos e comportamentais que as classificaram, resumirei estes conceitos para atender principalmente aos que não estão familiarizados com esses termos. A geração denominada baby boomers cresceu em uma época onde a televisão era o principal meio de comunicação e de informações. Durante sua infância, adolescência e vida adulta, presenciaram o período da Guerra Fria e da Guerra do Vietnã, eventos estes que influenciaram a visão política desta geração, tornando-a responsável por grandes revoluções culturais, como, por exemplo, o movimento hippie. Foi a partir dessa geração que vimos surgir os ideais de liberdade, o feminismo, além de diversos movimentos civis, como os a favor dos direitos de negros e homossexuais.

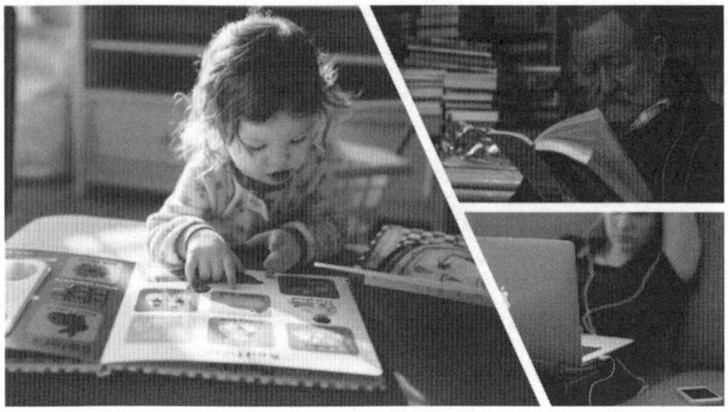

FIGURA 1.6: Temos que conviver com a diversidade de comportamentos quando diferentes gerações estão presentes em um mesmo ambiente.[6]

No Brasil, esta geração foi marcada pelos grandes festivais de música, que também eram uma forma de expressão político-ideológica dos jovens diante da repressão e censura da ditadura militar. A geração X, composta pelos bebês nascidos na década de 1960 e 1970, presenciou o surgimento dos computadores pessoais, da impressora, da internet, do e-mail e do aparelho celular. Essa geração viveu em uma sociedade onde havia descrença nos governos, apatia política e falta de confiança nas lideranças. Também presenciou o aumento do número de divórcio e do número de mães que transformaram a maneira de se relacionar com a sociedade. No Brasil, essa geração vivenciou acontecimentos como o movimento das "Diretas Já" e o fim da ditadura. É uma geração caracterizada por pessoas normalmente resistentes ao que é novo, e que também apresentam inseguranças sobre perder o trabalho e serem substituídas pelos mais jovens e com mais energia.

Já a geração Y tem uma característica especial, pois foram os únicos que acompanharam a revolução tecnológica desde pequenos, se conectando desde cedo com o mundo digital. A internet trouxe a eles um mundo de infinitas possibilidades, permitindo que cada vez mais fossem capazes de desenvolver sua curiosidade e saber lidar facilmente com novas tecnologias emergentes. Essas características promoveram o desenvolvimento de sua independência e de habilidades, tais como a capacidade de fazer várias coisas ao mesmo tempo (ouvir música, navegar na internet, conversar com amigos, ler e-mails, entre outras), habilidades estas que, em tese, não atrapalham seus afazeres na condição de aluno ou mesmo trabalhando.

Por fim, a geração Y acabou crescendo com uma grande quantidade de facilidades oferecidas por seus pais, que obviamente quiseram dar a seus filhos uma vida melhor do que a que tiveram. Isto fez com que crescessem estimulados por muitas atividades, executando tarefas múltiplas e, consequentemente, acabando por se acostumar em conseguir o que querem. No âmbito profissional, a geração Y geralmente não se sujeita a tarefas subalternas proporcionadas no início das carreiras, lutando por salários mais ambiciosos desde cedo. Observamos que os jovens desta geração costumam trocar de empregos com frequência, em uma busca constante por novas oportunidades que ofereçam maiores salários, desafios e crescimento profissional.

---

6 Fonte: www.unsplash.com (Stephen Andrews – Jilbert Ebrahimi – Steinar Engeland)

A geração Z, que corresponde aos jovens nascidos no final dos anos 1990, em sua maioria ainda não está inserida no mercado de trabalho, mas já é motivo de atenção, principalmente devido ao seu comportamento individualista e muitas vezes antissocial. É uma geração contemporânea da internet (nativos digitais), que nunca viu o mundo sem computadores. Para esta geração, valores como se sentar à mesa e conversar com os pais não são tão importantes quanto estabelecer contatos virtuais nas redes sociais. Paradoxalmente, por estarem tão conectados, muitos sofrem com a falta de intimidade com a comunicação verbal, causando naturalmente diversos problemas e conflitos ao conviverem com as outras gerações.

Também há estudos que apontam ser esta a geração marcada pela ausência da capacidade em ser ouvinte. Muitos deles são desconfiados quando o assunto é "carreira de sucesso", não acreditando em fazer uma coisa só para o resto da vida ou passar a vida em uma única empresa. Grande parte inclusive trabalha em casa (home office), seja em empresas formais ou mais liberais, também ganhando dinheiro com blogs, YouTube, publicidades, redes sociais etc. São, sobretudo, imediatistas e não possuem paciência com os mais velhos — caso estes precisem de ajuda com algum equipamento eletrônico ou recurso de informática. Estudos apontam que estes jovens podem vir a ter sérios problemas no mercado de trabalho, quando habilidades para se trabalhar em equipe são exigidas, uma vez que trabalho em equipe demanda respeito e tolerância, virtudes essas não observadas em grande parte dessa geração.

Considerando, então, que temos que conviver com essa diversidade de comportamentos, o que esperar quando as quatro gerações se encontram nos ambientes familiares ou escolares? Se não nos atentarmos para esta realidade e nos prepararmos para trabalhar com essas diferenças, possivelmente teremos uma convivência difícil e caótica. Por isso é importante conhecermos as características inerentes de cada geração, pois facilita o ajuste de nossas atitudes, sendo também por essa razão que este tema foi abordado como um dos importantes desafios vividos por pais e professores. O entendimento da forma como cada grupo tende a pensar e agir, além de entender o que é de fato importante para cada um, é fundamental para pais e professores nos dias de hoje.

Portanto, para obtermos sucesso em nossas tentativas de ensinar e educar, temos que combinar as qualidades naturais de cada geração. É evidente que todas as gerações têm muito a ensinar umas às outras, e feliz será aquele que é capaz de ouvir e se impor corretamente, objetivando sempre o equilíbrio e sem excessos. Como exemplo, podemos citar o fato de um profissional mais antigo, que tende ao conservadorismo, disposto a compreender que o profissional mais novo possui atributos relacionados ao espírito empreendedor, com mais motivação e habilidades para lidar com o que é contemporâneo. Essa convivência tem se mostrado necessária, uma vez que as gerações mais antigas dependem das características das novas gerações para se renovarem. Já os mais novos dependem da competência dos mais velhos e da sua aptidão para o exercício aprimorado de suas funções, uma vez que as gerações mais antigas são capazes de pensar estrategicamente, o que torna suas decisões estatisticamente mais assertivas. Assim, para que possamos educar e ensinar nossos alunos e filhos da melhor maneira, considerando essa realidade, temos que ser capazes de conciliar as diferentes gerações de pais, professores e alunos em um mesmo ambiente, extraindo de cada envolvido o que se tem de melhor, equilibrando mais ainda os potenciais individuais de cada um, em função do bem-estar coletivo.

FICA A DICA!

Clifford Nass, professor de comunicação da universidade americana de Stanford, publicou um artigo em 2009 intitulado "Cognitive control in media multitasker", no qual revela que a constante mudança de atenção experimentada pelo uso simultâneo de diversos dispositivos eletrônicos causa um efeito negativo em nosso cérebro. Durante este estudo, foram convidados 262 estudantes universitários para desenvolver atividades que envolviam basicamente três coisas: realizar uma determinada atividade, filtrar informações irrelevantes e usar a chamada "memória de trabalho" ou "memória de curto prazo", que é um componente cognitivo responsável pelo armazenamento temporário de informações durante a execução de uma tarefa. O objetivo inicial era demonstrar que fazer diversas coisas ao mesmo tempo seria produtivo. No entanto, o resultado que ele obteve foi completamente oposto ao esperado. O professor Nass e seus colaboradores acabaram descobrindo que as pessoas que realizaram multitarefas tiveram uma péssima performance nas três atividades avaliadas, comprovando que realizar várias tarefas ao mesmo tempo pode ser contraprodutivo. Descobriram que depois que nosso cérebro se acostuma com a distração, ou seja, fica configurado para a distração, acabamos ansiando por ela. Quando realizamos diversas atividades simultaneamente, o nosso cérebro coloca atenção em apenas uma delas por vez, mudando o foco de interesse quando for estimulado a fazer isso. Esse ir e vir contínuo faz com que nossas operações mentais se alternem muito, tendo resultados muito negativos. Baseado nisso, prestem atenção nas seguintes dicas:

- ▶ Pessoas que se dedicam a uma tarefa por vez têm apresentado resultados muito melhores do que as pessoas que realizam múltiplas tarefas ao mesmo tempo;
- ▶ Não focar o que é mais importante em determinado momento deixa o indivíduo em um estado de desorientação e ansiedade, que consequentemente acaba repercutindo em seu comportamento e na sua saúde, além de dificultar a conquista do objetivo pretendido;
- ▶ É sempre bom refletirmos sobre o desafio cotidiano de tentar manter a atenção em algo, sem deixar que outros fatores roubem nossa atenção. Já parou para pensar por quanto tempo você consegue manter a concentração quando conversa com alguém?
- ▶ Combinar disciplina com foco em um objetivo específico poderá transformar seus resultados de maneira surpreendente.

1.5. O TRADICIONAL E EQUIVOCADO FOCO NO PROBLEMA E NÃO NA PREVENÇÃO

Outra questão importante é a necessidade de estarmos sempre atentos aos sinais que podem indicar que nossos filhos e alunos não estão bem. Esta é uma preocupação tradicional, facilmente observada no seio da família, mas também presente nas instituições de ensino — que tem por objetivo principal tentar remediar determinada situação antes do seu agravamento. Existem várias circunstâncias que afetam o comportamento de nossos filhos e alunos, sendo que algumas são mais observáveis, tais como: problemas vividos nas escolas, alteração brusca de comportamento, agitação ou inquietude excessiva, comportamentos agressivos, dificuldade em manter a atenção e até problemas de saúde, os quais não estão associados a causas biológicas. Todas essas situações são inclusive passíveis da busca por um aconselhamento profissional por meio de um psicólogo, por exemplo, devendo ser diagnosticadas o quanto antes para que as crianças ou jovens tenham um acompanhamento adequado às suas necessidades.

Além dos pais, todos os professores, e a equipe pedagógica da instituição de ensino, devem estar atentos às diversas características observáveis no ambiente escolar, tais como: grau de dificuldade na realização de tarefas, ritmo de aprendizado, entre outras, para que possam adequar seus processos de aprendizagem. O ambiente escolar, particularmente, sempre foi pautado por diversas referências técnicas e pedagógicas que são parte integrante de um mecanismo composto por uma gama muito grande de posturas e comportamentos fortemente defendidos pelas instituições de ensino. Por outro lado, em nossas casas também podemos observar um cenário similar, que pode ser percebido, por exemplo, ao pararmos para lembrar que, há cerca de quarenta anos, a tarefa de criar os filhos não era tão preocupante, pois os pais se viam amparados por regras e tradições inquestionáveis, como as representadas pelas expressões "criança não tem que querer", "criança não dá palpite" ou "criança tem que obedecer aos pais". É claro que esta maneira de ver as coisas pelos pais e, não raro, também por muitos professores, tem sido ao longo dos anos amplamente questionada através de inúmeras teorias desenvolvidas por especialistas, amparadas inclusive por metodologias de ensino formais que também são revisitadas, complementadas ou substituídas.

Questionar sobre a maneira pela qual conduzimos nossas ações junto a nossos filhos e alunos deveria ser uma prática recorrente, porque é clara a rapidez com que vêm acontecendo intensas mudanças em nossa sociedade, impedindo muitas vezes que possamos absorvê-las à medida que ocorrem. Não podemos esquecer que o cérebro humano é um sistema integrado que inclui tanto elementos cognitivos (relacionados à maneira pela qual raciocinamos), quanto emocionais, percepção esta que sustenta o fato, hoje aceito, de que nossa parte emocional também direciona a parte cognitiva. Dessa forma, as emoções podem ser trabalhadas a favor ou contra nosso desempenho, dependendo de alguns fatores como o autocontrole e a maneira pela qual colocamos em prática nossas emoções. Este comportamento tem sido comprovado por meio de diversas teorias e observações empíricas que demonstram que crianças e jovens emocionalmente inteligentes, além de serem menos agressivos, são mais estudiosos, sociáveis, flexíveis e possuem mais facilidade para encontrar soluções para os problemas que a vida nos impõe — como perdas, dificuldades e traumas. Assim, percebemos que muitos problemas que enfrentamos com filhos e alunos poderiam ser evitados se estivéssemos atentos à prevenção dos mesmos.

Por esta razão, é importante desenvolvermos a habilidade de auxiliar crianças e jovens a reconhecer que emoções podem ajudar a controlar seus impulsos, motivando-os e fazendo com que saibam lidar com os momentos de conquista ou os obstáculos. Além de estarmos atentos ao temperamento, ao grau de desenvolvimento, bem como atentar para tantos outros aspectos comportamentais já comentados, é importante sempre termos em mente que não há pais, professores, nem crianças perfeitas. O sucesso na educação depende de vários fatores, como a qualidade da relação da criança com os pais ou professores e a interação que se tem com elas. Por isso, é fundamental nos antecíparmos, avaliando constantemente nossos filhos e alunos para que possamos nos prevenir ao observar condutas indesejadas. Esta postura agirá contra a causa ou raiz do problema, evitando que sejam tomadas ações corretivas com foco apenas nas adversidades. Isto diminuirá o número de comportamentos de caráter reativo voltados para uma política que busca "apagar o incêndio" sem se preocupar com a causa, que resultará em muitos casos na recorrência do mesmo problema.

1.6. A FALTA DE SEGURANÇA QUE ACOMETE A TODOS

Quando associamos as palavras "criança", "escola" e "segurança", logo vêm à nossa mente questões relacionadas à segurança pública, ou seja, preocupações que temos com a violência exacerbada que observamos em nossa sociedade contemporânea, que infelizmente também está presente em nossas escolas. Esta é uma realidade muito séria e complexa, que deveria merecer um olhar mais cuidadoso e responsável da parte de quem deveria nos representar. Quando nos debruçamos sobre este tema, não podemos deixar de considerar os diversos tipos de violência sob as quais nossas crianças e jovens estão expostos, como, por exemplo, as violências de caráter institucional, física, psicológica, entre muitas outras. Infelizmente, tanto os adultos quanto as crianças e jovens são vítimas e também agentes de todo tipo de violência. Por mais que faça parte do cotidiano de nossas instituições de ensino lidar com preconceitos, desrespeitos, humilhações ou discriminações, talvez a violência mais sentida pelos alunos seja o não atendimento de suas necessidades enquanto alunos e seres humanos.

Mesmo reconhecendo a grande relevância e importância deste tema, não será deste tipo de segurança que falaremos neste item, mas sobre a falta de segurança causada pelo insucesso em nossos posicionamentos educacionais, seja com nossos filhos ou alunos. As pressões e frustrações causadas por esse insucesso nos levam, muitas vezes, a delegar à escola a responsabilidade pela educação. Quando isso acontece, os pais acabam se sentindo culpados ao observarem consequências negativas advindas de sua omissão.

Por outro lado, a escola também fica com muitas preocupações ao perceber que está sozinha perante essa responsabilidade. Essa situação nos leva a perguntar qual seria o sentimento que nossos filhos e alunos teriam ao perceberem que seus pais e professores não estão sendo capazes de ir até o fim em um determinado posicionamento. Salvo algumas exceções, em geral as condutas dos professores estão diretamente ligadas às suas formações acadêmicas, da mesma maneira que o posicionamento dos pais perante seus filhos está diretamente ligado à maneira pela qual ele mesmo foi educado. O fato é que tanto filhos quanto alunos percebem claramente quando um pai ou professor não acredita realmente no que está fazendo ou dizendo, gerando uma grande sensação de insegurança em todos os envolvidos.

Quando um professor, por exemplo, demonstra insegurança em sala de aula, certamente ele transmitirá essa sensação aos seus alunos, os quais, consequentemente, também acabam se sentindo inseguros, gerando um ambiente onde o conhecimento não está sendo absorvido. Nesses casos, onde o comportamento dos envolvidos está longe de ser o ideal, podemos nos deparar com um triste cenário teatral, no qual alunos e professores assumem papéis de satisfação com o conteúdo apresentado e de compreensão do que está sendo ensinado. Em outras palavras, motivados pela insegurança e outros fatores, professores acabam fingindo que ensinam, assim como os alunos fingem que aprendem.

Por meio do estudo da programação neurolinguística conseguimos compreender que nossa falta de confiança e nossos medos não são circunstâncias permanentes. Portanto, é possível controlá-los e modificá-los para que trabalhem a nosso favor, não contra nós. É importante perceber que estamos acostumados a ressaltar a insegurança observada nos adultos frente a seu comportamento com crianças e jovens, mas na verdade as crianças e jovens também estão inseridas neste contexto. E, nesta fase da vida, precisam que os pais e professores os compreendam e se comuniquem bem com eles, pois, caso contrário, se tornarão inseguros. Nesta faixa etária é cada vez mais comum os encontrar emocionalmente frustrados com o ambiente familiar e escolar.

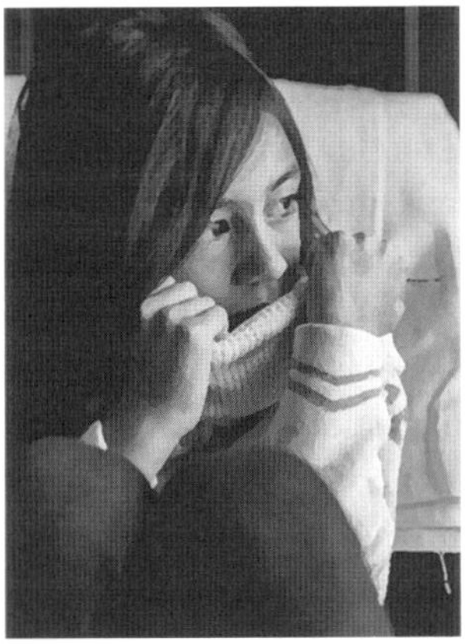

FIGURA 1.7: Através da PNL conseguimos compreender que nossa falta de confiança e nossos medos não são circunstâncias permanentes.[7]

---

7 Fonte: www.unsplash.com (Joseph Gonzalez)

Uma das razões é a grande dificuldade que pais e professores têm de estabelecer um relacionamento de confiança, de forma que seus filhos e alunos possam se sentir acolhidos e compreendidos. Em meio a essa cruzada em busca de um posicionamento mais assertivo e que transmita mais segurança, muitas vezes transformamos nossos lares e salas de aula em um verdadeiro campo de batalhas. Quando ouvimos os pais dizerem aos filhos frases como "você não sabe o que é ter uma vida difícil...", "quando eu tinha sua idade, isso era muito diferente..." ou "eu não tenho tempo para isso...", estamos caracterizando um grave problema de diferença de geração, que se não for resolvido da maneira correta contribuirá para distanciar o relacionamento familiar, e a relação professor-aluno.

Outro fenômeno que vem contribuindo com a insegurança dos pais frente a educação de seus filhos está relacionado às mudanças observadas nas configurações familiares. Todos nós conhecemos o tradicional núcleo familiar, composto pelo pai, a mãe e os filhos, onde o pai é considerado o principal provedor financeiro e a mãe dedicada exclusivamente à educação dos filhos e à administração do lar. Atualmente, este conceito tradicional de família está cada vez mais distante de nossa realidade, sendo visto hoje em dia como uma cena de um filme apresentado em meados do século XX. Não podemos mais ignorar, e principalmente deixar de considerar no cenário da educação formal e informal, que crianças e jovens podem estar inseridos em novas formas de relacionamento familiar, bem diferentes da estrutura familiar tradicional, anteriormente citada. Hoje, fazem parte de nossa sociedade diferentes configurações familiares que trazem com elas desafios sobre como podemos lidar com multiplicidades de amores e realidades distintas. É cada vez mais comum famílias formadas por uniões homoafetivas, famílias monoparentais, maternidade ou paternidade socioafetivas ou recasamentos — todas elas convivendo com o tradicional modelo familiar.

Estas novas configurações só se tornaram possíveis devido a uma grande mudança em nossa dinâmica social, que atualmente permite uma maior participação da mulher no mercado de trabalho, dispõe de mecanismos jurídicos facilitadores do divórcio e devido à crescente aceitação das relações homoafetivas. Assim, presenciamos pessoas que vivem juntas sem estarem legalmente casadas, que vivem sozinhas por opção, mulheres que são as "chefes de família" e casais homossexuais que experimentam a vida como pais e educadores, em um cenário onde antes predominava o núcleo familiar tradicional. Somado a essa realidade, temos também o aumento da taxa de divórcio, que vem contribuindo de maneira significativa com essa gradual mudança de comportamento da sociedade, que já aceita com mais naturalidade essas condições.

É importante dizer que se por um lado esta nova realidade tem contribuído com o aumento da tolerância com o que é diferente, estimulando consequentemente a convivência com a diversidade, por outro lado formar uma família equilibrada continua sendo um desafio enorme. Portanto, esses novos arranjos familiares, formados por laços de afinidade e afeto das mais variadas naturezas envolvendo inclusive filhos de outros casamentos, estão impulsionando um redesenho da responsabilidade de cada um nestes novos núcleos de convivência. Consequentemente, pais, alunos e professores estão tendo que se readequar frente às cada vez mais distintas configurações familiares que se apresentam, fato este que também contribui de maneira importante para gerar inseguranças.

Uma vez que a família passa por essas transformações, podemos então nos perguntar: E as instituições de ensino? Como elas estão reagindo diante destas mudanças? Como essas transformações, de caráter moral e cultural, acabam refletindo no trabalho do professor? Um dos pontos de vista que podemos observar é o daqueles que possuem a crença de que essas "novas famílias" parecem não serem capazes de cumprir suas funções educacionais, atribuindo à falta de um núcleo familiar tradicional a culpa pela conduta dos alunos. Muitos chegam a pensar, inclusive, que é justamente pela falta desta base familiar que a educação é delegada à escola. Por outro lado, de uma maneira paradoxal, observamos que muitas instituições de ensino não querem abrir mão de sua autoridade e tradição, mesmo estando em um cenário social que não possui mais essa estrutura.

É nítido que a insegurança vivida por pais, professores, filhos e alunos, também é motivada pela relação muitas vezes conflituosa e cheia de acusações mútuas entre pais e as instituições de ensino, que eventualmente pode ser presenciada pelas crianças e jovens. De um lado, as escolas e seus professores se sentem sobrecarregados por terem que assumir funções que não são suas e, de outro, pais reclamam que seus filhos não estão aprendendo tanto quanto poderiam. Diante dessa situação, o comportamento mais adequado seria investigar dentro das escolas e dos lares as causas para as dificuldades de aprendizagem, mas não é isso que ocorre. Como alternativa, culpam a outra parte pela sua incapacidade, atitude esta que infelizmente tem se mostrado comum.

Portanto, está muito claro que as instituições de ensino precisam se aproximar das famílias, e vice-versa, necessidade esta apontada por inúmeros estudos que comprovam que essa aproximação vem permitindo a quebra de preconceitos e uma maior compreensão dos papéis de cada ator envolvido. Essa aproximação aumenta a sensação de segurança transmitida aos filhos e alunos que as experimentam, trazendo consequências bastante satisfatórias. Quando isso ocorre, tanto pais quanto professores se sentem mais valorizados, tornando-se aliados e passando a desenvolver formas mais adequadas de acompanhamento das crianças e jovens, permitindo assim o desenvolvimento dos seus potenciais. Professores e pais, não raro, acabam sentindo-se presos a um sistema que além de não ter sido criado por eles não os deixam fazer aquilo que realmente deveriam fazer, que é contribuir positivamente na vida das crianças e jovens.

A programação neurolinguística tem um pressuposto, que será melhor estudado mais à frente, no qual sustenta que "atrás de todo comportamento existe uma intenção positiva". Isso pode ser facilmente compreendido, pois afinal todos nós queremos sempre fazer o melhor que podemos, independentemente da situação. Então, com base neste pressuposto, podemos concluir que quando um pai, professor, filho ou estudante age de um modo inadequado, não significa que as suas intenções sejam ruins. Talvez eles estejam apenas precisando de uma maneira mais criativa ou diferente para realizar suas tarefas. Na verdade, precisamos parar com esse embate e "caça às bruxas", porque, quando nos acusamos mutuamente por nossos comportamentos inadequados, acabamos nos tornando, inconscientemente, pessoas mais resistentes a mudanças. Devemos explorar e valorizar a possibilidade de podermos procurar pelas profundas intenções positivas que estão ocultas pelo comportamento que observamos. Isso ajudará a descobrir melhores maneiras de satisfazer de fato a real intenção positiva. Essa importante e reveladora pressuposição nos abre um mundo de possibilidades, permitindo a descoberta de novas soluções, que sempre serão melhores do que as conduzidas por meio da rigidez.

FATOS INTERESSANTES!

Pesquisadores das universidades de Princeton e Columbia (EUA), Bristol e da Escola de Economia e Ciência Política de Londres (Reino Unido) descobriram que crianças menores de três anos que não formam vínculos fortes com suas mães e pais são mais propensas a serem agressivas, hiperativas ou desafiadoras quando se tornam adultas. O resultado desta pesquisa foi publicado pelo Sutton Trust, que é uma importante instituição de caridade educacional do Reino Unido, cujo objetivo é realizar pesquisas e financiar programas práticos para apoiar crianças nos seus primeiros anos de escola primária e secundária, além de ajudar no acesso ao ensino superior e às suas profissões. Este estudo envolveu 14 mil crianças de até 3 anos de idade, concluindo que 40% dessas crianças não conseguem estabelecer um vínculo de segurança e de apoio emocional com seus pais.

Através destes resultados percebemos que pais sintonizados com as necessidades de seus filhos, e que respondem a elas mesmo através de pequenos gestos como pegar no colo quando elas choram, acabam fazendo com que as crianças aprendam a gerir seus próprios sentimentos e comportamentos. Isto ocorre porque existe em nosso cérebro um sistema que naturalmente nos faz buscar a proteção de quem é mais velho do que nós. Da mesma maneira que podemos observar no reino animal, também é fundamental para nós humanos ficarmos próximos de quem é mais forte. Quando as crianças se sentem mais seguras, esse sistema cerebral desativará emoções relacionadas ao medo ou a ansiedade, fortalecendo seu desenvolvimento social, emocional e cognitivo. Esses importantes vínculos de segurança tornarão as crianças mais propensas a serem resilientes à eventuais instabilidades familiares, depressões ou estados de pobreza.

1.7. MUITAS COBRANÇAS E POUCO APOIO NAS TAREFAS ESCOLARES

A programação neurolinguística dispõe de ferramentas extremamente necessárias para quem educa e ensina, principalmente se considerarmos um cenário onde predominam muitas cobranças, com pouco apoio. A falta de apoio, neste caso, diz respeito ao despreparo de pais e professores para lidar com as frequentes adversidades que enfrentam tanto em salas de aula quanto em suas casas. Tais ferramentas, que serão apresentadas ao longo deste livro, permitem entre outras coisas o exame do processo inconsciente existente no pensamento de pais e professores, bem como dos consequentes comportamentos provocados e limitados por esse pensamento.

Se pararmos para pensar, muito do que os professores acreditam sobre a escola como um todo, ou do que os pais acreditam sobre a educação de filhos, vem de suas próprias experiências como alunos e filhos. Durante toda sua vida como estudante ou como filho, professores e pais formaram crenças sobre si mesmos, e sobre os mais variados aspectos que fazem parte de sua personalidade, incluindo suas capacidades e principalmente a maneira pela qual seus conhecimentos são adquiridos ou aprendidos. Tais crenças, que estão alojadas em nosso subconsciente, acabam se tornando tão habituais que raramente são questionadas. O grande problema é que essas crenças influenciam poderosamente as escolhas de professores e pais, refletindo em seu comportamento e consequentemente na atmosfera que criam tanto em casa quanto em salas de aula. Temos a tendência em perceber que o conhecimento é algo objetivo, existindo de alguma forma fora da mente.

Pensando assim, muitas vezes ignoramos ou racionalizamos a grande quantidade de evidências científicas que explicam como o conhecimento é gerado internamente. Também não consideramos com frequência o fato de que a transmissão do processo de ensino/aprendizagem pode estar sendo ineficaz. Imaginem, por exemplo, uma inocente criança que está em pé na frente de suas bonecas brincando de ser professora e solicitando a todas que prestem atenção. Observando este comportamento, podemos perceber e demonstrar que desde pequena esta criança já possui uma forte percepção sobre como a escola deve ser. Se ela crescer e se tornar uma professora, será natural imaginar que ela encontrará certa dificuldade para perceber que é possível lecionar de outra maneira que não seja esta, na frente de seus alunos, pedindo que eles prestem atenção. O mesmo raciocínio vale para crianças que brincam de ter filhos, imitando desde cedo sua visão de como os pais devem educar. Estes são exemplos de crenças passadas de geração em geração, as quais, mesmo apresentando resultados insatisfatórios, insistem em estar presentes.

Explicaremos melhor o conceito de crença no capítulo 3, mas por ora é importante ressaltar que ele não está associado a questões religiosas, e sim ao fato de acreditarmos inconscientemente em "coisas" que nem sabemos que acreditamos. Considerando as crenças citadas anteriormente que, como vimos, podem ser adquiridas desde cedo, convém citar agora um aspecto muito relevante que também podem ser oriundos delas, que está relacionado às tarefas escolares. A tarefa escolar, ou "dever de casa", sempre foi considerada um importante recurso pedagógico, pois auxilia no reforço e na retenção do conteúdo que foi apresentado em sala de aula.

Além disso, atribuir a responsabilidade do dever de casa para os estudantes propicia o desenvolvimento de um senso de responsabilidade, fortalecendo a autonomia e a conscientização de que por meio deste esforço próprio é possível alcançar as suas metas. Uma vez que esta tarefa é realizada nos seus lares e apoiada pela família, não podemos deixar de citar aspectos relacionados ao envolvimento dos pais nas tarefas escolares. Muitos acreditam que esse envolvimento dos pais colabora com o desenvolvimento cognitivo de seus filhos, portanto, sendo uma atitude positiva. Por outro lado, existem pesquisadores que alertam sobre determinados aspectos que podem comprometer a eficácia desta atitude. Um ponto de vista a ser considerado é o fato de que nem todos os alunos têm a oportunidade de ter o mesmo tipo de acompanhamento dos pais em casa, o que pode fazer com que alguns fiquem sobrecarregados com a sua carga de tarefas.

Outro ponto de vista é a percepção de imposição deste envolvimento, que considera um determinado grau de transferência de responsabilidade por parte da escola, gerando nos pais um certo sentimento de vitimização. Muitas vezes ficamos tão concentrados em resultados específicos (performance na escola, completude de tarefas, administração do tempo, cobranças, entre outros), que esquecemos que os resultados que colhemos podem estar associados a questões muito pessoais e particulares dos envolvidos. Por isso é importante entender qual é o sentido do dever de casa para os estudantes, ponderando sobre a quantidade de tarefas propostas, e sobre qual é a autonomia necessária para o aluno desenvolver suas tarefas e o equilíbrio relacionado à divisão de trabalho entre as instituições de ensino e a família.

Normalmente encontramos um comportamento ideológico uniforme nas instituições de ensino ao proporem atividades em casa, comportamento este relacionado ao fato de não levarem em conta, na grande maioria das vezes, as características particulares e adversidades inerentes a cada família dos alunos envolvidos. Se os estilos e culturas familiares não são observados, as tarefas escolares não serão adaptadas para cada caso, fazendo com que o cumprimento da tarefa seja um processo estressante, contribuindo para diminuir a qualidade da relação entre pais, filhos e professores. Podemos perceber que as tarefas escolares não são de responsabilidade exclusiva das instituições de ensino, pois envolvem outros sistemas que influenciam a sua realização. Essa reflexão expõe a necessidade de promovermos uma maior qualidade de interação entre pais, filhos e propostas educacionais, objetivando diminuir as cobranças e aumentar o apoio de todos nas tarefas escolares, bem como em qualquer outra estratégia educacional utilizada.

1.8. A INTERFERÊNCIA DO MEDO

O medo é um sinal valioso quando relacionado à nossa resposta natural diante de situações de perigo. Contudo, se o medo e consequentemente seus efeitos se tornarem crônicos, isso certamente afetará nossa saúde e a nossa capacidade de desenvolvimento pessoal, impactando principalmente na nossa relação com as pessoas com quem convivemos. Por isso, acreditamos ser importante entender determinados aspectos relacionados a este tema, pois se trata de um sentimento que acomete tanto pais quanto professores com certa frequência. Sem dúvida já nos sentimos temerosos com relação aos resultados que podem advir de determinadas posturas corretivas que tomamos em nosso dia a dia em sala de aula ou em casa. O medo ocorre porque, por mais que haja uma intenção positiva por trás da decisão tomada, as vezes fica difícil prever qual será a reação do filho ou aluno perante a ela. Ao relembrar estes momentos, podemos nos perguntar: Será que estávamos realmente certos sobre a conduta adotada? Estávamos cientes das possíveis consequências? Estaríamos agindo na hora certa? Os argumentos usados foram realmente convincentes? Será que minha intervenção pode acabar desmotivando ou até mesmo ter um caráter traumatizante?

O fato é que sofremos uma importante interferência do medo, quer seja em nosso cenário pessoal ou profissional. No entanto, antes de nos proporm-nos a estudar essa interferência, seria interessante nos perguntar: Como sabemos, de fato, se este sentimento que estamos experimentamos realmente é medo? E se não for, o que poderia ser? A programação neurolinguística explica que todo pensamento gera um sentimento, que por sua vez gera um comportamento. Como exemplo, podemos citar um estudante que não se saiu bem em uma prova. Motivado pelo seu pensamento diante desta experiência, este estudante poderá desenvolver um sentimento de derrota, que consequentemente fará com que um comportamento condizente com este sentimento se manifeste.

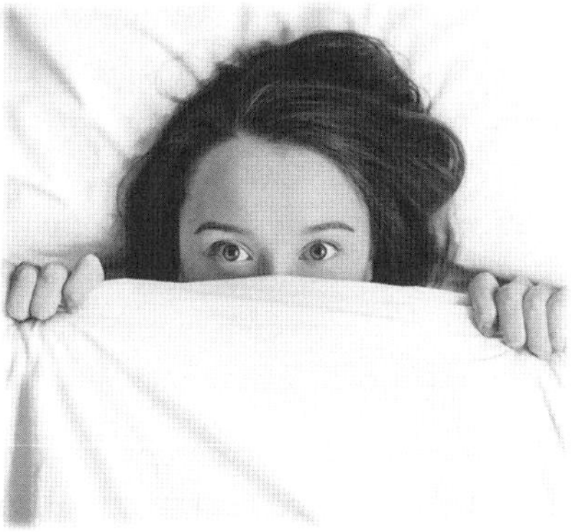

FIGURA 1.8: É importante entender que a maior parte de nossos medos vem dos nossos pensamentos.[8]

A explicação para isso é que nosso cérebro está sempre preocupado em nos preservar. No caso deste estudante, o cérebro desencadeará um estado de ansiedade que poderá até impedi-lo de tentar fazer outra prova, pois, considerando a experiência anterior, o cérebro não vai querer que o estudante sofra novamente com outro possível resultado negativo. Considerando estes fatos, podemos dizer que o que entendemos por medo está diretamente associado à ansiedade experimentada e criada pelo cérebro, que neste caso age com o propósito de proteger a pessoa de uma situação que ela própria criou em sua mente. Dessa forma, se um aluno, pai ou professor imaginar-se em uma situação de derrota, seus cérebros irão protegê-los, fazendo de tudo para evitar que ele passe por essa situação novamente, gerando cada vez mais ansiedade, insegurança, nervosismo e medo.

Todos nós experimentamos este comportamento a partir do momento em que criamos imagens mentais de situações futuras e visualizamos, ao mesmo tempo, coisas negativas a respeito dessas situações imaginadas. Muita dessa insegurança presente em nossas mentes está relacionada à percepção de que seremos julgados ou avaliados por outras pessoas, insegurança essa que acomete até a mais confiante das pessoas ao perceber que estará exposta ao julgamento alheio. Então, é importante entender que a maior parte de nossos medos vem dos nossos pensamentos, nos momentos nos quais imaginamos que consequências terríveis poderão acontecer, mas que normalmente jamais acontecerão. Acabamos, portanto, sofrendo por antecipação. Este é um comportamento natural e frequente, razão pela qual tem sido estudado pela neurolinguística — que acabou estabelecendo estratégias de controle deste tipo de ansiedade. Portanto, o objetivo destas estratégias é evitar que sentimentos como este surjam quando nos depararmos com situações similares no futuro.

Outra questão relacionada ao medo diz respeito à obediência, pois muitas vezes só conseguimos conquistá-la quando impomos medo a quem queremos que nos obedeça. Esta estratégia de "meter medo" para sermos respeitados pode ser explicada por meio da psicologia comportamental, que demonstra o seguinte fato: na maioria dos casos, somos educados considerando que se fizermos

---

8 Fonte: www.unsplash.com (Alexandra Gorn)

algo errado teremos punições severas, da mesma maneira que, se nos comportarmos bem diante de uma situação, seremos recompensados. Quando desejamos que as crianças ou jovens nos obedeçam através do medo, estamos possibilitando, inconscientemente, que eles desenvolvam insegurança e acabem infelizes. Hoje, entendemos que as crianças e jovens não devem ter seu comportamento orientado baseado em gratificações, pois é necessário que eles compreendam quais são as raízes do bom comportamento, tornando sua prática espontânea. Normalmente, crianças desobedientes nos chamam mais a atenção do que as que obedecem. Mas também devemos observar outros tipos de comportamentos relacionados, como no caso da criança que é obediente em casa, mas não na escola.

Esse comportamento é frequentemente observado por professores em sala de aula, a partir do momento que percebem que determinada criança não respeita os colegas de classe, porém, segundo seus pais, tem um comportamento oposto em casa. Nestes casos, os pais geralmente têm dificuldade em entender, ou mesmo em acreditar, que seus filhos estão agindo desta forma na escola, pois comparam evidentemente com as atitudes que eles presenciam em casa. Essa dupla personalidade ou diferença de comportamento pode ser explicada quando educamos com medo e punição. Mas por quê? Porque quando somos violentos podemos até obter a obediência desejada, mas as crianças e jovens que passam a obedecer deixam de experimentar o importante conceito do respeito, uma vez que agem por obrigação, não pela compreensão.

Sendo assim, quando determinada criança está em seu ambiente escolar, acaba se sentindo livre de eventuais pressões exercidas pela família, canalizando então seus medos e raivas (que foram reprimidos em casa), sob a forma de comportamentos disruptivos, ou seja, comportamentos que acabam impedindo o seguimento normal do seu processo educativo. Também podemos observar comportamentos opostos a este, quando crianças e jovens que foram educados com severidade e obediência em casa acabam se mostrando alunos temerosos e com conduta defensiva na escola.

Percebemos, então, que o medo não contribui para a educação formal ou informal, porque na verdade é o grande responsável por danificar o equilíbrio emocional das crianças e jovens que o experimentam. Sabemos que cada família tem os seus próprios valores e princípios e sabem bem o que desejam transmitir a seus filhos. É por essa razão que há, de fato, muitas maneiras de educar, mas, independentemente de qual seja a adotada, o que gostaríamos de enfatizar é que a obediência através da submissão não é um caminho saudável e muito menos pedagógico, como vimos. Pais e professores desejam ter filhos e alunos que os escutem, porém o mais importante e necessário é que eles também possam compreender por que eles devem ouvir e respeitar os outros. Por isso, se faz necessário esclarecermos para nossos filhos e alunos as regras que são estabelecidas tanto em casa quanto na escola, explicando porque elas devem ser cumpridas.

Não devemos esquecer que a linguagem educa, mas as nossas atitudes, que são muito observadas, também tem um caráter pedagógico. É por essa razão que devemos servir de modelo (comportamental) para nossos filhos e alunos. O medo vem interferindo de maneira impactante na sociedade atual, em grande parte devido à violência urbana, à corrupção endêmica, à ganância, à falta de educação ou mesmo às guerras religiosas. Essa insegurança causada pelo medo tem levado as pessoas a ficarem cada vez mais enclausuradas, tanto sob o ponto de vista externo quanto interno.

Externamente, essa clausura fica evidente no uso de grades, muros cada vez mais altos, sistemas de segurança, aumento de seguros de vida, carro, casas etc. Sob o ponto de vista interno, percebemos que as crianças estão se fechando e crescendo sem parâmetros de liberdade, uma vez que muitas nunca experimentaram a liberdade de brincar livremente nas ruas. Observamos crianças crescendo cercadas de temores, que, não raro, são infundados, e muitas vezes foram transmitidos pelos próprios familiares. Esses medos acabam se potencializando devido a outros fatores, como, por exemplo, a falta de valores morais, éticos, humanos e, não menos importante, espirituais.

Portanto, entender os diversos tipos de medo é mais um dos grandes desafios enfrentados por pais e professores, pois através desta compreensão podemos ter atitudes possibilitadoras que permitirão que os nossos filhos e alunos alcancem os resultados e objetivos que desejam. Afinal, o que o medo nos ensina? Nos ensina, entre outras coisas, a desconfiarmos de tudo, a mentir ou a esconder sentimentos autênticos, que é tudo o que um pai ou professor não quer ver. Devemos estar atentos a todos estes aspectos, pois as impressões a respeito de uma educação baseada no medo, na culpa ou na vergonha só desaparecerão totalmente se tivermos a consciência de sua existência, compreendendo os mecanismos responsáveis por essas sensações.

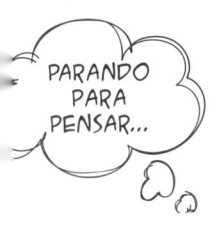

> PARANDO PARA PENSAR...
>
> *"Podemos facilmente perdoar uma criança que tem medo do escuro; a real tragédia da vida é quando os homens têm medo da luz."*
>
> Platão – Filósofo e matemático grego (427 a.c.–347 a.c.).

1.9. SENTIMENTO DE CULPA

Se procurarmos bem, descobriremos que em muitos de nós ainda vive aquela criança que um dia fomos, cheia de temores e culpas, cujos medos nunca puderam ser expressados, aceitos, nem vividos de forma consciente. Essa criança foi forjada ao longo de nossas vidas, ao experimentarmos os diversos sentimentos negativos que são motivados pelas mais variadas situações. Mas, dentre todos esses sentimentos, um dos piores que podemos citar é o sentimento de culpa, pois ele colabora com a perpetuação das lembranças dos erros cometidos no passado, fazendo com que estejam sempre presentes. A programação neurolinguística também estudou os mecanismos que nos levam ao erro, concluindo, entre outras coisas, que todo erro sempre vem acompanhado de uma intenção positiva de acertar. O problema é que a grande maioria das pessoas não tem essa percepção, fazendo com que muitas vezes se limitem a julgar ou culpar quem errou, por mais bem-intencionada que esta pessoa tenha sido.

Em outras palavras, acabamos não percebendo que a ação relacionada ao erro cometido era, na verdade, o melhor que alguém poderia fazer, considerando sua visão de mundo e os recursos disponíveis para ela naquele momento. Devemos, portanto, ficar atentos ao percebermos que uma criança ou jovem está demonstrando se sentir culpada. Esta preocupação é pertinente, pois, apesar de ser um sentimento comum, ele pode estar presente em quase todos os quadros clínicos, com exceção da perversão.

Atualmente, devido a uma rotina cada vez mais acelerada e conectada, muitos de nós convivem menos com os filhos. Então, na tentativa de mascarar o quanto isso os afeta, muitos pais que se sentem ausentes acabam tentando recompensar os filhos assumindo posturas que, no final, em vez de ajudar prejudicam. Como exemplo, podemos citar um pai que opta por ser permissivo demais em vez de impor limites, ou um pai que é severo demais em um momento no qual deveria ser mais flexível. Muitos pais tendem, desde o primeiro instante, a tentar ignorar sistematicamente a culpa que os acompanha. Fazem isso porque em vez de trabalhar seus sentimentos mais profundos, preferem se perder em tentativas de fazer seus filhos felizes a qualquer custo.

Estas tentativas são, inclusive, um dos motivos pelos quais muitos pais se revoltam contra professores, alegando que não estão conseguindo dar ao seu filho o que é necessário para que ele possa aprender. Este argumento é utilizado porque não existe a compreensão de que são os pais os principais responsáveis por deixar claro como seus filhos devem estabelecer um relacionamento positivo com os colegas, estimulando neles o desenvolvimento da necessária habilidade de lidar com as frustrações do dia a dia.

Sabemos que sob o ponto de vista cultural a relação entre os casais mudou bastante, mas a antiga divisão de papéis ainda é bem presente nos dias de hoje. Em muitos casos, o homem ainda continua trabalhando mais e executando pouco as atividades domésticas, fazendo com que participe menos da educação dos seus filhos. Por outro lado, as mulheres, mesmo trabalhando, mantém a responsabilidade pela administração da casa e pela educação dos filhos. Este típico cenário é bastante promissor para o surgimento de um sentimento de culpa, principalmente por parte das mulheres, que acabam usando a sobrecarga de papéis que exercem sozinhas como justificativa para eventuais falhas na educação dos filhos. Muitas preferem se culpar em vez de dividir a responsabilidade com o pai, que na verdade deveria ter um papel complementar nas tarefas de casa e na educação dos filhos. Não podemos esquecer que desde pequenas as crianças fazem uma leitura da relação que elas têm com todos os adultos a sua volta.

Quando atendemos prontamente tudo o que uma criança pede, podemos conferir a ela a ideia de que tudo é permitido, fazendo com que esse ato de liberalismo paterno tenha uma influência importante no futuro desta criança, como, por exemplo, gerar dificuldades em incorporar regras sociais, escolares e de respeito e limites para com outras pessoas. Os pais precisam fazer com que seus filhos entendam que para viver em sociedade é preciso se adaptar e ter a consciência de que haverá consequências para tudo que fizerem. É claro que, durante este processo de entendimento, devem prevalecer a ética e os valores e princípios inerentes de cada família.

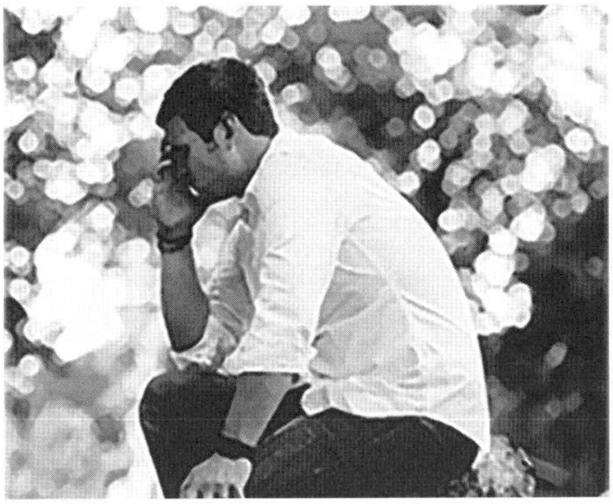

FIGURA 1.9: Na condição de pais e professores, muitas vezes acabamos imprimindo culpa em nossos filhos e alunos.[9]

Podemos dizer que a culpa representa um sinal que nos indica quando ultrapassamos os limites das normas estabelecidas ou de nossos códigos morais. Partindo deste princípio, percebemos então que a culpa exerce uma função importante em nossas vidas, principalmente ao considerarmos que ela se encarrega de fazer com que cumpramos as normas que aprendemos desde que nascemos. Temos que estar atentos porque na condição de pais e professores muitas vezes acabamos imprimindo culpa em nossos filhos e alunos — na maioria das vezes inconscientemente. Isso ocorre porque as vezes alimentamos, metaforicamente falando, um "juiz interno rígido", que atormentará as crianças e jovens em sua vida adulta, fazendo com que eles se sintam mal pelo que poderiam ter feito e não fizeram, ou mesmo pelo que deveriam estar fazendo.

Por isso é importante que a criança entenda que é responsável pelos seus atos, pois isso faz com que esse "juiz interno" adquira flexibilidade, permitindo que a criança se adapte às necessidades, aprendendo com as consequências sem necessariamente se sentir culpada quando não atingir as expectativas que os outros têm sobre ela. Percebemos através deste cenário que estar atento para não transmitir culpa aos nossos filhos ou alunos, ou mesmo ficarmos à mercê de nosso próprio sentimento de culpa, requer muito esforço, uma vez que muitas de nossas ações são estimuladas de forma inconsciente.

Então, antes de aprendermos a não transmitir culpa aos nossos filhos e alunos, precisamos parar de nos sentirmos culpados. Fazer isso é mais difícil quando somos criança, mas, na condição de adultos, é possível mudar determinado estado limitador sob o qual nos encontramos, e que foi causado por algum sentimento de culpa que desenvolvemos. Muitas vezes sem nos darmos conta de que existe esta possibilidade, seguimos agindo da mesma maneira que fazíamos quando éramos crianças, em uma busca incessante por carinho e afeto através de nossos atos. Se torna fundamental, então, assumirmos que não somos mais crianças e que esse carinho e afeto que buscamos não dependem de expectativas, mas sim da possibilidade de nos abrirmos de maneira honesta

---

9 Fonte: www.unsplash.com (Ben White)

aos resultados causados pelas decisões que tomamos, nos responsabilizando pelas consequências. Adotar essa postura pressupõe termos liberdade para decidir, sendo que essa liberdade é diferente de exigência e obrigação. Por isso, devemos parar de nos punir e deixar para traz o sentimento de culpa que carregamos, para então nos libertarmos desta autossabotagem, ou seja, do medo que temos de correr riscos e assumir novas responsabilidades.

O sentimento de culpa faz com que nossos filhos e alunos carreguem fardos que muitas vezes não precisariam carregar. Esse desgaste é desnecessário e prejudicial, até porque todos nós sabemos que mesmo que fôssemos perfeitos não conseguiríamos agradar a todos. Isso ocorre porque cada um de nós possui um conjunto de crenças e valores individuais que definem nosso senso de significado de mundo. Sendo assim, o que para uns pode parecer errado, para outros é a melhor coisa que deveria ter sido feita. Portanto, devemos nos libertar de nossos sentimentos de culpa, buscando enxergar o lado positivo de nossas ações, pois aprendemos com nossos erros, como já mencionamos.

Temos a mania de focar apenas o que nos prejudicou ou não foi tão bom, mas quando fazemos isso perdemos a oportunidade de refletir sobre quais foram nossas falhas e evoluir com esse aprendizado. Estudaremos mais à frente o conceito de ressignificação, que nos permite escolher o que determinado evento significa para nós. Quando este conceito for esclarecido, ficará mais evidente a importância do autoperdão e da ressignificação dos acontecimentos ruins que nos acometem. Não precisamos ser tão implacáveis com nossos próprios erros, nem também tão condescendentes a ponto de agir como se nada tivesse acontecido. O processo de ressignificação nos fará caminhar rumo ao autoconhecimento, promovendo nosso amadurecimento comportamental e emocional, permitindo tanto aos pais quanto aos professores que se libertem de seus sentimentos de culpa, exercitando o autoperdão e o autoaprendizado.

CAPÍTULO 2

A NEUROCIÊNCIA E A CONSTRUÇÃO DA NOSSA REALIDADE

OBJETIVO DESTE CAPÍTULO

Explicar conceitos relacionados à neurociência que ajudarão a entender como nossos pensamentos são construídos. Também veremos como estes estudos estão contribuindo para melhorar a compreensão sobre nós mesmos, permitindo que possamos conquistar estados de excelência em todas as áreas de nossas vidas.

2.1. A CONTRIBUIÇÃO DA NEUROCIÊNCIA

Há muitos séculos o ser humano vem se dedicando a responder perguntas relacionadas à maneira como nossa mente funciona. Por que eu consigo pensar? Como forjamos nossas ideias e tomamos decisões? Como é possível sonhar e imaginar coisas? Por que sentimos certas emoções? Será que existe alguma coisa dentro de mim que me faz pensar? Este tipo de questionamento nos assombra desde os primórdios de nossa existência. Em sua eterna curiosidade, o homem sempre questionou o porquê fazemos o que fazemos e o que leva outros a fazerem coisas de maneira diferente da nossa. Nos primórdios de nossas civilizações, explicações sobre as atitudes que tomamos muitas vezes eram atribuídas a crenças divinas e superstições, e os comportamentos diferentes do esperado significavam estar sob a influência de um feitiço ou espírito ruim.

Esse "diagnóstico" normalmente era dado por um feiticeiro ou sacerdote que interpretava o comportamento e, através de rituais específicos, tentava corrigir o "mal" que acometia determinada pessoa. Independentemente da motivação ou técnica utilizada, o fato é que o ser humano sempre teve como um de seus objetivos a compreensão da mente humana. Uma das primeiras referências históricas que tentava explicar o conceito da mente e de seu funcionamento foi registrada no século VI A.C., em três regiões distintas de nosso continente: Nepal, China e Grécia. Em um mesmo período da história, viviam nestes locais, respectivamente, Sidarta Gautama (o Buda), o pensador e filósofo chinês Confúcio e o estadista, legislador e poeta grego Sólon.

Cada um destes três importantes personagens de nossa história contribuíram para o entendimento de nossas mentes e pensamentos através de suas visões particulares. Sidarta Gautama foi um príncipe que viveu em uma região ao sul do que hoje conhecemos como Nepal. Em um determinado momento, ele renunciou ao seu trono e passou a se dedicar à busca da erradicação das causas do sofrimento humano e de todos os seres, encontrando o caminho para o "despertar" ou "iluminação". A partir daí ficou conhecido como Buda, que significa "o desperto" ou "o iluminado", fundando então a religião e filosofia budista, praticada hoje por milhões de pessoas ao redor do planeta. Naquela época, Buda percebeu que as sensações ou percepções que as pessoas tinham deviam ser vistas como o meios de condução ao pensamento, ou seja, através da combinação gradual e automática de nossas percepções e sensações, era possível formar nossas ideias e pensamentos.

Paralelamente, na China, Confúcio percebeu que a capacidade de pensar e, consequentemente, de decidir estava no interior de cada pessoa, ideia esta que associa o pensamento com a aprendizagem. Uma das frases de Confúcio, até hoje bem conhecida, expõe essa percepção, quando dizia que "estudo sem pensamento é trabalho perdido; pensamento sem estudo é perigoso". Neste mesmo período vivia na Grécia o filósofo Sólon, que inclusive foi o responsável por criar o conceito de Eclésia (assembleia popular), da qual participavam todos os homens livres atenienses. Sólon também pensava sobre essas questões, referindo-se à mente sob o ponto de vista do raciocínio e da capacidade de compreender e julgar. Há quem atribua a ele a famosa frase inscrita no templo de Apolo, em Delfos: "Conhece-te a ti mesmo", embora não exista certeza sobre quem, de fato, a escreveu. Algumas teorias dizem que foi Sócrates, Heráclito, Tales de Mileto ou mesmo Pitágoras.

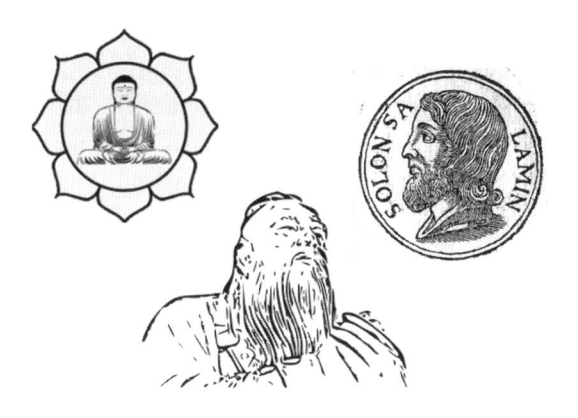

FIGURA 2.1: Representações de Buda[1], Confúcio[2] e Sólon[3].

O que queremos ressaltar é que esses três pontos de vista demonstram a preocupação do ser humano em se conhecer melhor e que de uma maneira ou de outra esses três grandes pensadores perceberam que havia uma relação entre o cérebro, o pensamento e a mente. Depois deste período, surgiram diversos avanços na busca da compreensão da mente humana, com teorias que ligavam nossos sentimentos e ações ao coração. Podemos perceber isso observando que até hoje o símbolo do amor é o coração, embora a ciência já tenha comprovado, há tempos, que a sede de todas as emoções está em nosso cérebro. Também é curioso observar que durante muito tempo estudiosos associavam o conceito de mente à nossa dimensão cognitiva, ou seja, a mente corresponde diretamente às atividades conscientes, independentemente da influência de emoções ou sentimentos.

Também existia a visão de que a mente era separada de nosso corpo, visão esta impulsionada por René Descartes (1596-1650), um importante físico, matemático e filósofo francês, que defendia a ideia da existência de um cérebro material, separado de uma mente que devia ser formada por uma substância imaterial, tendo regras de funcionamento diferentes. Influenciados pela visão da época, que pregava o fato de que a mente e o cérebro eram entidades separadas, surgiram pesquisas que seguiam em caminhos separados. É por isso que até nos dias de hoje podemos observar cientistas se dedicando ao estudo de mecanismos conexionistas, ou seja, a maneira pela qual os neurônios se comunicam para formar o pensamento, ao mesmo tempo que outros se dedicam à visão cognitiva, relacionada às propriedades subjetivas da mente.

Recentemente, no final do século XIX, surgiu pela primeira vez uma disciplina científica que tinha a finalidade de estudar especificamente nossos comportamentos e processos mentais: a psicologia. Não podemos deixar de citar que ao longo da história muitos filósofos e teólogos registraram suas visões particulares, contribuindo para esse entendimento ao acrescentar questões relacionadas à alma.

---

1 Fonte: https://pixabay.com/pt/vectors/buda-budismo-flor-linha-arte-l%C3%B3tus-1817647/

2 Fonte: https://commons.wikimedia.org/wiki/File:Konfuceo_.svg

3 Fonte: https://commons.wikimedia.org/wiki/File:Solon_of_Athens.jpg

Como pudemos perceber, ao longo de nossa história a busca pela compreensão da mente sempre esteve presente, e a tentativa de aprofundar esse conhecimento continuará por gerações, uma vez que novas questões sobre a mente e suas capacidades são levantadas diariamente. Atualmente, um ramo da ciência que tem contribuído bastante para responder essas e outras questões é a neurociência. Seu principal foco é o estudo do sistema nervoso, o qual em conjunto com outras estruturas fisiológicas exerce influência sobre o funcionamento geral do corpo humano.

A neurociência tem um escopo de estudo muito complexo, fazendo com que acabasse se dividindo em diversos campos específicos que exploram diferentes áreas de nosso sistema nervoso, tais como: neuroanatomia, neuropsicologia, neurofisiologia, e a neurociência cognitiva e comportamental. Considerando essa perspectiva, a neurociência é uma ciência multidisciplinar, pois, para que este estudo seja possível, devemos contar também com a colaboração de diversas outras especialidades, como biomedicina, bioquímica, fisiologia, física, farmacologia, linguística, entre outras. Cada uma dessas disciplinas contribui para elucidar questões relacionadas aos nossos comportamentos e aos mecanismos de aprendizado e aquisição de conhecimento.

Independentemente da área específica de estudo, de uma maneira geral, todas consideram o cérebro o responsável por nossos processos mentais e por receber influências físicas, que por sua vez são responsáveis por alterar o indivíduo a nível emocional. Não é preciso muito esforço para percebermos que estudar o cérebro é uma tarefa difícil, principalmente pelo fato de ser composto por estruturas microscópicas e por seu funcionamento não poder ser observado a olho nu. Um dos fenômenos mais interessantes produzidos pelo nosso cérebro é a consciência, que pode ser explicada a partir de diversas óticas.

Sob o ponto de vista da psicologia, a consciência é um estado cognitivo responsável pela interação de determinado indivíduo com os estímulos externos que ele recebe, ou seja, a consciência faz com que um indivíduo fique atento ao que ocorre. A filosofia vê a consciência como sendo uma faculdade humana capaz de decidir sobre as ações tomadas e se responsabilizar pelas consequências de acordo com as concepções do bem e do mal que cada um de nós tem. Atualmente, em nossa história, a consciência vem sendo cada vez mais estudada por neurocientistas como o biólogo molecular e biofísico britânico Francis Crick ou por Cristof Kock e seus trabalhos relacionados às bases neurais da consciência.

É importante para o contexto deste livro explicarmos que a neurociência estuda os mecanismos que regem o cérebro, e que a programação neurolinguística trabalha mais com o conceito de mente do que com o de cérebro, sendo que seus conceitos podem ser associados. Mas associados de que maneira? Para tentar explicar, podemos supor que desejamos investigar se a nossa memória seria fruto de um processo biológico ou se ela constitui a essência de nossa mente. Neste caso, para entendermos melhor os fenômenos que envolvem a nossa memória, deveríamos aceitar a premissa de que nosso cérebro funciona a partir de estímulos sensoriais e que nossa memória, apesar de ser imaterial, é tida pela ciência como um composto primordial da mente, sendo inclusive o principal elemento que compõe o modelo mental de cada ser humano.

Considerando esses pontos de vista, os estudos conduzidos pela neurociência se mostram valiosos para a compreensão de determinados comportamentos, permitindo que as intervenções propostas pela PNL possam ser entendidas e realizadas de forma muito mais eficiente. É por isso que os conhecimentos proporcionados pela neurociência têm sido fundamentais para a aplicação prática da PNL, pois além de oferecer suporte permitem uma melhor compreensão dos nossos comportamentos e da estrutura cerebral que os suporta. Não pretendemos com este livro explorar em detalhes os conceitos específicos da neurociência, pois queremos apenas enfatizar sua contribuição para os cenários comportamentais aqui estudados, além de apresentar alguns aspectos de sua relação com a programação neurolinguística.

Apesar da ciência atualmente possuir profundos conhecimentos sobre nossas estruturas cerebrais, ainda existem algumas delas que não possuem uma definição muito clara no que diz respeito à cognição e ao comportamento. Devido a isso surgiram dois ramos da neurociência, denominados "neurociência cognitiva" e "neurociência comportamental". Podemos perceber a necessidade desta divisão da neurociência através do seguinte exemplo: é muito mais fácil compreender as razões pelas quais ocorre a contração do músculo de um dedo do que tentarmos identificar e classificar um determinado comportamento, como o relacionado à escolha de um cardápio e as emoções associadas à essa degustação.

Observando estes exemplos, percebemos que o comportamento das pessoas durante um jantar, mesmo sob circunstâncias semelhantes, acaba sendo diferente, ao contrário do comportamento de um dedo, que fará com que nossos músculos fiquem contraídos sob a menor percepção que algo está ficando quente. Então, é importante diferenciarmos a estrutura de nosso cérebro, que representa a parte anatômica da sua função e que corresponde ao trabalho desenvolvido por essa estrutura. O nosso hipocampo, uma estrutura localizada nos lobos temporais do cérebro humano, é responsável por regular muitas ações cerebrais, por exemplo. Dentre essas ações podemos citar a responsabilidade que ele tem sobre a formação de nossas memórias, principalmente as de longa duração, memórias estas que são fundamentais para nosso processo de aprendizagem e até mesmo para nossa sobrevivência.

Ao longo dos anos, a ciência vem apresentando diversos estudos que acabam explicando como as técnicas propostas pela PNL são processadas em nosso cérebro. Uma destas explicações está relacionada ao conceito de plasticidade cerebral, que é a denominação dada a maneira pela qual nosso sistema nervoso central (SNC) se adapta, modificando sua organização interna (estrutural e de funcionamento), em resposta às experiências vividas e aos estímulos recebidos. Este conceito demonstra que o cérebro não é apenas uma estrutura física ou estática, mas, ao contrário do que parece, é uma estrutura dinâmica, ativa e estimulável. Podemos ilustrar essa percepção com uma frase atribuída ao escritor, poeta e dramaturgo britânico Oscar Wilde, quando disse que "se um homem encara a vida de um ponto de vista artístico, seu cérebro passa a ser seu coração". Na verdade, quando usamos as ferramentas proporcionadas pela PNL, estamos praticando técnicas que além de criar novas conexões em nossa rede neural, interferem de maneira eficaz nas antigas conexões existentes, permitindo então o surgimento de uma nova realidade ou uma nova percepção sobre ela.

É importante lembrar neste momento que o conceito de realidade é relativo, e tem sido contestado inclusive por alguns cientistas. Esta dúvida ocorre em função de um ponto de vista que afirma que o que existe é apenas uma percepção da nossa realidade — percepção esta que obviamente varia de indivíduo para indivíduo. Essa ideia ainda é reforçada pelo fato de cada um de nós ser único, o que faz com que possamos perceber as coisas de maneira parecida aos demais, mas nunca de forma igual. Talvez o mais importante a ser compreendido é que atualmente os neurocientistas entendem que o cérebro foi feito para mudar.

Portanto, conhecer e usar conceitos baseados nestes estudos nos ajudarão a perceber a importância de aperfeiçoarmos nossos processos de aprendizagem, modelagem e a criação de novas estratégias que permitem alcançar nossos objetivos e resultados. O estudo da PNL que é fundamentado, como citamos, na neurociência, nos permite principalmente alcançar o tão almejado autoconhecimento e acima de tudo nosso bem-estar e felicidade. Conhecer os nossos processos cerebrais faz com que passemos a compreender melhor a estrutura e funcionamento de nossos filhos e alunos, melhorando consequentemente a qualidade da nossa relação com eles.

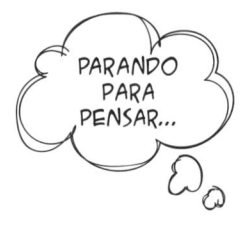

> PARANDO PARA PENSAR...
>
> *"Quando dizemos que o prazer é a essência de uma boa vida, não queremos dizer o prazer do extravagante ou o que depende da satisfação física, mas por prazer queremos dizer o estado em que o corpo se libertou da dor e a mente da ansiedade."*
>
> Epícuro – Filósofo grego (341 a.c.–270 a.c.).

2.2. A ORIGEM DO PENSAMENTO E A CONSTRUÇÃO DE NOSSA REALIDADE

Estudos demonstram que desde que nascemos, ainda como bebês, somos capazes de formar representações abstratas com um alto nível de sofisticação. Por incrível que pareça, nossos bebês já possuem uma noção de raciocínio científico, bem como de linguagens e comportamentos sociais. Essas noções serão responsáveis pela construção de seu repertório de intuições inatas que irão ajudá-los a estruturar o que aprenderão no futuro, em todas as áreas de suas vidas. É curioso notar que, quando nos referimos aos bebês ou crianças, falamos sempre em terceira pessoa, o que pressupõe uma visão equivocada de distância, ou seja, como se estivéssemos falando de algo que não somos ou fomos. Quebrar este paradigma e começar a remeter à criança que fomos, em primeira pessoa, nos ajudará a descobrir como pensávamos ou representávamos o mundo. Desde bebês, nosso comportamento é muito influenciado pelas pessoas com quem interagimos, mas às vezes não percebemos que isso ocorre. Essa influência é notada com mais clareza quando nos pegamos rindo o riso dos outros ou bocejando o bocejo dos outros.

Também conseguimos notar que muitas vezes outras pessoas passam a agir como nós durante uma conversa. Certamente o leitor já percebeu, por exemplo, que quando cruzamos as pernas ou coçamos a cabeça, quem está conversando conosco muitas vezes tende a fazer o mesmo. Esse comportamento ocorre desde a mais tenra idade, basta observar bebês imitando as expressões faciais dos adultos ou reproduzindo, instintivamente, caras e bocas. Esse mecanismo de percepção e ação que os bebês utilizam está relacionado a um sistema cerebral sustentado pela teoria dos chamados "neurônios espelhos". Este conceito explica reações como ficarmos com os olhos marejados ao ver alguém chorando em um filme ou sorrir quando alguém está sorrindo. Portanto, essa teoria apresenta explicações sobre os motivos que levam pessoas a agir de acordo com o que outras estão fazendo.

Cientistas perceberam que, quando observamos alguém fazendo algo, passamos a simular de maneira automática essa ação em nosso cérebro, como se nós mesmos estivéssemos fazendo a mesma coisa que estamos observando. Esse comportamento é explicado e detalhado através dessa teoria, que sustenta o fato de os neurônios-espelho estarem espalhados em partes particulares de nosso cérebro, como se fossem centros específicos usados para a linguagem, empatia ou dor. Esses neurônios também estariam presentes em nosso córtex pré-motor — responsável pela aprendizagem motora e pelos movimentos de precisão. Devido a isso, essas células são consideradas essenciais para o processo de aprendizagem das nossas atitudes e ações que podem estar relacionadas à maneira com que devemos andar, conversar ou dançar. Pesquisas também demonstram que são esses neurônios específicos que permitem que as pessoas executem determinadas atividades sem precisar pensar nelas, apenas acessando nosso banco de memórias.

Para ilustrar, basta lembrarmos que ao tomar banho, ou dirigir um carro, não ficamos pensando na sequência de ações que devemos fazer para usar a ducha e o sabão ou para mudar a marcha. Nestes casos, simplesmente fazemos o que tem que ser feito. A teoria dos neurônios-espelho foi estudada na Universidade de Parma, na Itália, pela equipe do neurocientista Giacomo Rizzolatti. Esta contribuição científica mudou a maneira que percebemos nosso cérebro e, consequentemente, a nós mesmos. Talvez o fato mais importante desta descoberta é que devido à essa capacidade podemos a partir de agora imaginar o que se passa na cabeça de outra pessoa, permitindo então que possamos nos colocar em seu lugar e passar a compreender as suas ações. Quando observamos uma pessoa chorar, por exemplo, os neurônios-espelho nos fazem recordar de situações em que choramos, passando automaticamente a simular a aflição vivida pela pessoa com quem estamos interagindo ou observando.

Portanto, a capacidade que temos de simular a perspectiva de outra pessoa é uma importante base para que também possamos compreender as emoções dos outros. A empatia gerada por essa compreensão é fundamental para o estabelecimento de nossas relações sociais. Além disso, o entendimento deste mecanismo neural estende nossa percepção sobre uma importante engrenagem-chave relacionada à grande parte de nossos problemas, que podem ser resumidos nas muitas vezes inadequadas "respostas automáticas" que carregamos dentro de nós. Quem nunca se comportou de maneira "automática" em uma situação inesperada? Normalmente fazemos isso quando não sabemos exatamente o que fazer diante de uma situação nova.

A partir de agora podemos compreender que o momento em que nos vemos impedidos de resolver determinada situação está diretamente relacionado à nossa incapacidade de inibir a "resposta automática" que já temos preparada dentro de nós. Compreender esta engrenagem também nos permite demonstrar que o desenvolvimento cognitivo não está relacionado simplesmente à mera aquisição de novas habilidades e conhecimentos. Então, para que possamos nos superar e atingir o que desejamos, resolvendo problemas de maneira assertiva, temos que aprender a inibir hábitos que nos impedem de expressar o que já sabemos.

Para entender com mais clareza as origens de nossos pensamentos e ações, assim como a maneira pela qual somos influenciados pelas respostas de nossos neurônios-espelho, temos que considerar a relação que nossos pensamentos têm com determinados tipos de ondas cerebrais. Lembramos que nosso cérebro é composto de bilhões de células chamadas de neurônios, as quais quando enviam sinais de uma só vez produzem uma enorme atividade elétrica, gerando impulsos elétricos sincronizados. Essa massa de neurônios que faz com que fiquem se comunicando uns com os outros produzem determinadas ondas cerebrais, que são as responsáveis por refletir nossos "estados mentais".

Os seres humanos experimentam diferentes estados mentais em diversos momentos do dia, sendo que normalmente um determinado estado se mostra predominante. Essas ondas cerebrais, que ocorrem em faixas de frequência específicas, representam na verdade um estado particular de nossa consciência e têm um papel importantíssimo durante nosso desenvolvimento mental (ao longo de nossa infância), assim como na manutenção de nossa saúde mental e vitalidade — em nossa fase adulta. As faixas de onda observadas nos seres humanos foram classificadas e batizadas como ondas beta, alfa, theta, delta e gama, que podem ser medidas em ciclos por segundo ou hertz (Hz). Para realizar estas medidas usamos aparelhos específicos, como o eletroencefalograma (EEG), capaz de monitorar mudanças nas frequências e padrões dessas ondas cerebrais. Ondas essas que representam nosso estado de consciência e é por isso que elas mudam de frequência sempre que nosso estado se modifica. Assim, irão sempre se alterar quando entrarmos em um estado de vigília, quando estivermos concentrados, relaxados, meditando, ou em qualquer outra situação como estas. Dada a importância deste conceito, iremos então conhecer, de uma maneira resumida, as principais características destas nossas ondas cerebrais.

Podemos começar com as ondas beta, que são as mais rápidas, atingindo as frequências de 13 a 30 Hz, relacionadas diretamente aos estados de atenção, concentração e cognição. Esta onda representa o padrão típico de nosso estado de alerta, no qual predominam a lógica e o raciocínio lógico, permitindo nestes momentos que possamos desenvolver plenamente nossa capacidade de resolver problemas ou de nos concentrarmos. Este é o momento no qual nossa mente está ativamente engajada em atividades mentais que são importantes para nosso funcionamento eficaz na vida diária. Mesmo sendo importantes, se passarmos muito tempo de nossas vidas neste estado, podemos desenvolver ansiedade, estresse ou inquietação. Então temos que ficar atentos aos nossos hábitos.

As ondas alfa são mais lentas que as beta, atingem a frequência de 7 a 13Hz, e estão associadas a um estado altamente relaxado de consciência, visualização e meditação. Desta forma, experimentamos maior tranquilidade, o que pode ser facilmente observado durante os estados meditativos mais comuns, com nossos olhos fechados. É daqui que vem a expressão "entrar em alfa", atribuída a momentos de relaxamento profundo. Este é um estado ideal para programarmos nossas mentes rumo ao encontro de nossos objetivos, possibilitando também ampliar nossa imaginação, memória, concentração e aprendizagem. Nessa frequência podemos reduzir nosso estresse, nos permitindo concentrar na aprendizagem e na melhora de nosso desempenho. É interessante observar que durante a nossa infância vivemos muito mais momentos em estado alfa do que na fase adulta. As ondas alfa também são consideradas as portas de entrada para o nosso subconsciente.

Em seguida temos as ondas theta, que atingem valores de frequência de 3 a 7Hz, também relacionadas a um estado meditativo, porém mais profundo. As ondas theta também se relacionam com os processos de intuição, criatividade e memória. Estão associadas, portanto, a um estado de grande capacidade de reminiscência, criatividade, visualização, inspiração e conceptualização holística, que pode ser observado enquanto dormimos, durante o estado de sonho MRO (movimento rápido dos olhos) ou REM (*rapid eye movement*). Portanto, essas ondas pertencem ao reino de nosso subconsciente, e só conseguimos experimentar este estado em momentos breves e específicos, como após acordar de um sono profundo, por exemplo. Estar no estado theta pode proporcionar um sentimento de profunda conexão espiritual e unidade com o universo, fazendo com que este seja um estado muito almejado por diversas técnicas de meditação profunda. Práticas de yoga ou meditação são potenciais relaxantes porque acabam induzindo a mente a entrar em um estado que permite gerar ondas theta.

Agora, falaremos das ondas delta, que são as mais lentas dos quatro padrões principais, variando entre as frequências de 1 a 3Hz. Elas estão associadas ao sono profundo, quando não sonhamos, e ao transe profundo. Representam o domínio do subconsciente, onde a informação recebida está indisponível no nível consciente. Estados mentais que se encontram nas ondas delta têm sido, há muito tempo, associados à cura pelo fato de o sono profundo ser um importante componente dos mecanismos de regeneração e autocura de nosso organismo. Essa onda cerebral é dominante nas crianças desde o nascimento até os dois anos, e nos adultos normalmente é atingida somente através de um sono profundo.

Por fim, existem as ondas gama, que foram recentemente descobertas e são muito rápidas, variando acima da frequência de 40Hz. Investigações iniciais indicam que as ondas gama estão associadas às rajadas de discernimentos, que chamamos de insights, e a um alto nível de processamento de informações. Existem especulações que acreditam ser esta onda a responsável por proporcionar um estado de harmonização, capaz de reunir todas as formas de pensamento do cérebro para um estado sincronizado, gerando uma sensação ampla de compaixão, amor ao próximo, consciência espiritual, autocontrole e felicidade. Foram realizados experimentos com monges tibetanos budistas que demonstraram a correlação entre estados mentais transcendentes e as ondas gama. Após os monges terem sido convidados a gerar um sentimento de compaixão, foi constatado que suas atividades cerebrais atingiram a frequência gama de forma rítmica e coerente.

Podemos então concluir, através deste breve resumo, que o pensamento é composto de frequências de ondas que acabam influenciando a sintonia presente entre duas pessoas, afetando também a maneira que uma receberá o pensamento da outra. Esta sintonia pode se dar através de ligações como vínculos familiares, afetivos, empresariais ou mesmo por meio de um vínculo desenvolvido do sofrimento ou de enfermidades. A boa notícia é que é possível alterarmos nossos padrões de ondas cerebrais objetivando alcançar outros níveis de consciência. Como exemplo, podemos citar um momento de insônia motivado pelo estresse. Neste momento, se quisermos dormir, basta sincronizar nossas ondas cerebrais à uma frequência que nos permita dormir, ouvindo uma música, por exemplo. Convém ressaltar que, apesar deste último exemplo, não precisamos apenas de estímulos externos para realizarmos essas mudanças de estado, uma vez que podemos meditar, o que nos leva a alcançar estados de calma e relaxamento — como os representados pelo estado alfa.

Independentemente da explicação científica de como nossos estados podem ser alterados, influenciando diretamente nossa maneira de pensar, é importante entendermos que o nosso cérebro também tem a capacidade de modificar a sua estrutura e função, motivado por experiências anteriores ou mudanças de estado. Esta capacidade pode nos levar a um processo de aprendizado, revelando assim o enorme potencial que temos de nos transformar. Aprendemos anteriormente que todo pensamento cria uma conexão neural. Dessa forma, se você tem sempre o mesmo tipo de pensamento, a conexão neural associada a ele vai se fortalecendo com o tempo, te deixando ligado a um determinado tipo de comportamento. Paralelamente, esse comportamento vai gerar uma reação emocional, que também fará com que o seu cérebro crie uma conexão neural específica para essa forma típica de agir, que está sendo suportada pelo seu pensamento repetitivo. Isso nos leva a constatar, por outro lado, que, se não tivermos determinado pensamento ou se raramente pensarmos em algo, não derivaremos, portanto, nenhum tipo de comportamento, nem apegos emocionais, porque tais conexões neurais definharão por falta de uso. É dessa forma que, consciente ou inconscientemente, as nossas redes neurais vão se formando, instituindo assim o nosso padrão mental. Estas conexões podem trabalhar contra ou a favor, para o bem ou para o mal, dependendo se o tipo de processamento da informação for positivo ou negativo.

Todos nós já percebemos que alguns momentos de nossas vidas podem nos levar a desenvolver os chamados "pensamentos negativos", conhecidos na psicologia como distorções cognitivas, que são basicamente interpretações equivocadas sobre o que acontece ao nosso redor, gerando múltiplas consequências negativas. Um exemplo pode ser dado observando pessoas que sofrem de depressão, as quais normalmente têm uma visão da realidade altamente influenciada pelas distorções cognitivas. Por isso é importante sabermos detectá-las e analisá-las, para que possamos ajudar a pessoa a desenvolver uma atitude mais realista e, sobretudo, positiva, relacionada à realidade que ela está experimentando. Devemos nos atentar ao fato de que esse tipo de pensamento negativo, se prolongado por muito tempo, pode se enraizar resultando em padrões mentais que levam o indivíduo a desenvolver muitos obstáculos ao seu equilíbrio emocional, consequentemente, deixando-o infeliz — e afetando as pessoas com quem convive. Quando começamos a estudar a maneira pela qual construímos nossa realidade, inevitavelmente acabamos fazendo algumas perguntas comuns, por exemplo: Como podemos definir a realidade? Qual é a realidade do mundo que nos cerca? Podemos conhecer essa realidade? Como? Para responder essas questões, podemos recorrer, por exemplo, a duas abordagens específicas: a científica e a psicanalítica.

Sob o ponto de vista científico, existe o pressuposto de que o mundo existe independentemente de nós, seres humanos, ou seja, segundo a ciência podemos admitir que, mesmo que o homem desapareça da face da Terra, ela continuará a existir. Partindo deste princípio, podemos dizer que as características do planeta em que vivemos ou mesmo do universo como um todo independem totalmente de nós as conhecermos ou não. Por outro lado, tudo o que o ser humano pode dizer sobre o mundo, todas as características e conceitos que podemos perceber e descrever, dependem de nós. Portanto, o que podemos dizer do mundo depende na verdade do nosso próprio aparato biológico, aliado ao quão bem-sucedido é o nosso discurso sobre o que observamos. Segundo a ciência, o ser humano utiliza a racionalidade como um método de superar suas diferenças individuais através de aspectos-chave, tais como o uso da lógica dedutiva. Contudo, o uso de métodos científicos para tentar definir aspectos de nossa realidade acabam, na prática, não correspondendo ao que acontece, pois é fácil compreender que não há apenas uma única maneira de organizar a experiência e todas as observações coletadas. Qualquer atividade humana é influenciada por nossos valores, a todo instante. Então, isso também ocorre com os cientistas, os quais, influenciados por seus valores, acabam escolhendo diferentes teorias, ou campos de pesquisa, mais adequados ao seu momento.

Sob o ponto de vista psicanalítico, podemos pensar em nosso mundo como um grande desconhecido que contém uma fonte inesgotável de dados que precisam, de algum modo, serem apropriados e apreendidos. Como nossa sociedade também é composta por diversas categorias de seres humanos (sob o ponto de vista biológico, de percepção e cultural), a percepção da realidade que todos têm acaba sendo "contaminada" por essas categorias, que agrupam características específicas de um determinado contexto social. Então, a percepção do mundo também acaba sendo construída através de nossas teorias pessoais, de nosso aparelho psíquico e das nossas visões particulares. Acredito não ser surpresa para ninguém o fato de não ser possível encontrar nenhuma pessoa sequer que tenha a mesma percepção de mundo que você, leitor, possui. Isso ocorre porque evidentemente ninguém viveu como você, ninguém passou pelas mesmas experiências que você, pelos seus momentos de conquista e de derrota.

Essa experiência de vida única fez com que você passasse a acreditar em "coisas", vendo tudo que o cerca de uma maneira muito particular. Chegamos agora a um ponto importante, relacionado ao que nos leva a estudar as origens de nosso pensamento e a construção de nossa realidade. Considerando que nossa visão de mundo é muito particular, concluímos então que não seria prudente acreditar em tudo que pensamos, ou seja, apesar de determinado pensamento estar surgindo em nossa mente, não temos necessariamente que acreditar nele só porque está se manifestando. Reconhecer nossos pensamentos negativos é um primeiro passo para substituí-los por outros pensamentos que estão de acordo com nossos objetivos e valores. Devemos ter sempre em mente que nossos pensamentos são poderosos e que podem tanto promover quanto destruir nossa saúde mental, afetando assim nossa capacidade de lidar com a vida e alcançar a felicidade.

FATOS INTERESSANTES!

A BBC News Brasil publicou uma interessante reportagem no dia 5 de fevereiro de 2018[4], que relata como o estado emocional afeta nosso comportamento diante do sofrimento alheio. De uma maneira resumida, o artigo diz que, quando uma pessoa vê a outra sofrer, muitas vezes ela se coloca em seu lugar, sentindo empatia. Esse comportamento se explica porque a parte de nosso cérebro ligada à dor é ativada. Contudo, dependendo de nosso estado emocional, o nível de empatia que sentimos pelo outro pode ser impactado. Em outras palavras, a forma pela qual nosso cérebro reage perante a dor do outro pode ser afetada, por exemplo, pelo nosso bom ou mau humor. Nosso humor influencia muito nosso comportamento, de diversas maneiras. Podemos perceber que, quando alguém está abatido ou triste, esse sentimento pode "contaminar" outras pessoas ao seu redor. Dessa forma, quando nos sentimos mal, a capacidade que temos de ajudar outras pessoas pode ser seriamente debilitada. Por outro lado, quando estamos de bom humor, parece que conseguimos nos blindar da influência do mau humor alheio, como se este fosse um mecanismo de proteção contra esse tipo de ferimento.

A pesquisadora Emilie Qiao-Tasserit, da Universidade de Genebra, na Suíça, conduziu uma pesquisa para entender de que forma as emoções que sentimos podem influenciar na maneira como reagimos ao ver outra pessoa sofrer. Seus estudos comprovaram que, quando estamos vivendo momentos de emoções negativas, reprimimos a capacidade de nosso cérebro de ser sensível a dor dos outros. Portanto, esta descoberta mostra que nossas emoções, de fato, podem mudar o estado de nosso cérebro e, consequentemente, modificar a forma como reagimos a alguém. Olga Klimecki, também da Universidade de Genebra, fez um estudo em 2016 que comprovou que a falta de empatia causa agressividade. O estudo envolveu voluntários que fizeram testes de personalidades antes de se submeterem ao experimento. Depois foram colocados em situações injustas, onde tiveram a oportunidade de punir ou perdoar seus concorrentes. A pesquisadora descobriu que aqueles que eram mais solidários reagiram com um comportamento menos punitivo. Esse trabalho foi importante porque demonstrou que é possível cultivar um comportamento solidário e que sentimentos que incentivam a compaixão podem ser treinados. Além de evidenciar que pensar de uma forma mais positiva pode nos ajudar a entender as necessidades dos outros.

2.3. EXCELÊNCIA HUMANA: UM NOVO DESPERTAR

Atualmente, a rapidez com que as coisas acontecem e a complexidade com que o mundo se apresenta têm estado em evidência, representando uma constante ameaça ao nosso futuro, pois nossas referências, principalmente as sociais, estão cada vez mais descontinuadas. Por isso, de uma maneira muitas vezes natural, o ser humano está em uma constante busca por novas orientações e significados nos mais variados aspectos. Vivemos um momento onde há o aumento do interesse pelo autodesenvolvimento e autoconhecimento, necessários para mantermos nosso equilíbrio sobre as diversas áreas que regem nossas vidas. Isso ocorre ao percebermos que cada vez mais situações com as quais temos que lidar vem ameaçando nossa felicidade pessoal, gerando muito desconforto. Mais do que nunca, queremos estar rodeados por pessoas que demonstrem excelência humana, para que sirvam de objeto de inspiração e modelos a serem seguidos.

A felicidade passou a ser priorizada por muitos, pois sabemos que pessoas felizes consigo mesmas e com as outras ao seu redor são aquelas que estão em melhores condições para prestar bons serviços. A busca de um novo caminho, de um novo despertar, é o desejo de todos aqueles que estão mais conscientes daquilo que é verdadeiramente importante, os que querem transformar seu potencial em realizações positivas. Por isso, as organizações vêm buscando, há tempos, colaboradores que possuem o que chamam de lucidez individual e coletiva, pois é este perfil que faz com que as empresas evoluam rapidamente. Vivemos uma era de mudanças de paradigmas, na qual a antiga expressão popular "errar é humano" vem sendo substituída por "acertar é humano", considerando a percepção cada vez maior de que todos nós somos os responsáveis diretos de nossa própria realidade e felicidade.

Esse sopro de esperança que vem agindo mais notadamente no cenário corporativo é um dos objetivos deste livro, ampliado agora para os principais atores das áreas da educação formal e informal, ou seja, entre pais, professores, filhos e alunos. Modelos de excelência são um tema que permeia a programação neurolinguística, pois muitas estratégias e ferramentas são orientadas a criar, no futuro, mudanças positivas em todas as áreas de nossas vidas. É por isso que a PNL tem sido conhecida como a ciência da excelência humana. Quando não conseguimos atingir nossos objetivos ou resultados, tanto ao educarmos nossos filhos quanto em salas de aula com nossos alunos, é comum nos sentirmos tristes, deprimidos e frustrados, o que nos faz questionar nossas capacidades. O que há de errado comigo? Por que não consigo fazer isso ou aquilo?

Na tentativa de responder a essas e outras perguntas, muitos se apoiam em impedimentos imaginários, tais como: "se meu país oferecesse mais oportunidades na minha área", "se eu tivesse feito faculdade", "se eu tivesse um curso de especialização", "se eu tivesse dinheiro meu filho não estaria estudando nesta escola", entre tantos outros. A realidade é que enquanto uns culpam o sistema, ou qualquer outra coisa pelos seus fracassos, outros em iguais condições ou mesmo vivendo em situações de maior adversidade, prosperam, resolvem seus problemas e atingem seus objetivos. A grande verdade é que as pessoas podem ser o que elas puderem imaginar, sem limites, criando assim sua própria excelência.

Ao longo deste livro pretendemos passar para os leitores que o uso de técnicas da PNL pode proporcionar um aumento efetivo de nossas escolhas, evitando que nossas ações sejam dirigidas por experiências passadas, que podem ser expressas em palavras, como "é assim que eu sempre fiz, portanto, é assim que deve ser feito". Perceberemos ainda que as ferramentas propostas ou as habilidades que podem ser desenvolvidas têm a capacidade de mudar qualquer coisa em nossas vidas sem refletir em quem somos, ou seja, na nossa essência. Os dias em que ficávamos presos em uma espiral de comportamento, repleta de reações repetidas, ineficazes e entediantes, que nos levavam sempre para baixo podem estar prestes a acabar. Mas devemos observar que a responsabilidade pela mudança é sempre nossa e, para isso, precisamos estar abertos a ela. Perceba, não estamos sugerindo neste momento que você se prepare para ser perfeito, pois, mesmo que isso fosse possível, colocaria uma pressão pouco realista sobre nós mesmos. Desejamos que o leitor apenas preste mais atenção em como gerenciar seus pensamentos e emoções, tornando-se líder de si mesmo, aumentando, portanto, seu desempenho, sua performance e a qualidade dos seus relacionamentos com as pessoas com quem convive.

CAPÍTULO 3

DESMISTIFICANDO A PROGRAMAÇÃO NEUROLINGUÍSTICA (PNL)

OBJETIVO DESTE CAPÍTULO

Apresentar conceitos e motivações para o estudo da PNL, enfatizando seus principais recursos e estratégias. Entender seus pilares, pressupostos e conceitos é fundamental para compreendermos como poderão ser aplicados.

3.1. ORIGENS E MOTIVAÇÕES INICIAIS

No começo da década de 1970, um estudante de ciências da informação e matemática da Universidade de Santa Cruz chamado Richard Wayne Bandler (Figura 3.1) decidiu estudar psicologia — motivado por um amigo da família que conhecia vários terapeutas inovadores daquele período. Durante seus estudos, Bandler se interessou particularmente por estratégias comportamentais, motivado por percepções bem interessantes. Naquela época, os pesquisadores ficaram curiosos em saber se poderia haver algum padrão de comportamento comum entre as pessoas bem-sucedidas, independentemente de sua área de atuação. Eles começaram a se perguntar: O que estas pessoas fizeram para alcançar resultados extraordinários? Existe, de fato, um padrão de comportamento entre elas? E o mais importante: Será que, se nos comportarmos como elas, também seremos bem-sucedidos?

O interesse por este estudo em particular originou um conceito importante na programação neurolinguística, conhecido como "modelagem", que será abordado mais à frente. No início, nas noites de terça-feira, Bandler conduzia um grupo de estudos que chamou de "treinamento terapêutico", que se reunia dentro da universidade. Estes estudos se baseavam na terapia Gestalt, que é um modelo psicoterápico que enfatiza a responsabilidade sobre si mesmo e na experiência individual do momento atual. A Gestalt foi desenvolvida entre as décadas de 1940 e 1950 através da contribuição de teóricos como Laura Peris, Fritz Perls e Paul Goodman, que concentravam seus estudos na autorregulação e no ajustamento criativo do indivíduo. Uma das características das reuniões de treinamento terapêutico conduzidas por Bandler era o uso da linguagem como um fator decisivo de mudança e transformação.

Além da Gestalt, também usavam como base estudos técnicos complementares, como a hipnoterapia e a terapia familiar sistêmica. Em um determinado momento, estas reuniões começaram a chamar a atenção do corpo docente e da direção da universidade, que não demorou para determinar que todos estes encontros promovidos por Bandler fossem acompanhados por um dos professores. O professor convidado para acompanhar as reuniões foi o linguista John Thomas Grinder (Figura 3.2), graduado em psicologia com um interesse específico por estudos que revelavam a gramática oculta dos pensamentos e ações.

O professor Grinder possuía um diferencial interessante, pois desenvolveu uma capacidade muito grande em aprender idiomas, inclusive adquirindo sotaques e assimilando os comportamentos das pessoas que observava. Estas habilidades foram desenvolvidas e utilizadas nas forças especiais do exército americano quando ele serviu como boina verde nos serviços de inteligência americana em operação na Europa, na década de 1960. Como ele tinha a expertise do serviço secreto, e falava vários idiomas, foi designado para fazer viagens disfarçado pelo mundo, pois era muito hábil em observar detalhes do comportamento das pessoas, imitando-as com perfeição.

O encontro entre Bandler e Grinder foi providencial por causa de sua afinidade de interesses. A partir de então, iniciaram uma série de pesquisas que combinavam aspectos da computação, da linguística e da modelagem de comportamentos não verbais. Pretendiam com isso definir uma linguagem que fosse capaz de mudar o comportamento das pessoas, levando-as a atingirem seus resultados. O professor Grinder também passou a conduzir uma outra reunião, só que nas noites de quinta-feira. Nestes dias ele usava, principalmente, modelos verbais e não verbais propostos por Fritz Perls — observados durante as reuniões de Bandler. Considerando os resultados obtidos durante estes estudos, o professor Grinder um dia disse a Bandler que todas as observações e técnicas utilizadas nos encontros poderiam ser explicadas por meio da linguística.

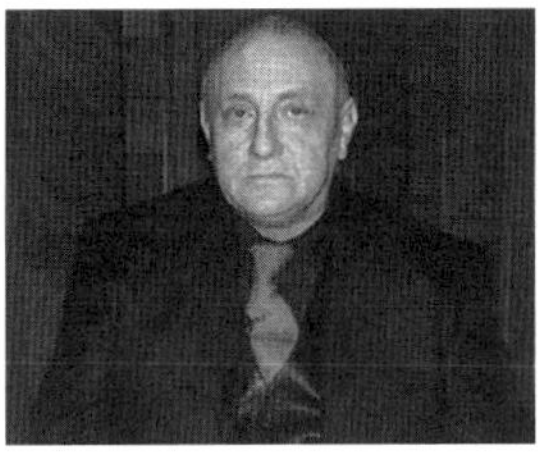

FIGURA 3.1: Richard Bandler (1950).[1]

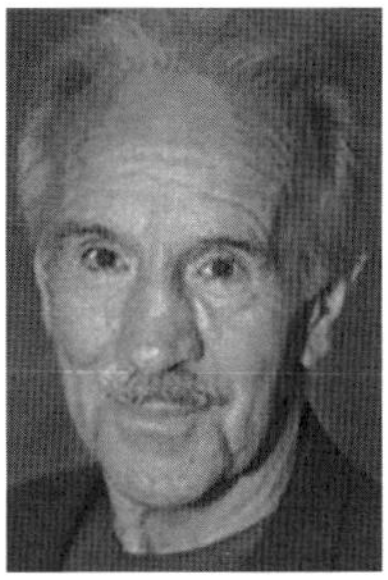

FIGURA 3.2: John Grinder (1940).[2]

Eles ficaram fascinados pela forma com que as pessoas conseguiam criar condições para enfrentar situações muito difíceis. Motivados pelo sucesso obtido durante seus estudos, Grinder e Bandler passaram então a estudar o trabalho de alguns personagens que mais tarde se tornariam importantes para a constituição do que futuramente seria conhecido como programação neurolinguística.

Uma das pessoas estudadas foi Virgínia Satir (Figura 3.3), uma notável psicoterapeuta norte-americana conhecida principalmente pela sua abordagem de terapia familiar e constelações sistêmicas. Uma das ideias mais inovadoras de Satir era que a questão que se apresentava durante suas terapias raramente era o problema real, mas sim a forma como as pessoas lidavam com o que elas chamavam de problema. Outro trabalho estudado por Grinder e Bandler foi o do biólogo, filósofo e antropólogo inglês Gregory Bateson, cujos trabalhos na teoria das comunicações forneceram suportes técnicos para a programação neurolinguística enquanto disciplina.

Também foi Bateson que apresentou Grinder e Bandler para seu amigo Milton Hyland Erickson, um psiquiatra americano especializado em terapia familiar sistêmica, reconhecido como uma das maiores autoridades mundiais em técnicas de hipnose aplicadas à psicoterapia. As técnicas criadas e utilizadas por Erickson serviram de base para muitos procedimentos e estilos hipnóticos utilizados atualmente, e inspiraram técnicas e princípios usados pela PNL.

Durante seus estudos, Bandler e Grinder observaram pessoas com diversos tipos de dificuldade, principalmente as que apresentavam alguma fobia ou medo. Nestes casos, perceberam uma coisa curiosa: todas as pessoas que apresentaram algum tipo de fobia, pensavam nos seus medos como se estivessem vivendo-o no presente, ou seja, no exato momento em que estavam sendo consultadas. Já as pessoas que haviam se livrado de seus medos, pensavam nesta experiência como se tivesse acontecido com outra pessoa, ou seja, como se estivessem observando isso acontecer com alguém.

---

1 Fonte: https://commons.wikimedia.org/wiki/File:Richard_Bandler_(2009).jpg
2 Fonte: <https://www.pinterest.ca/pin/460774605597881893/

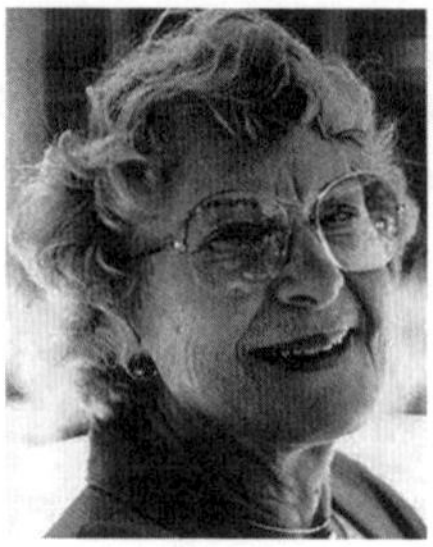

Figura 3.3: Virgínia Satir (1916-1988).[3]

Estes comportamentos fizeram com que Bandler e Grinder percebessem que a maneira com a qual as pessoas pensam a respeito de determinada coisa está diretamente relacionada com a forma que elas vão vivenciá-la. A partir daí, passaram a orientar as pessoas a tratarem seus medos e dificuldades como se estivessem observando de fora, ou seja, como se fossem espectadores observando o que acontece com sua vida. Essa estratégia permitiu que emoções e sentimentos negativos ou sabotadores diminuíssem sensivelmente. Descobriram com isso que a maneira pela qual encaramos nossos medos influencia diretamente na forma como podemos eliminá-los.

Outro importante conceito estudado nesta época foi o do sistema de crenças, que será mais bem explorado no capítulo 3. De uma maneira resumida, crenças são aquilo em que acreditamos, que nem imaginamos que acreditamos, mas que estão lá, influenciando diretamente nossa tomada de decisões. São, portanto, úteis para nos ajudar a realizar tarefas ou para definir a maneira pela qual vemos as coisas a nossa volta. Essas crenças nos dão poder para agir ou reagir (crenças possibilitadoras) ou para ficarmos completamente inertes em relação a algo (crenças limitadoras). O que começou a chamar muito a atenção nos trabalhos de Bandler e Grinder foi a forma como eles desmistificavam e desmontavam certos paradigmas que estavam relacionados ao funcionamento do cérebro humano.

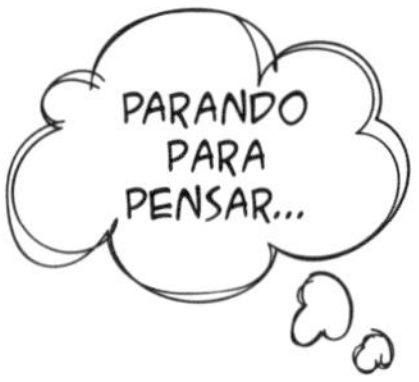

> PARANDO PARA PENSAR...
>
> *"Se quisermos alcançar resultados nunca antes alcançados, devemos empregar métodos nunca antes testados."*
>
> Francis Bacon – Político, filósofo e cientista inglês (1551–1626).

No primeiro livro escrito pela dupla, intitulado *A estrutura da magia*, foram apresentadas as primeiras ideias de que toda experiência humana tem uma estrutura associada, sendo, portanto, passível de ser aprendida. É por isso que diziam neste livro que as pessoas que fazem coisas extraordinárias, parecendo que possuem uma força mágica, podem ter seu comportamento estudado e

---

3 Fonte: https://commons.wikimedia.org/wiki/File:VirginiaSatir.jpg

estruturado de forma que possam ser, consequentemente, copiados por meio de um processo chamado de modelagem. Todos estes estudos foram aprimorados ao longo dos anos, traduzidos mais tarde nos modelos e sistemas do que hoje é conhecido como PNL ou programação neurolinguística.

3.2. PILARES DE SUSTENTAÇÃO

A PNL se baseia em alguns pilares de sustentação que são fáceis de serem compreendidos e que, conforme o nome sugere, sustentam tudo o que nela foi construído. São divididos da seguinte maneira: você, pressuposições, rapport, resultado, resposta e flexibilidade. Vamos então, de forma resumida, apresentar o que eles representam.

Primeiro Pilar: Você

Este pilar está associado ao fato de que tudo parte de você, pois para a PNL "você" é a parte mais importante de qualquer cenário em que esteja inserido, sendo o único responsável pelo seu sucesso. Este pilar se relaciona a seu estado emocional, seus níveis de habilidade e capacidades, mas, sobretudo, sua congruência, ou seja, o que é falado e o que é pensado tem que estar em sintonia.

Segundo Pilar: Pressuposições

As pressuposições, pressupostos ou princípios da programação neurolinguística se relacionam às crenças e ideias que consideramos certas, ou seja, sobre as quais agimos.

Terceiro Pilar: Rapport

A palavra de origem francesa, rapport, está relacionada à qualidade dos seus relacionamentos, considerando como eles são construídos. Basicamente é o estudo da capacidade que temos de entrar no mundo dos outros, o que representa a essência da comunicação bem-sucedida.

Quarto Pilar: Resultado

Resultado, neste caso, se refere ao fato de que devemos começar a pensar no que queremos em vez de nos prendermos em um molde de pensamentos negativos. É, basicamente, você saber o que quer. Os princípios de uma abordagem positiva podem ajudá-lo a tomar melhores decisões e fazer melhores escolhas. Então, devemos conhecer nossa situação atual e a situação desejada, para só assim planejarmos uma estratégia correta.

Quinto Pilar: Resposta

Resposta ou feedback está relacionada com o fato de ser necessário saber se estamos conseguindo o que verdadeiramente queremos. À medida que estabelecemos estratégias para seguir determinado caminho rumo aos nossos objetivos, precisamos estar atentos a padrões de críticas e elogios, desenvolvendo dessa maneira a habilidade de avaliarmos nossos próprios resultados. Isso nos leva a saber se estamos indo na direção correta ou se será necessário recuar e rever nossas estratégias.

Sexto Pilar: Flexibilidade

Esse pilar se baseia na premissa de que, caso não esteja atingindo seus objetivos, você deve simplesmente mudar de estratégia. Mude o seu estado emocional, seu estilo de comunicação e perspectivas. Portanto, se o que estiver fazendo não estiver funcionando, faça algo diferente, pois sendo flexível podemos encontrar novas saídas para os problemas que enfrentamos e nos redirecionar para o caminho correto novamente.

3.3. O IMPORTANTE CONCEITO DE MODELAGEM

Conforme citado anteriormente, no resumo histórico das motivações iniciais da programação neurolinguística, tudo começou com o estudo e observação de modelos sobre a comunicação e o comportamento de pessoas bem-sucedidas. Neste cenário, a chamada "modelagem" é um ponto central muito importante da PNL. A modelagem parte do princípio de que comportamentos e pensamentos observados em algumas pessoas, em situações específicas, podem ser utilizados por outras para a obtenção dos mesmos resultados. Portanto, a modelagem de comportamento envolve a observação e a identificação de procedimentos bem-sucedidos, que são a base de algum desempenho excepcional específico, com o propósito de criar um modelo do comportamento observado, que pode ser usado por qualquer pessoa que deseje ter algum aspecto deste desempenho, desde que se sinta motivada a fazer isso, é claro.

A programação neurolinguística estudou vários procedimentos de modelagem que envolvem a descoberta de padrões cerebrais (neuro), padrões de linguagem (linguística) e também padrões de comunicação não verbal. Após os resultados destas análises, estratégias foram estabelecidas através de programas (programação), executados passo a passo para que seja possível transferir habilidades específicas entre pessoas. Como exemplo, podemos citar um estudo realizado por Edward Twitchell Hall, um antropólogo americano e pesquisador cultural, autor do livro *The Silent Language*, que analisa o modo pelo qual as pessoas falam umas com as outras sem o recurso da palavra.

Neste estudo, foram feitos filmes de 16mm, em preto e branco, de esquiadores experientes, esquiando nos alpes suíços. Depois, esses filmes foram estudados quadro a quadro pelos pesquisadores, dividindo os movimentos dos esquiadores em movimentos isolados. Perceberam, então, que todos os esquiadores usavam os mesmos movimentos que foram isolados, embora com estilos diferentes. Posteriormente, esses movimentos foram ensinados a esquiadores novatos, melhorando seu desempenho imediatamente.

Outro exemplo que podemos citar foi uma experiência pela qual passou Anthony Robbins, um grande estrategista, escritor e palestrante motivacional americano, que conta em seu livro *Poder sem limites* o dia em que foi apresentado a um general americano com a promessa de que poderia encurtar pela metade e melhorar qualquer programa de treinamento do exército. Então, acabou sendo contratado para ensinar os soldados a modelar com eficácia, com a condição de só ser pago se o exército obtivesse os resultados prometidos. Durante o treinamento, Robbins descobriu quais crenças-chave eram compartilhadas pelos melhores atiradores do mundo, e depois comparou-as com os soldados que não atiravam com tanta eficiência. A descoberta dessas crenças permitiu, portanto, saber quais eram as estratégias e a sintaxe mental comum entre os melhores atiradores, possibilitando copiá-las e ensiná-las para os atiradores menos eficientes. Segundo ele, depois de um dia e meio de treinamento, os soldados que foram submetidos às novas estratégias foram testados, e todos foram qualificados.

Como podemos observar, as ferramentas oferecidas pela programação neurolinguística relacionadas à modelagem nos ajudam a identificar, através da observação da linguagem e do comportamento das pessoas, padrões que podem ser reproduzidos. É importante ressaltar que o objetivo maior não é obtermos uma descrição certa ou errada do processo de pensamento da pessoa observada, mas desenvolver um mapa instrumental que permite a aplicação das estratégias que queremos modelar. Sendo assim, a precisão ou veracidade do mapa instrumental é menos importante do que a sua utilidade. Também temos que lembrar que mudar o próprio comportamento exige conhecimento, autoconhecimento, muita prática e dedicação. Outro detalhe é que durante este processo precisamos também mudar nossas referências e os parâmetros que usamos para tomar decisões comportamentais. Além de entender e moldar o comportamento, a modelagem também modela nossas crenças, ou seja, considera o porquê a pessoa faz o que faz, o que é tão importante quanto observar suas estratégias externas e de pensamento.

Então, de uma maneira bem resumida, a PNL prega que você deve encontrar alguém que já esteja obtendo os resultados que você deseja, aprender o que a pessoa fez para conseguir este resultado e, basicamente, fazer a mesma coisa, como se estivéssemos reproduzindo uma receita de um prato criado por um aclamado chef de cozinha. Um aspecto importante que deve ser observado é que devemos tomar cuidado ao buscar por padrões de excelência ou por pessoas que poderiam nos servir de modelo. Essa preocupação é pertinente, pois se pararmos para pensar todo mundo está sempre pronto para dar uma opinião, mesmo sobre assuntos que desconhecem completamente, basta observarmos esse comportamento em nossas redes sociais. Na prática, a maior parte das pessoas vive aceitando opiniões de quem está em uma situação igual ou até pior do que a sua. É por esta razão óbvia que devemos aceitar conselhos apenas de vencedores, afinal, quem é que compraria um livro de dieta com a foto de um médico obeso na capa? Para quem é pai, mãe ou professor(a) isso não deixa de ser algo natural, pois muitas vezes, mesmo inconscientemente, buscamos nossas referências em outros pais e professores, observando suas atitudes e os pontos de vista que mais admiramos e consideramos essenciais.

3.4. CONSIDERAÇÕES COMPLEMENTARES SOBRE A MODELAGEM

Podemos adquirir novas habilidades de diversas maneiras, como através da leitura de um livro, assistindo um treinamento em um vídeo, frequentando cursos presenciais ou através de nosso esforço pessoal e solitário. Mesmo tendo um resultado eficaz, estes métodos têm um inconveniente em comum: demandam tempo. O tempo nestes casos é necessário uma vez que devemos assimilar bem o material, experimentar os conceitos na prática e incorporar, no final, a habilidade adquirida em nosso jeito de agir. Considerando essa demanda de tempo, encontramos outra importante contribuição da PNL, porque através dela conseguimos acelerar o desenvolvimento de novas habilidades por meio de recursos específicos como a modelagem. Um aspecto preliminar a ser entendido se relaciona à maneira que devemos seguir determinadas instruções, principalmente considerando as recomendações oferecidas pela PNL. Todos nós somos capazes de seguir instruções, como, por exemplo, quando decidimos usar um livro de receita para fazer um bolo. Este livro de receitas representa, essencialmente, uma lista de instruções através das quais, uma vez seguidas à risca, conseguimos alcançar o resultado que queremos, mesmo sem compreender claramente algumas partes do processo envolvido.

Seguindo este mesmo raciocínio, verificamos que sempre estamos usando em nosso cotidiano diversas tecnologias que não compreendemos, como, por exemplo, os efeitos resultantes do uso de antibióticos ou a tecnologia utilizada pelos nossos celulares. Ressaltamos esta questão porque os procedimentos propostos pela PNL requerem uma compreensão muito mais ampla sobre como as coisas funcionam para serem seguidos. Esta compreensão abrangente é necessária para que possamos adaptar o que a PNL nos sugere para situações únicas que estamos vivendo, o que seria simplesmente impossível seguindo apenas o que deve ser feito. Conhecer a metodologia que está por detrás dos procedimentos também permite adaptar as técnicas para situações diferentes das usadas normalmente. Outro aspecto que não podemos deixar de lembrar é que a modelagem envolve querer resolver um problema, ou seja, queremos modelar alguém porque desejamos responder a uma questão ou mesmo descobrir algo novo. Portanto, devemos ficar atentos e verificar se seus propósitos com a modelagem estão claros e são legítimos.

Ela pode ser dividida em três etapas básicas que se adequam a qualquer tipo de comportamento. A primeira etapa é a observação do modelo de comportamento que pretendemos replicar, que define a habilidade desejada bem como o contexto sob o qual ela ocorre. É o momento em que nos concentramos naquilo que o outro está fazendo, observando principalmente seu comportamento e fisiologia. Também observamos neste momento como é que nosso modelo faz o que faz, ou seja, quais são as estratégias utilizadas por ele e o que ele está pensando antes de executar determinada ação. Por fim, tentamos descobrir o porquê de suas atitudes, percepção esta que está relacionada ao estudo do sistema de crenças e das pressuposições nas quais o modelo que estamos observando se apoia. Na segunda etapa, analisamos detalhadamente os elementos do comportamento de nosso modelo, buscando identificar o que realmente faz a diferença. É importante neste momento levantarmos o máximo de elementos comportamentais, para só depois fazer a análise do que realmente é necessário aprender. Na terceira fase, nos dedicamos a elaborar uma rotina que torne possível ensinar as habilidades observadas para qualquer outra pessoa.

Convém lembrar que a descrição destas etapas está muito resumida, pois nosso objetivo é apenas passar uma ideia ao leitor sobre como esta técnica pode ser conduzida, sem nos aprofundarmos muito no tema. Para o contexto deste livro, precisamos, sobretudo, entender que um pressuposto fundamental do processo de modelagem é o de que "a experiência possui uma estrutura". Sendo assim, qualquer experiência pode ter uma série de elementos, como emoções, padrões de pensamento, comportamentos ou crenças. Isso explica o fato de observarmos diferenças de comportamento em experiências semelhantes que são vividas separadamente por duas pessoas. Quando isso ocorre é porque existem distinções na maneira pela qual os elementos que compõem essas experiências estão estruturados. Em outras palavras, as suas emoções ou padrões de pensamento se combinam para dar origem a uma determinada experiência, constituindo assim sua estrutura.

Outro ponto importante quando desejamos desenvolver novas habilidades através da modelagem é a profundidade com que observamos nosso modelo, ou seja, qual é o alcance do campo que ele descreve. Se definirmos um modelo muito geral, teremos a vantagem de poder aplicá-lo a vários tipos de situações, mas a desvantagem é que teremos menos informações sobre ele. Um exemplo interessante é o da famosa equação do físico teórico Albert Einstein, $E = MC^2$, que se aplica a todo o universo, mas apesar disso não consegue nos explicar como podemos escrever um livro, por exemplo. Por outro lado, quando definimos um modelo mais específico, conseguimos obter dele informações mais detalhadas e invariavelmente mais proveitosas.

FICA A DICA!

Percebemos que as crianças costumam imitar bastante o comportamento dos adultos. Se pararmos para pensar, esse comportamento pode se transformar em um recurso de ensino importante. Conforme aprendemos anteriormente, o nome que a programação neurolinguística dá para este tipo de comportamento é "modelagem". A eficácia deste recurso pode ser demonstrada quando lembramos de uma estratégia que quase todo mundo reconhece como eficaz: a melhor maneira de educar é através do exemplo. Para auxiliar pais e professores a entenderem melhor este conceito, observaremos alguns passos que devem ser seguidos para que as crianças possam assimilar melhor valores e condutas que queremos passar por intermédio da modelagem:

▶ Sempre que iniciamos alguma atividade ou tarefa que desejamos que a criança aprenda, devemos nos certificar que ela esteja prestando bastante atenção. Por isso é importante solicitar essa atenção, porque só assim o procedimento observado será fixado em sua mente;

▶ Quando desejamos que a criança desenvolva determinados hábitos em nossa casa, como, por exemplo, escovar os dentes após as refeições, devemos associar este comportamento preferencialmente a uma pessoa em particular, que será responsável por transmitir este ensinamento específico;

▶ À medida que a pessoa está sendo modelada, pode ser que seja necessário destacar alguns detalhes mais relevantes, para não sobrar dúvidas quanto a maneira pela qual a atividade deve ser realizada.

Devemos ficar atentos quando a criança tentar colocar em prática o que aprendeu, observando principalmente se ela está se esforçando para adotar, mesmo que seja aos poucos, a conduta que observou. Essa percepção é importante porque é neste momento que eventuais correções podem ser feitas pelos pais e professores.

3.5. PRESSUPOSTOS DA PNL

Um pressuposto é aquilo que se supõe antecipadamente, ou seja, aquilo que se imagina ou pensa sobre algo mesmo antes de ter contato com ele. Dada sua importância, todas as formações em programação neurolinguística incluem em seu conteúdo o estudo dos pressupostos da PNL. Na verdade, eles representam generalizações sobre o mundo, que podem ser muito úteis quando você as toma como verdade. Para a PNL, os pressupostos se apresentam como algo indiscutível, isto é, não são passíveis de contestação, uma vez que, ao longo de sua história, a PNL estudou e testou diversos temas que foram considerados verdades universais. A seguir, um breve resumo dos principais pressupostos da programação neurolinguística será apresentado para que o leitor os entenda e perceba que é possível seguir alguns princípios em nosso dia a dia, pois nos ajudam a ter uma melhor compreensão do mundo e das pessoas com quem convivemos. Relacionaremos doze pressupostos básicos, que variam um pouco dependendo da bibliografia consultada ou do domínio de aplicação estudado.

1º) As pessoas respondem à sua experiência, não à realidade em si

Todo estudante de programação neurolinguística conhece a seguinte expressão: "Mapa não é território." Além de famosa, ela traduz uma percepção extremamente importante. Essa expressão foi publicada pela primeira vez em 1933 por Alfred Habdank Skarbek Korzybski, no seu livro intitulado *Science and Sanity*. Korzybski foi um engenheiro, cientista e matemático polonês, cuja obra culminou na fundação da disciplina que chamamos de "semântica geral", que hoje faz parte de um ramo da linguística que estuda, basicamente falando, o significado das palavras. Korzybski estudou e escreveu sobre o fato curioso e, até então, não estudado, de vivenciarmos o mundo através de nossos sentidos — tato, paladar, visão, audição e olfato.

Este estudo atribui à palavra "território" tudo que os nossos sentidos assimilam do mundo, ou seja, fará parte deste território todos os fenômenos externos captados por nossos órgãos sensoriais. A partir daí, o ser humano os transformará em representações internas, que ficarão armazenadas dentro de seu cérebro, e foram batizadas de "mapas", que representam, portanto, a percepção pessoal dos indivíduos sobre a maneira pela qual o mundo externo é formado.

Sendo assim, podemos concluir que o mapa de uma pessoa nunca será igual ao mapa de outra, mesmo que ambas vivam no mesmo ambiente. Em outras palavras, os mapas são abstrações ou representações de uma realidade observada. Os mapas têm um caráter individual e único, devido ao fato do ser humano muitas vezes não conseguir perceber claramente a realidade, utilizando então "filtros" pessoais para enxergá-la. Como vimos, nossos mapas mentais do mundo não são o mundo em si, sendo assim, reagimos a eles em vez de reagirmos diretamente sobre o mundo.

Este comportamento dificulta saber ao certo o que é a realidade, levando as pessoas a responderem à sua experiência de vida, não a realidade de fato. Nossos sentidos desempenham um papel seletivo, pois são bombardeados com milhões de informações diferentes a todo instante, fazendo com que uma quantidade absurda de informações não seja considerada. Este processo de filtragem é influenciado diretamente pelas suas crenças (aquilo que você acredita, sem nem saber que acredita), além de também receber influências dos seus valores, memórias, decisões ou experiências.

2°) As pessoas reagem de acordo com seus mapas de mundo

Como vimos, somos nós que criamos nossos mapas internos, portanto, se torna fácil perceber que ter um mapa ampliado permitirá que nós tenhamos muito mais possibilidades de escolha. Então, pessoas que têm um maior número de opções para serem usadas em determinada situação provavelmente obterão melhores resultados. Quanto mais escolhas tivermos, mais flexíveis nos tornaremos. Conseguimos perceber a utilidade de dispormos de mais escolhas, por exemplo, ao entrarmos em uma reunião de negócios tendo em mente apenas uma estratégia de negociação. Se por alguma razão esta estratégia não for bem-sucedida, ficaremos sem saída, resultado este que seria muito diferente se tivéssemos ido com diversas opções de saídas.

3°) As pessoas sempre fazem a melhor escolha que podem no momento

Suponha que estejamos diante de um momento em nossas vidas no qual devemos fazer uma escolha. Neste momento é possível que várias possibilidades se apresentem diante de nós, o que nos forçará a refletir sobre qual será a escolhida. Convidamos o leitor agora a tentar se lembrar de momentos assim na sua vida e pensar se houve, em algum deles, de uma maneira consciente, a escolha por uma opção que sob seu ponto de vista não seria a melhor. Acreditamos que isso dificilmente deve ter ocorrido, pois raramente, quando estamos em sã consciência, decidiríamos por algo que traria consequências ruins. O que ocorre, na verdade, é que a consequência de determinada escolha ou decisão até pode não ter sido a melhor, mas, no exato momento que a fizemos, nos pareceu ser o melhor a ser feito.

O fato de pessoas fazerem escolhas diferentes das que outros poderiam fazer se explica porque, como vimos anteriormente, cada um de nós tem seu próprio mapa de mundo, que influencia diretamente na situação que estamos vivendo, no comportamento que teremos e nas alternativas que julgamos serem as mais corretas para determinado momento. Partindo deste pressuposto, concluímos que sempre tomamos a melhor decisão que podemos tomar, considerando nossa visão do momento. Por mais que posteriormente nos decepcionemos com determinada escolha, não devemos nos deixar abalar. Precisamos aprender com o resultado obtido, nos flexibilizar e continuar buscando por alternativas mais eficazes.

4°) Não há fracasso, apenas feedback

Todo mundo comete erros e passa por experiências frustrantes. Diante dessas situações, temos duas opções: escolher entre ser refém dos resultados indesejados ou aprender com as lições do erro cometido. O significado da palavra de origem inglesa "feedback" é realimentar ou dar uma resposta a um determinado pedido ou acontecimento. Para a PNL, o significado de feedback foi expandido no contexto deste pressuposto para incluir o resultado que você pode obter de uma situação específica. Para ilustrar, vamos lembrar da célebre frase do inventor norte-americano Thomas Edison (Figura 3.4), proferida após ter sido lembrado das milhares de tentativas que ele fez antes de ser bem-sucedido na invenção da lâmpada elétrica. Ele disse: "Eu não errei, apenas descobri dez mil maneiras que não funcionam." Este pressuposto nos faz perceber que as pessoas funcionam perfeitamente, pois para a PNL ninguém está errado dentro de suas próprias estratégias. Estamos, portanto, o tempo todo executando-as com perfeição. Quando algo dá errado, o que pode ter ocorrido é que a estratégia utilizada pode ter sido mal projetada ou ineficaz.

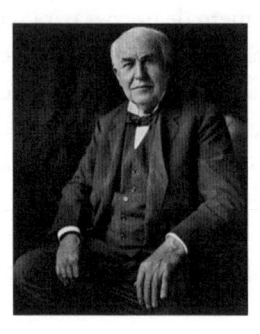

Figura 3.4: Tomas Edison (1847–1931).[4]

5°) Todas as ações têm um propósito

Este pressuposto parte do princípio de que estamos o tempo todo tentando realizar algo, sendo que muitas vezes não temos consciência do que estamos tentando fazer. Isso nos leva a concluir que nossas ações não são aleatórias. É fácil perceber que todo movimento que fazemos ou toda ação que executamos é originada por uma intenção específica ou motivada pela necessidade de termos que fazer algo para conseguirmos alcançar um determinado resultado ou objetivo. Portanto, ninguém faz alguma coisa apenas por fazer, existe sempre um motivo, um propósito ou um porquê relacionado à motivação de determinada pessoa para agir de determinada maneira. Este objetivo sempre está presente em nossas mentes, muitas vezes de maneira inconsciente.

6°) Todo comportamento tem uma intenção positiva

De acordo com a PNL, as pessoas são motivadas por intenções positivas, independentemente do comportamento observado ter sido bom ou ruim. No caso dos maus comportamentos, fica mais difícil identificarmos qual seria a intenção positiva, pois muitas vezes ela acaba ofuscada pelo que chamamos de "ganho secundário", ou seja, a vantagem que alguém estaria levando, que normalmente está por detrás do mau comportamento observado. Como exemplo, podemos citar o comportamento de uma criança na escola no momento em que deseja voluntariamente querer bancar o palhaço da turma. Muitas vezes, nestes casos, o que a criança realmente quer com isso é conquistar a aceitação dos seus colegas e não os divertir. Nesta situação, é comum observarmos pais e professores querendo que ela se comporte, talvez por considerar que essa atitude tenha um caráter socialmente destrutivo.

---

4 Fonte: https://en.wikipedia.org/wiki/File:Thomas_Edison2.jpg

Seria mais prudente, então, tentar descobrir qual seria o ganho secundário pretendido, em vez de se concentrar apenas no meio escolhido para obtê-lo. Esse pressuposto nos ensina que a solução para um comportamento impróprio muitas vezes está em encontrar uma forma de satisfazer a intenção desejada através de meios mais aceitáveis. A PNL considera, portanto, que todas as ações têm um propósito maior, que é a realização de algo que nos beneficie. Por isso, é importante identificarmos a intenção que está por trás das ações observadas em nossos filhos e alunos, sejam elas boas ou ruins, para a partir daí podermos mudar tanto o nosso comportamento quanto o do sujeito estudado.

7°) É impossível não se comunicar

É provável que o leitor já tenha observado alguém respondendo algo de maneira muito educada e cordial, mas ao mesmo tempo incoerente com sua expressão corporal. Nestes casos, sensações amigáveis provenientes de palavras doces podem deixar de ser sentidas ao percebermos, por exemplo, que elas estão associadas a um ranger de dentes, passando a nítida impressão de que no fundo o que esta pessoa estaria pensando e desejando é "vai para o inferno". Qualquer um com um mínimo de acuidade sensorial consegue detectar este tipo de falta de receptividade, quer seja através de um olhar direto nos olhos, observando um sorriso "amarelo" ou percebendo a rispidez na voz. Este pressuposto da PNL nos ensina, então, que estamos constantemente nos comunicando, seja por meio daquilo que dizemos ou do que não dizemos, por intermédio do que chamamos de comunicação não-verbal. Pesquisas já provaram que o que dizemos verbalmente tem um impacto muito pequeno comparado ao nosso tom de voz ou gestos que acompanham a palavra, por exemplo. Estudaremos melhor esta questão mais à frente.

8°) O significado da sua comunicação é a resposta que você obtém

Este pressuposto está relacionado ao fato de as pessoas reagirem ao que pensam que você está dizendo, ou seja, determinada pessoa pode ter uma interpretação totalmente equivocada do significado original da mensagem que alguém pretendia passar. Portanto, o sucesso da interação entre o comunicador e o ouvinte depende de como a mensagem é recebida, e não da performance do comunicador. Isso nos faz perceber que a responsabilidade pelo entendimento da comunicação é sempre do comunicador, entendimento este que nos fará automaticamente deixar de atribuir a outras pessoas a culpa por qualquer mal-entendido. É um pressuposto muito forte, principalmente considerando o cenário que envolve pais e professores. Ele sustenta o fato de a PNL pregar que não existe falha durante o processo de comunicação, apenas respostas diferentes estimuladas pela maneira como o ouvinte, em especial nossos filhos ou alunos, receberam a mensagem.

Devemos assumir a responsabilidade pela boa comunicação refletindo sobre esta questão que nos faz pensar duas vezes antes de culparmos alguém por não terem entendido o que falamos. Se estamos seguros de que fomos claros em nossa comunicação, devemos nos certificar disso, pedindo que o ouvinte repita ou explique o que entendeu sobre sua mensagem, por exemplo. Afinal, a certeza que temos sobre nossa boa comunicação é um ponto de vista exclusivamente nosso. Podemos chamar o que as pessoas falam de "conteúdo", mas é o entendimento da "forma" (processos inconscientes) com a qual determinada pessoa pensa que nos dará muito mais informações do que a simples interpretação do conteúdo exposto.

9°) Todo mundo têm todos os recursos necessários para alcançar seus resultados

Todos nós temos potenciais para nos desenvolvermos, apesar de muitos acreditarem que são limitados de alguma forma. No entanto, o fato é que, mesmo quando achamos que não temos todos os recursos internos de que precisamos, temos outros que podem nos levar a adquirir novos. A PNL pressupõe que existe uma imensidão de recursos dentro de nós, bastando apenas desenvolvermos a capacidade de nos conectarmos a eles. O hipnoterapeuta Milton Erickson, que será estudado mais à frente, costumava dizer que cada um dos seus clientes já possuía todos os recursos de que precisava para lidar com o problema apresentado. Isso significa que o paciente já sabia qual era a causa e como tinha acontecido, logo, mesmo que de forma inconsciente, ele já tinha ideia do que precisava saber para resolver o problema, faltando apenas que ele se conectasse a esse recurso.

10°) Nossa mente e corpo são partes de um único sistema

René Descartes, um dos mais importantes filósofos do período moderno, em sua visão racionalista do século XVII disse certa vez que o corpo é formado de matéria física e, portanto, as leis que regem a física também regem o corpo humano. Tempos depois, Descartes também percebeu que um estímulo externo pode gerar um movimento corporal que não depende da vontade do sujeito. Ele batizou essa percepção de "undulatio reflexa", ou teoria do ato de reflexo, que mais tarde serviu de subsídio para a hipótese científica da previsão do comportamento humano. Ainda de acordo com Descartes, a mente é de natureza imaterial, não tendo forma, peso ou medida, mas é provida da capacidade de pensar, bem como de outros processos cognitivos. É justamente essa capacidade de pensamento que separa todo o corpo físico da mente. Curiosamente, através do estudo e argumentação do simples ato de pensar, Descartes acabou provando a existência do pensamento. Esta, inclusive, é a origem da famosa frase "penso, logo existo". Ele foi uma das primeiras pessoas na era moderna a descrever a interação mente-corpo, percebendo que a quantidade de movimentos físicos realizados por determinada pessoa provoca sensações e exerce influência sobre sua mente.

Atualmente, a medicina holística leva em conta diversos aspectos da vida do ser humano que interferem em seu comportamento e na sua saúde — como fatores físicos, psicológicos, sociais e espirituais. Nesta visão reside a premissa de que nossa mente interfere em nosso corpo e vice-versa. A ciência já provou que o sistema imunológico, por exemplo, está ligado à atividade cerebral, uma vez que se constatou que o estresse mental é capaz de inibir o desempenho do sistema imunológico, levando à diminuição da saúde física. Conseguimos observar facilmente que nossos pensamentos muitas vezes são capazes de afetar nossa respiração, sensações e provocar tensões musculares. Quando variamos o nosso pensamento, inevitavelmente nossa fisiologia e sentimentos mudam. Em outras palavras, quando pensamos o nosso corpo automaticamente reage, e esta reação pode se dar de forma sutil ou explícita. Então, quando mudamos nossa fisiologia, nossa mente é influenciada, o que pode alterar nosso estado emocional e interferir no resultado que desejamos. Nosso comportamento é reflexo de processos mentais que não percebemos, pois são inconscientes. Dessa forma, desenvolver habilidades que nos permitam interpretar sinais provenientes de nosso sistema sensorial, nos ajudará a entender melhor como as pessoas pensam.

11°) Modelar pessoas bem-sucedidas conduz à excelência

Como já citado anteriormente, a PNL fornece diversas ferramentas para modelar um ser humano bem-sucedido, extraindo o que ele faz de melhor e multiplicando esta habilidade. Não se trata simplesmente de copiar, uma vez que todos podem aprender a obter resultados melhores da sua própria maneira. Além disso, modelar o sucesso de alguém é uma ótima maneira de tornar sentimentos negativos como inveja e ciúme em processos construtivos, nos fazendo experimentar o sucesso por nós mesmos. A PNL defende a ideia de que podemos proporcionar mudanças basicamente através de três maneiras: mudando nosso pensamento sobre determinado assunto; mudando o modo como abordamos determinado assunto; ou através da mudança de nosso comportamento. Como vimos anteriormente, o que consideramos como realidade é apenas uma forma de enxergar o mundo, uma vez que, por terem vivido experiências diferentes, cada pessoa tem seu próprio ponto de vista. Então, para conseguirmos mudar nossa maneira de agir, precisamos primeiro mudar nossa maneira de pensar. É por isso que a PNL propõe estratégias para identificar, modelar e transformar nossa estrutura subjetiva, permitindo que tenhamos uma postura positiva perante a vida, mesmo em momentos de adversidades.

Todos nós, durante nossa formação escolar, fomos educados de maneira padronizada, recebendo uma grande quantidade de conteúdo das mais diversas áreas. Muitas vezes este conteúdo nos foi passado sem considerar nossas particularidades e os padrões de aprendizagem mais adequados para cada um de nós. Muitos criticam o fato de grande parte das escolas ensinarem matérias para passarmos em uma prova e sermos aprovados em vez de nos ensinar a solucionar problemas a partir de uma compreensão mais sistêmica, de forma que possamos aplicar o que estamos aprendendo em nosso cotidiano. Mencionamos esta questão porque observamos que as consequências deste tipo de aprendizado refletem diretamente na maneira com a qual lidamos com nossos desafios na fase adulta.

Se as crianças, por exemplo, aprendem a absorver informações através da repetição, consequentemente tenderão a repetir este mesmo padrão quando crescerem, sendo desestimuladas a criar novas possibilidades ou perspectivas. Hoje, percebemos que as pessoas consideradas bem-sucedidas são justamente aquelas que conseguem conduzir sua mente, corpo e situações na direção dos resultados que elas desejam. São pessoas com foco na solução e não no problema, que entendem as razões que condicionam seus comportamentos. Por isso, modelar pessoas bem-sucedidas tem se mostrado um importante recurso que nos auxilia a reprogramar nossos modelos mentais, nos ajudando a assumir efetivamente o domínio sobre nós mesmos.

12°) Se você fizer o que sempre fez, terá o que sempre teve

Este pressuposto parte do princípio de que cada um de nós é responsável pelas nossas vidas. Se estamos fazendo algo que não está dando certo, repetidas vezes, não podemos esperar nada diferente do que obter os mesmos resultados indesejados. Devemos então mudar de estratégia, pois tomar decisões tendo como base pensamentos como "eu sou assim" ou "eu sempre fiz assim" certamente não fará com que os resultados sejam alcançados. Não somos capazes de controlar o que acontece com o mundo ao nosso redor, mas podemos controlar a maneira pela qual respondemos aos eventos e adversidades que surgem durante nossa jornada. Se observarmos melhor o nosso comportamento, perceberemos que normalmente as expectativas que estabelecemos para nós mesmos são muito altas. Muitos desejam serem reconhecidos como funcionários excepcionais, outros querem ser um pai exemplar ou até querem que seu preparo físico seja destacado e admirado. Mas o que às vezes esquecemos, é que quanto mais responsabilidades assumimos, mais aumenta o estresse envolvido. É o preço que se paga pela lista de tarefas criada por nós para que possamos ficar sempre no topo.

É fundamental perceber que ter uma agenda lotada não é o suficiente para ter o controle sobre tudo o que deseja. Essa postura pode até estar relacionada à tentativa de não fazer mais do mesmo, mas no final você poderá sabotar a si mesmo. Para que possamos gerenciar a nossa vida de maneira adequada, devemos desenvolver outras habilidades que vão muito além do cumprimento de tarefas cotidianas. Nos sentirmos ocupados pode dar a sensação de que estamos fazendo nossa parte, mas muitas vezes estamos apenas repetindo velhos padrões de comportamento que geram os mesmos resultados negativos. Por isso, é sempre importante avaliarmos se está na hora de mudar nossa abordagem, particularmente sobre nossos filhos e alunos. Essa possibilidade pode ser conseguida através das diversas ferramentas e percepções poderosas oferecidas pela PNL.

3.6. QUEM CONDUZ A SUA VIDA?

Assim que acordamos, iniciamos nossas jornadas diárias realizando uma série de atividades que consideramos necessárias para o cumprimento de nossas rotinas e para alcançar nossos objetivos. Nos parece natural perceber que, a partir do momento em que abrimos os olhos, passamos a ser os donos de nossos movimentos, atitudes ou decisões. Essa sensação ocorre porque naturalmente temos consciência daquilo que queremos e do que precisamos fazer para alcançar nossas metas ou objetivos ao longo do dia. Em outras palavras, fazemos o que fazemos porque aparentemente estamos despertos e atentos aos nossos sentidos, além de termos a nossa disposição qualquer recurso ou conhecimento adquiridos anteriormente. Então, parece que podemos escolher o que fazer simplesmente pelo fato de estarmos conscientes dos eventos que nos cercam. Contudo, se pararmos para estudar as razões que guiam nossas ações ao longo de um dia ou de uma vida inteira, veremos que o estado de consciência não é o único responsável pela condução da nossa vida. Existem vários outros eventos que ocorrem em nosso dia a dia que não percebemos, pois estão justamente relacionados ao fato de estarmos conscientes.

Um dos exemplos mais fáceis de serem observados é a respiração, que ocorre em um estado inconsciente, ou seja, não ficamos pensando que devemos respirar, nem em como isso deve ser feito. Só notamos que ela está ocorrendo quando tomamos consciência do ar entrando pelo nariz, associado ao movimento de nosso peito. O mesmo ocorre quando digitamos algo no computador ou teclamos mensagens em nossos celulares. Seria curioso e ao mesmo tempo impraticável se nos dispuséssemos a ativar, de forma consciente, cada músculo de nossos braços e dedos para realizar estas tarefas. Se quiséssemos fazer isso precisaríamos, minimamente, estudar anatomia e fisiologia humana na tentativa de saber quais os músculos que devem ser utilizados e em que sequência.

Como último exemplo, podemos citar um comportamento do próprio leitor que, após ter lido que a respiração é feita de forma inconsciente, imediatamente começou a reparar em sua própria respiração. Só que, em seguida, à medida que foi lendo sobre os outros exemplos apresentados, o leitor foi parando de perceber sua respiração, fazendo com que ela deixasse sua consciência gradativamente e voltasse a operar de maneira inconsciente. Estamos, portanto, chamando a atenção para o fato de existirem milhares de processos complexos comandados pelo nosso cérebro que funcionam simultaneamente e de forma inconsciente.

Observamos então que, quando estamos conscientes, temos a capacidade de perceber a nós mesmos, ou seja, percebemos claramente o que estamos fazendo diante do ambiente que nos cerca. Mas vimos também que igualmente importante é a percepção de que, com muita frequência, tomamos decisões ou nos comportamos de maneiras específicas porque somos diretamente motivados pelo nosso inconsciente. Em um sentido mais amplo, podemos dizer que o inconsciente representa um conjunto de processos mentais que se desenvolvem sem a intervenção da consciência e que tem uma natureza muito obscura e misteriosa. É no inconsciente, por exemplo, que se originam nossos medos e paixões. Pesquisas já demonstraram que boa parte das informações que conseguimos processar não estão diretamente associadas a nosso estado consciente, provando que, de fato, podemos reagir a estímulos que não são percebidos conscientemente. Quando encontramos alguém, por exemplo, reagimos instantaneamente ao seu gênero, aparência ou idade, e só depois dessa reação inicial é que tomamos consciência da resposta a esse evento.

Então, durante o dia todo, reagimos a estímulos que não percebemos pelo simples fato de não estarmos conscientes, estímulos estes que são responsáveis pelo desempenho de tarefas executadas de maneira automática. Para isso, nosso inconsciente utiliza conhecimentos previamente aprendidos, como conseguirmos digitar algo no computador sem olhar para o local do teclado onde as letras estão. Também é interessante perceber que, quando observamos uma ave voando, neste momento, temos consciência de nosso processamento cognitivo, ou seja, entendemos o que estamos vendo, mas não percebemos o subprocessamento dos movimentos da ave, não reparamos direito na cor de suas penas, na distância em que ela está ou em qual seria sua espécie. O mesmo entendimento do papel do subconsciente pode ser tido quando executamos a simples ação de levantar um dedo. Neste caso, o comando dado pelo nosso cérebro para levantá-lo foi feito 0,3 segundos antes de tomarmos consciência dessa decisão.

Mencionamos aspectos relacionados à origem do nosso pensamento e à construção de nossa realidade, ocasião na qual citamos que no âmbito na neurociência existem frequências e ondas cerebrais (alfa, beta, delta etc) relacionadas aos diversos estados que podemos nos encontrar. Lembramos deste fato agora porque o conhecimento e desenvolvimento do controle sobre nossa mente, considerando suas diversas frequências, nos permitem entrar em um estado de consciência mais profundo, fazendo com que tenhamos acesso às "portas" de nosso inconsciente. Algumas das ondas cerebrais estudadas podem ser acessadas naturalmente ou induzidas através de práticas como a meditação ou hipnose. Como vimos, o inconsciente exerce uma força muito importante sobre nossas ações e nosso corpo, tendo consequentemente impacto nos resultados que obtemos, nos forçando a refletir sobre quem, de fato, está conduzindo as ações de nossa vida. Na verdade, o que ocorre é que podemos decidir de uma maneira consciente que queremos alcançar uma meta, mas, se nosso inconsciente não estiver de acordo, ou seja, se não acreditarmos realmente que podemos fazer isso, será difícil chegar onde queremos.

Entender, portanto, essas duas formas que se complementam (a nossa mente consciente e inconsciente) é a chave para sincronizar nosso inconsciente com os desejos e metas definidos de maneira consciente. Podemos também observar como nosso inconsciente nos influencia por meio da proposição de alguns exercícios. Seguindo o mesmo raciocínio do exemplo da respiração, citado anteriormente, se pedirmos ao leitor para não pensar em assistir determinado filme, antes de mudar o seu pensamento e cumprir o que foi solicitado, provavelmente ele se verá diante de sua televisão assistindo ao filme citado. Esse comportamento demonstra que, antes de querermos parar de pensar em algo, devemos lidar com o pensamento que surgirá automaticamente em nossas cabeças. Devemos então entender algumas importantes características de nosso inconsciente, para podermos ter posicionamentos e condutas mais assertivas de agora em diante.

Outro fato importante é que nosso inconsciente não consegue processar pensamentos negativos. Vamos ver um exemplo bem conhecido sobre essa curiosa característica: imagine agora que você esteja pensando na frase "eu não quero ser pobre". Ao fazer isso, você estará estimulando o seu inconsciente a manter o foco na palavra "pobre". Considerando o fato de o inconsciente não poder fazer negativas, ele então transformará a frase "eu não quero ser pobre" em "eu quero ser pobre". Uma vez fazendo isso, "ser pobre" acabará se tornando o objetivo do seu inconsciente, que passará então a te ajudar, de maneira inconsciente, a se manter pobre — sendo que isso é justamente o que você não quer. Por essa razão, foram desenvolvidas técnicas para fazer com que as pessoas situem suas metas sempre no positivo, fazendo assim um melhor uso de suas linguagens e pensamentos. Dessa maneira, considerando o exemplo citado, em vez de afirmarmos "eu não quero ser pobre", deveríamos ter afirmado "eu quero ser rico", pois essa afirmação fará com que seu inconsciente crie representações do que ser rico significa, ajudando a manter o foco no que realmente se quer.

É bom lembrar que os conceitos do inconsciente retratam a ideia central do pensamento freudiano, que nunca foi uma unanimidade entre os psicólogos, principalmente na primeira metade do século XX. Só a partir da década de 1950, com o advento do chamado *new look* em cognição, é que o interesse pelo estudo da consciência foi retomado, considerando inclusive aspectos cognitivos inconscientes. Um dos grandes impulsionadores do cognitivismo nesta época foi Jerome Seymour Bruner (Figura 3.5), um professor de psicologia da Universidade de Harvard e depois de Oxford, que escreveu importantes trabalhos sobre a área de educação. Bruner foi um dos responsáveis pela chamada revolução cognitiva, que causou uma ruptura com o behaviorismo predominante na época, pois defendia o fato de que a cognição é fundamental para a criação de significados, partindo do princípio de que o ser humano é um ser intencional. O behaviorismo, que também é conhecido como comportamentalismo, é uma área da psicologia que tem como objeto de estudo o comportamento do ser humano, área esta que surgiu em oposição ao funcionalismo e ao estruturalismo. A palavra inglesa *behavior* significa comportamento ou conduta, por isso originou a terminologia, que tem por objetivo principal contemplar o comportamento como uma forma funcional e reacional dos organismos.

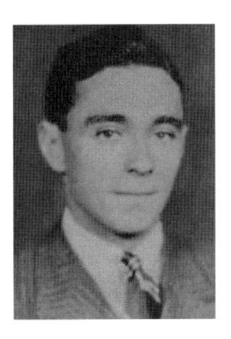

FIGURA 3.5: Jerome Seymour Bruner (1915-2016).[5]

Jerome Bruner também se interessou muito pelo estudo das competências cognitivas das crianças e, consequentemente, pela necessidade de estruturar os conteúdos educativos. Se preocupava com a adequação dos métodos de ensino ao nível cognitivo da criança e ao estímulo da aprendizagem pela descoberta, partindo do princípio de que as crianças tem um desejo natural de aprender e que, se o aluno estiver envolvido com a exploração e pesquisa de determinado assunto, terá condições de aprender melhor, desenvolvendo suas capacidades intelectuais e o pensamento intuitivo. Sigmund Freud, o famoso médico austríaco, conhecido por ser o pai da psicanálise, popularizou, há mais de cem anos, a ideia do inconsciente. Seus estudos tornaram popular a ideia de que nossa mente abriga pensamentos, lembranças e desejos que muitas vezes não queremos manter por perto, sendo então automaticamente removidos para uma espécie de "porão" psíquico, permitindo que não seja necessário lidarmos com esses assuntos o tempo todo.

Freud também demonstrou que, embora desejemos manter lembranças de teor violento ou mesmo sexual aprisionadas, elas continuam vivas, e às vezes tomamos consciência de que elas existem de uma maneira muitas vezes disfarçada, como, por exemplo, através de manifestações de nosso comportamento. As teorias de Freud sempre foram consideradas polêmicas, talvez pelo fato de ser complicado estudar algo difícil de ser acessado. No entanto, atualmente, questões envolvendo a inconsciência têm sido um aspecto amplamente estudado, principalmente no âmbito da neurociência cognitiva. Estes estudos têm tido particular importância, pois podem nos levar ao conhecimento da real capacidade da inconsciência cognitiva, explicando o papel fundamental desempenhado por ela em nossas vidas.

FATOS INTERESSANTES!

A revista científica da "Associaton for Psychological Science", considerada uma das mais influentes da área da psicologia, publicou em seu periódico chamado "Psycological Science" uma pesquisa relacionada aos momentos nos quais temos que tomar decisões. Este trabalho foi conduzido pela Duke University, uma universidade privada localizada na Carolina do Norte (EUA), cujos resultados demonstra-

---

5 Fonte: https://fi.wikipedia.org/wiki/Tiedosto:Jerome_Bruner_1936.png

ram que pessoas que precisam tomar decisões significativas em suas vidas têm uma tendência de apelar para ajudas sobrenaturais ou acreditar em mecanismos intangíveis. Quando a dúvida é muito grande, as pessoas tendem a acreditar que o desfecho sofrerá influência de outras instâncias. Por isso, é comum ouvir pessoas dizendo "minha sorte está lançada", "meu caminho já está traçado", ou "seja qual for o resultado, será melhor para mim". Este estudo foi realizado com cerca de 200 pessoas que disseram estar em dúvida sobre uma importante decisão que deveriam tomar. Pessoas que têm uma visão mais clara do seu problema e do seu papel diante dele conseguem conduzir esses impasses de maneira mais tranquila e assertiva. É curioso observar, considerando este cenário, que independentemente da maneira pela qual decidimos enfrentar nossas dúvidas, nosso cérebro sempre encontrará uma forma de contornar o estresse causado por essa situação.

3.7. VALORES, CRENÇAS E TRANSFORMAÇÃO

A maioria das pessoas já deve ter observado alguém afirmando que é possível fazer ou realizar algo, da mesma maneira que já observaram tantas outras que acreditam justamente no contrário. Essa divergência de opiniões torna claro e óbvio que, de fato, não temos a mesma percepção de possibilidades que outras pessoas possam ter diante de uma determinada situação. A programação neurolinguística consegue explicar esse fenômeno, pois considera que a percepção de mundo de determinada pessoa representa a sua realidade pessoal, ou seja, cada um de nós vê o mundo de uma maneira única. Isso ocorre porque sabemos que nenhum de nós teve as mesmas experiências de vida que qualquer outra pessoa na face da Terra. Nenhum de nós viveu as mesmas experiências vividas por outros. Também não passamos pelas mesmas sensações de fracasso, sucesso, dores, alegrias, e por tantas outras experiências vividas de maneira particular por cada um.

Dessa forma, fica fácil perceber que cada um de nós tem sua própria percepção de mundo, que costumamos chamar de "realidade". Etimologicamente falando, a palavra realidade vem do latim "res", que significa "coisa", ou seja, realidade pode ser definida como um conjunto de coisas que tem uma existência objetiva e constatável. É oportuno perceber que o que consideramos ser real é tido como algo que existe tanto fora quanto dentro de nossa mente. Só o fato de conseguirmos observar algo que está fora dela já é sinônimo de uma interpretação da realidade, isto é, se aproxima muito do que chamamos de verdade. Por outro lado, quando acreditamos em algo que imaginamos, mesmo que essa imaginação não possa ser expressa sob o ponto de vista de uma realidade tangível, ela também não deixa de ser real e verdadeira em si mesma. Há cerca de 2.500 anos, o filósofo grego Parmênides, que nasceu na colônia grega de Eleia, no litoral sudoeste da atual Itália, já dizia que a verdade é o caminho do pensamento, uma vez que tudo que existe é tudo aquilo que pode ser pensado.

Considerando essas reflexões, se torna importante compreender melhor aspectos daquilo que chamamos de realidade, pois a percepção de uma determinada realidade afeta muito as nossas vidas. Além disso, tão importante quanto entendermos a maneira pela qual definimos o que é a realidade, é compreender e perceber a realidade de outras pessoas. Como sabemos, convivemos com pessoas que cresceram com outras culturas, que possuem crenças, valores e religiões diferentes, e que, por essas razões, certamente terão visões e ideias contrárias relacionadas ao que julgam ser a sua realidade de mundo. Contudo, apesar de terem pontos de vista distintos, em sua grande maioria, as pessoas aceitam e concordam em conviver ou trabalhar juntas, mesmo entendendo que as outras pensam de forma diferente.

Entretanto, essa convivência só se torna possível porque as pessoas desenvolveram certo desapego das suas crenças e valores e permitiram que os outros explorassem novas ideias. Se isso não ocorresse, viveríamos discordando um do outro, o que provavelmente inviabilizaria nossa vida em sociedade. Respeitar a realidade do próximo e nos permitir explorá-la, de uma maneira respeitosa, sem julgamentos ou comparações sobre as crenças e valores alheios, sem determinar o que está certo ou errado, pode contribuir com a expansão da nossa própria realidade, nos ajudando a ser mais tolerantes e melhorando nossa capacidade de comunicação. Precisamos então compreender o mundo da sociedade em que vivemos, particularmente o modo pelo qual nossos filhos e alunos percebem, pensam, comentam, agem ou avaliam as coisas, sempre considerando a visão particular de mundo que cada um tem.

3.7.1. Trabalhando com nossos valores

A programação neurolinguística tem se mostrado um instrumento fantástico para nosso autodesenvolvimento como ser humano, além de proporcionar ferramentas que nos ajudam a alcançar os resultados que queremos. De uma maneira geral, esses são os benefícios facilmente observados. Contudo, a verdade é que a PNL é capaz de gerar mudanças muito mais significativas, relacionadas a aspectos mais profundos da nossa personalidade, o que normalmente ocorre quando trabalhamos com nossos valores e sistemas de crença. É comum nos dias de hoje ouvirmos pais ou professores dizendo: "Essas crianças (ou adolescentes) de hoje não têm valores." Por mais que em muitos casos isso possa representar a verdade, devemos tomar cuidado com determinadas afirmações. Se estudarmos este tipo de situação, descobriremos que na verdade todas as crianças ou jovens têm seus próprios valores.

O que ocorre é que os valores que queremos enxergar são provavelmente diferentes dos deles, basicamente devido ao fato de sermos pessoas diferentes. Muitas vezes, esse fato não é considerado pelas pessoas que esperam que as outras tenham as mesmas atitudes que elas teriam. Nossos valores são muito importantes porque representam verdadeiros atalhos que conduzem aos nossos comportamentos, que são motivados ou desmotivados de maneira inconsciente. Podemos então concluir que muitas de nossas ações são influenciadas por nossos valores, ou seja, qualquer coisa que fizermos estará satisfazendo determinado valor, mesmo que não tenhamos consciência de qual. Por exemplo, compramos roupa que está na moda para satisfazer os valores de parecermos bem para alguém. Pode ser que a escolha da roupa também tenha sido feita para passar uma boa impressão em uma entrevista de emprego ou simplesmente para não parecer desleixado. Da mesma forma, podemos nos motivar a consumir bebidas alcoólicas para nos fazer sentir menos inibidos ou, é claro, pelo simples prazer de apreciar a bebida.

Considerando essas percepções, constatamos então que sempre que tomamos qualquer atitude, utilizamos consequentemente nossos valores para julgar se a ação que fizemos foi boa ou ruim. Isso é facilmente observado em algumas situações quando, por exemplo, encontramos uma carteira cheia de dinheiro e temos que optar em ficar com ela ou localizar o dono para entregá-la. Neste caso, e assim como em muitos outros, a decisão sobre o que fazer será influenciada diretamente pelos nossos valores. De uma maneira geral, nos sentimos bem quando conseguimos satisfazê-los, mas existem muitas pessoas que não têm consciência de quais seriam seus próprios valores. Quando isso ocorre, as pessoas acabam se comportando como se estivessem no piloto automático, sendo dirigida por valores que desconhecem. Por isso, devemos nos esforçar para conhecer nossos valores, o que nos ajudará a ter mais controle sobre nossas ações, tomar melhores decisões, permitindo ainda que saibamos o que é necessário fazer para nos sentirmos felizes. Eles também afetam diretamente muitas outras áreas da nossa vida, como na escolha de amigos, em nossos interesses, em como gostamos de passar o tempo ou quais produtos compramos.

O primeiro passo para trabalhar nossos valores é o conhecimento dos mesmos, que pode ser feito através de uma pergunta simples: "O que é importante para mim?". A resposta será um reflexo de seus valores. Depois de identificá-los, devemos atualizá-los, porque, apesar de estarem silenciosamente influenciando nossas ações desde criança, não quer dizer que ainda são relevantes. Isso é absolutamente normal, pois ter um valor desatualizado significa apenas que ele não está mais adequado para a vida que você tem atualmente, apesar de ter feito sentido em um passado distante. Uma boa dica ao mapearmos nossos valores é, para cada valor identificado, associarmos um comportamento que poderá satisfazê-lo. Uma pista relacionada à necessidade de atualizar nossos valores pode ser obtida ao refletirmos sobre áreas de nossas vidas que poderiam melhorar. Quando pensamos em determinada área e examinamos os valores associados à ela tornamos possível descobrir o que está nos impedindo de fazer o que desejamos.

3.7.2. Nosso sistema de crenças

Os valores operam em conjunto com nossos sistemas de crenças, dando motivação e significado para nossas vidas porque estão relacionados ao "porquê" fazemos o que fazemos e pensamos o que pensamos. Convém lembrar novamente que a palavra "crença", sob o ponto de vista da programação neurolinguística, não está associada à religião, mas aos nossos princípios de realidade, ou seja, sobre o que é certo, errado ou sobre o que acreditamos a respeito de tudo. As crenças são formadas por meio de experiências diretas ou indiretas, ficando registradas a partir do momento que são significativas para nós. Elas podem ser absorvidas de diversas formas, como devido ao fato de estarmos inseridos em determinada cultura, ao convivermos com alguns tipos de pessoas ou até mesmo através de nossas próprias observações do mundo. As crenças representam, portanto, generalizações que fazemos sobre nossa experiência de vida, formando a base da construção de nossa realidade. Podemos perceber o sistema de crenças atuando nas pessoas em diversas situações, como ao observar alguém que costuma só ver o lado ruim das coisas. Se buscarmos a compreensão deste tipo de comportamento, veremos que pessoas assim normalmente dão pouco ou nenhum valor as coisas boas que acontecem com elas, uma vez que seu foco está apenas nos problemas e nas dores causadas por determinada situação. Mas por que será que muitas pessoas pensam e agem dessa forma? Uma das explicações é porque elas podem ter desenvolvido uma crença pautada na tristeza, deixando de perceber as alegrias que as cercam. De um ponto de vista prático, podemos dizer que as crenças representam o porquê você faz o que faz, pensa o que pensa ou se posiciona como se posiciona, tornando seu estudo obviamente relevante.

Vimos anteriormente que tudo o que uma pessoa acredita pode ser considerado uma verdade. Se partirmos deste princípio, podemos concluir também que, se passarmos a acreditar que será possível alcançar determinado objetivo, seremos automaticamente inundados por uma motivação e força que nos fará alcançá-lo de qualquer maneira. Isso ocorrerá simplesmente porque você passou a acreditar que é possível, independentemente da dificuldade imposta pelo desafio desejado. Este é um exemplo do que a PNL chama de "crença possibilitadora", recurso muito utilizado nos trabalhos de modelagem de pessoas que são bem-sucedidas em determinadas áreas. Por outro lado, da mesma maneira que as crenças possibilitadoras te impulsionam e fazem você seguir em frente, também podemos estar sob a influência de "crenças limitadoras" ou limitantes, que acabam diminuindo nossas possibilidades e capacidades, nos impedindo de obter melhores resultados ou alcançar as metas desejadas. Para se ter uma ideia, uma criança ou jovem pode ter uma crença tão forte relacionada à incapacidade de aprender que, durante seus estudos em sala de aula, não conseguirá entender uma só palavra que o professor está dizendo. A crença limitadora pode ser tão absoluta que, neste caso, o cérebro já assumiu que não aprenderá. As crenças limitantes são formadas pelas vivências que experimentamos desde que nascemos.

Crianças e jovens são frutos, basicamente, do meio em que estão inseridos, que é composto pela educação dada pelos pais, pelo comportamento dos professores, e pela influência de amigos e familiares, entre outros integrantes. Assim, se as experiências que passamos com essas pessoas forem em sua maior parte positivas, desenvolveremos crenças de conforto e segurança, ao passo que, se forem negativas, poderemos adquirir crenças que nos limitarão no futuro. Isso ocorre porque quando nascemos somos como uma folha em branco. À medida que crescemos, esta folha começa a ser preenchida com experiências vividas, ou seja, pelas ideias transmitidas por pais e professores, interpretações individuais, sistema familiar e outros aspectos impactantes pelos quais passamos. É curioso observar que todos os nossos estímulos ficam registrados nessa folha ao longo da nossa primeira infância, ou seja, do nascimento até os seis anos de vida. Após esta idade, estes registros passarão a ser a lupa através da qual enxergaremos o mundo. Como exemplo, podemos citar alguém que sofreu bullying nos seus tempos de escola. Esta experiência, certamente impactante em sua vida, poderá colaborar para o desenvolvimento de uma crença relacionada à percepção de que as pessoas, em geral, são desagradáveis, podendo gerar comportamentos agressivos ou antissociais no futuro. Se nesse futuro, por alguma razão, as pessoas acabem reagindo mesmo dessa forma, âncoras poderão ser disparadas, reforçando a ideia de que realmente são desagradáveis. Estudaremos o conceito de âncoras na PNL ainda nesta parte.

Uma crença limitante muito comum é a falta de merecimento, que pode ser desenvolvida se ouvirmos durante nosso crescimento frases como "você não fez mais do que a sua obrigação". Se frases como esta ficaram gravadas em nossas memórias até os dias de hoje, é porque foram ditas por pessoas que causaram impactos em nossas vidas, geralmente exercendo um papel de autoridade, como pais e professores. Novamente, salientamos a importância de estarmos atentos ao que costumamos dizer porque, ao ouvir uma frase como esta, a criança pode desenvolver um sentimento de que por mais que ela se esforce para fazer alguma coisa, nunca será o suficiente. É possível perceber este sentimento de falta de merecimento nas pessoas, basta prestar atenção. Podemos observar a resposta das pessoas quando, por exemplo, simplesmente elogiamos a roupa que usam. Se esta pessoa responder alguma coisa do tipo "foi bem baratinha", pode significar que para se sentir merecedora ela precisa diminuir sua conquista. Aproveitando este exemplo, devemos também aprender a aceitar elogios e agradecer, isso com certeza mudará o seu estado, iniciando muitas vezes uma mudança de comportamento que fará muita diferença em sua vida.

Uma vez conscientes de que nossas crenças possibilitadoras ou limitadoras influenciam nosso comportamento perante as situações que a vida nos apresenta, podemos buscar formas de ressignificar essas crenças. Este é um processo fundamental para aprimorar nossas capacidades e impulsionar nosso desenvolvimento como seres humanos. Mesmo não tendo consciência disso, todos nós, em algum momento de nossas vidas, já ressignificamos crenças. Basta pensar em algo que achávamos que não éramos capazes de fazer e que, de uma maneira muitas vezes inexplicável e geralmente associada a muito esforço, acabamos conseguindo. É importante observar que as técnicas propostas pela PNL não buscam simplesmente eliminar uma crença limitadora, mas sim substituí-la por uma possibilitadora. Se simplesmente as eliminarmos, corremos o risco de deixar um vazio em seu lugar, fazendo com que a pessoa tenha uma tendência de retornar ao estado anterior. Portanto, dominar técnicas que permitem substituir nossas crenças limitantes é algo capaz de mudar nossa realidade, abrindo caminho para nos tornarmos mais felizes e realizados. Temos que entender, ainda, que, com as mudanças pelas quais o mundo vem passando, o ser humano, como indivíduo, nunca esteve tão em evidência.

3.7.3. Experimentando a transformação

Vivemos um momento em nossa história no qual podemos ser nós mesmos, onde sentimos o crescente empoderamento de nossas virtudes e, principalmente, dispomos de meios para nos expressarmos de forma a inspirar e impactar quem é importante para nós. Todos os recursos e ferramentas para iniciar um processo de transformação pessoal estão dentro de nós, à nossa disposição. Talvez possamos começar com o reconhecimento de atitudes que podem nos levar a ter comportamentos compatíveis com os desempenhos que desejamos, em qualquer área de nossa vida. Por isso é fundamental, conforme ilustramos anteriormente, nos recolhermos para poder escutar quais são nossos anseios, confrontando-os com as nossas atitudes atuais. O significado da palavra "transformação" está associado a dar uma nova forma, ou seja, mudar. Mas mudar de um estado para outro não é algo que encontramos pronto ou definido, pois está relacionado a um processo que será escolhido pela própria pessoa que está com a intenção de mudar. Portanto, observamos que cada um de nós vive um processo único de transformação quando passamos a compreender, cada um à sua maneira, que podemos nos transformar e fazer novas escolhas. E é esta possibilidade que deve ser constantemente oferecida por pais e professores a seus filhos e alunos, através de uma observação constante e da criação de novas maneiras de lidar com situações antigas.

Também temos que ter consciência de que, quando iniciarmos um movimento de transformação, quer seja pessoal ou para ajudar os outros, muitas vezes não seremos bem-sucedidos. Isso às vezes pode ocorrer justamente porque esquecemos ou ignoramos o fato de que a realidade é apenas uma percepção. Conforme estudamos anteriormente, tudo aquilo que percebemos ou interpretamos é resultado de uma perspectiva individual que temos sobre a realidade que nos cerca. Ao percebermos que podemos nos transformar e fazer novas escolhas, acabamos nos conhecendo melhor e reavaliamos o que de fato queremos ou não. Sabemos que a vida não tem um manual que nos ensina como devemos viver, educar nossos filhos ou lecionar determinada disciplina. Esse manual não existe porque não funcionaria, principalmente devido ao fato de sofrermos influências bem específicas de nossos valores, crenças e das pessoas que nos rodeiam. É por isso que somos livres para aprender, nos conhecer, nos transformar e escolher o melhor caminho a ser seguido.

FICA A DICA!

Ao estudar nosso sistema de crença aprendemos que é possível contornar os obstáculos que a vida nos impõe diante do desejo de conquistarmos algo. Conseguimos fazer isso através de um processo de ressignificação de crenças limitantes, ou seja, quando conseguimos atribuir um novo significado a determinados acontecimentos ou percepções que nos limitavam por meio de uma mudança de visão de mundo. Essas crenças limitantes muitas vezes parecem ser reais ou mesmo representar uma "verdade" absoluta, dando a nítida impressão de que exercem poder sobre nós. A seguir, apresentaremos algumas dicas que podem ser utilizadas para reduzir ou remover o impacto que as crenças limitantes exercem sobre nós. Essas dicas são um resumo adaptado das recomendações feitas pelo consultor e coaching inglês Jeremy Lazarus, em um artigo referenciado no final deste livro.

Procure por contraexemplos, ou seja, tente se lembrar de quando ou onde determinada crença limitadora não foi verdadeira para você ou para outras pessoas.

- Utilize as posições perceptivas, se colocando no lugar de outra pessoa ou se imaginando a partir da perspectiva de outro observador. Isso mudará a forma como você percebe determinada situação que está te limitando;
- Verifique sua realidade, perguntando coisas como:"Como é que eu sei que essa crença é verdadeira?". Devemos lembrar que às vezes fazemos determinadas suposições e depois passamos a acreditar nelas;
- Aumente suas capacidades. Devemos lembrar que crenças limitantes podem ser originadas da falta de habilidade em determinada área. Portanto, a partir do momento que aprendemos coisas novas, nossas crenças começam a mudar;
- Faça de conta, perguntando a si mesmo: "Como alguém seria capaz de fazer isso?" ou "Como ele reagiria?"; Em seguida, faça isso:

> ▶ Tenha uma mentalidade voltada para o sucesso, comportando-se como se suas crenças possibilitadoras fossem verdadeiras e focadas na sua causa em particular;
>
> ▶ Qual é o seu objetivo? Quando entramos em contato com nossos valores, senso de identidade ou propósitos conseguimos suporte para encontrar a motivação necessária para superar determinada crença limitante.
>
> Lembre-se: Você já mudou sua crença antes. Quase todos nós acreditamos em algum momento no passado que não éramos capazes de fazer alguma coisa, e mais tarde descobrimos que podíamos e fizemos.

3.8. O ESTUDO DOS NÍVEIS NEUROLÓGICOS

O conceito dos níveis neurológicos foi formulado a partir da evolução de diversas teorias relacionadas às necessidades humanas, em particular a teoria denominada pirâmide de Maslow, proposta na década de 1950 pelo conhecido psicólogo americano Abraham Maslow. A pirâmide de Maslow é uma representação gráfica que separa, de forma hierárquica, as diferentes necessidades que puderam ser observadas no ser humano. Através desta separação, podemos determinar o conjunto de condições necessárias para que um indivíduo alcance satisfação, tanto pessoal quanto profissional. Este estudo tem se mostrado muito importante ao longo dos anos, pois, por mais que a motivação inicial desta pesquisa tenha nascido no campo da psicologia, a pirâmide de Maslow acabou se tornando muito utilizada por profissionais de outras áreas, tais como de recursos humanos e marketing. Empreendedores também têm utilizado este recurso, uma vez que através dele é possível entender as motivações humanas e, consequentemente, as motivações de seus colaboradores ou consumidores. A figura 3.6 apresenta uma representação da pirâmide de Maslow, ilustrando os tipos de necessidades humanas que foram identificadas.

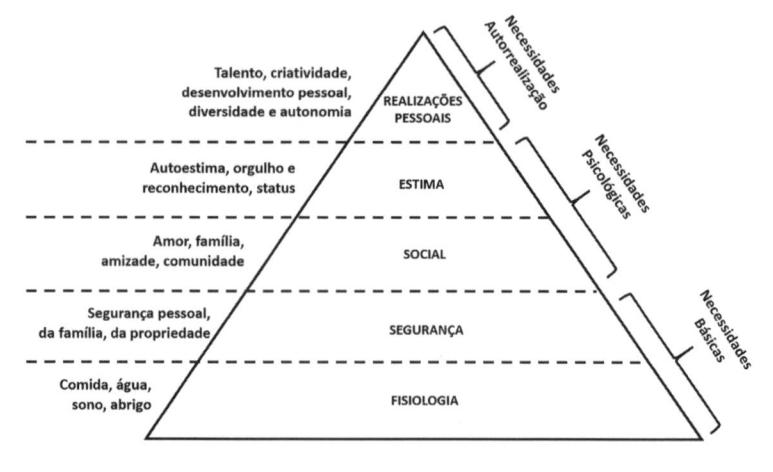

FIGURA 3.6: Representação da pirâmide de Maslow.[6]

---
6 Fonte: O próprio autor.

Ao analisarmos a pirâmide de Maslow, conseguimos observar que nossas necessidades básicas, denominadas assim pois são necessárias para nossa sobrevivência, estão na base da pirâmide. As mais elaboradas, que são necessárias para alcançarmos nossas satisfações pessoais ou profissionais, estão em seu topo. Maslow desenvolveu essa hierarquia porque acreditava que as necessidades do ser humano precisavam ser saciadas dessa maneira. Por exemplo, para um indivíduo começar a pensar nas suas necessidades sociais precisa antes estar satisfeito com suas necessidades relacionadas à segurança e à fisiologia. Com o objetivo de esclarecer melhor essa representação, apresentaremos agora de maneira resumida o que representa cada uma.

A primeira necessidade apontada, que está na base da pirâmide, é a necessidade fisiológica. Ela está localizada neste primeiro nível devido à percepção básica de que o ser humano precisa prezar, primordialmente, pela manutenção saudável do seu corpo, garantindo assim a sua sobrevivência. Acima da necessidade fisiológica está a necessidade relacionada à sua segurança. Observar que esta segurança engloba mais do que a garantia de um abrigo, envolvendo também a segurança no emprego (que garante sua renda), a segurança da família, da propriedade, entre muitas outras. Este nível da pirâmide se refere, portanto, à sensação de proteção diante de situações que podem estar fora do alcance de qualquer pessoa.

O nível seguinte ao da segurança é o nível social, que está relacionado diretamente à sensação de pertencimento e intimidade, que são fatores muito importantes para que o ser humano seja feliz. Neste nível são trabalhadas questões relacionadas à família, aos nossos relacionamentos amorosos, à sensação de pertencimento a grupos (escola, igreja ou qualquer outro de interesse comum), além da importante sensação de identificação e aceitação perante seus pares. Acima do social temos o nível da estima, que representa a necessidade que o ser humano tem de sentir-se estimado ou de desenvolver habilidades que façam com que outras pessoas reconheçam suas potencialidades. O nível da estima também está relacionado à necessidade de fazer com que seus pares reconheçam e identifiquem o seu valor no grupo.

É neste nível que são trabalhadas questões relacionadas às conquistas e realizações, além do respeito pelos outros e para com os outros. No topo da pirâmide de Maslow está o nível de realizações pessoais, que retrata uma das mais complexas necessidades do ser humano. A representação deste nível de necessidade é essencial para que possamos entender o que é necessário para alcançar a verdadeira realização pessoal e profissional que todos desejamos. Quando refletimos sobre nossas necessidades passamos a entender melhor nossos objetivos, pontos fracos e potencialidades. Isso ocorre porque durante esta reflexão nos deparamos com questões relacionadas aos valores, à moralidade, ao controle (de nossas ações e emoções) e ao autoconhecimento. Maslow também previu a identificação de outros níveis complementares, relacionados à necessidade de aprendizado, de satisfação estética e de transcendência.

Devemos lembrar que a pirâmide deve ser interpretada seguindo algumas características, como o fato de que qualquer um dos níveis ou etapas descritas devem ser saciados ao menos parcialmente para que o indivíduo possa passar para o nível acima. Esta satisfação parcial se justifica pelo fato de percebermos que o ser humano nunca terá uma necessidade de autorrealização completamente saciada, pois sempre estará preocupado com novos objetivos que surgem. Outra contribuição importante da interpretação deste modelo é que conseguimos perceber que medos, angústias, frustrações ou até mesmo inseguranças, que muitas vezes são demonstrados por determinado indivíduo, podem ser interpretados como uma falha no cumprimento de determinada necessidade. Fizemos esta breve introdução sobre a pirâmide de Maslow apenas para servir de subsídio ao conceito principal que queremos discutir neste item: os níveis neurológicos. Inspirado nas contribuições da pirâmide de Maslow, um importante autor e consultor em programação neurolinguística americano chamado Robert Brian Dilts (Figura 3.7) desenvolveu outro conceito que chamou de pirâmide de níveis neurológicos.

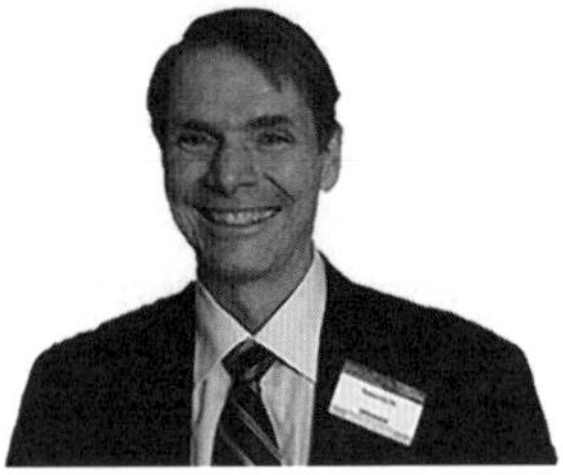

Figura 3.7: Robert Dilts (1916-1988).[7]

Além de colega, Dilts também foi aluno de Grinder e Bandler por muito tempo, tendo também estudado com Milton Erickson. Podemos ver então que Dilts foi um grande colaborador da programação neurolinguística desde o começo, tendo se destacado por contribuições importantes e inovadoras no campo da PNL, relacionadas principalmente às áreas de educação, saúde, liderança, entre outras. Para propor a teoria dos níveis neurológicos, Dilts também se inspirou nas contribuições de Gregory Bateson, que escreveu vários trabalhos que estudaram diferentes níveis de aprendizagem que podiam ser observados, chamados por ele de níveis 0, I, II e III. O trabalho de Bateson motivou Dilts a deduzir o que chamou de hierarquia de influência dos níveis neurológicos, associados aos níveis de ambiente, comportamento, capacidades e habilidades, crenças e valores, identidade, afiliação e espiritual. A figura 3.8 apresenta uma visão geral da pirâmide de níveis neurológicos proposta por Dilts.

O objetivo dessa representação é permitir uma abordagem holística do homem e da sua interação com a natureza, identificando e classificando diferentes níveis nos quais podemos atuar no desenvolvimento do ser humano. A representação passa pelo nível mais básico, que é o ambiente externo, até o nível mais profundo, que representa a espiritualidade. Este conceito pode ser adaptado para diversos aspectos de nossa vida, incluindo a educação. Por isso tem se mostrado uma poderosa ferramenta capaz de ajudar a identificar o estado atual de determinada pessoa (professores, pais ou alunos, por exemplo), para depois facilitar o estabelecimento de objetivos, metas ou qualquer resultado desejado.

Da mesma forma que a pirâmide de Maslow classifica as necessidades humanas em cinco níveis, a pirâmide de níveis neurológicos proposta por Dilts representa, de maneira complementar, sete níveis. Será através do entendimento deles que podemos encontrar a motivação necessária para nos

---

7 Fonte: https://commons.wikimedia.org/wiki/File:Robert_dilts.jpg

organizarmos melhor ou alcançarmos a nossa tão sonhada autorrealização. Estudando os níveis neurológicos podemos, portanto, entender as necessidades de alguém, detectando qual é o nível que está afetando seu estado atual, obtendo assim uma importante informação para iniciar um processo de mudança. É importante ressaltar que, embora os níveis neurológicos estejam sendo observados sob um ponto de vista hierárquico, devemos também olhar para eles como se fossem uma rede inter-relacionada ou uma série de círculos concêntricos, representando desta forma o fato de que todos os níveis estão relacionados.

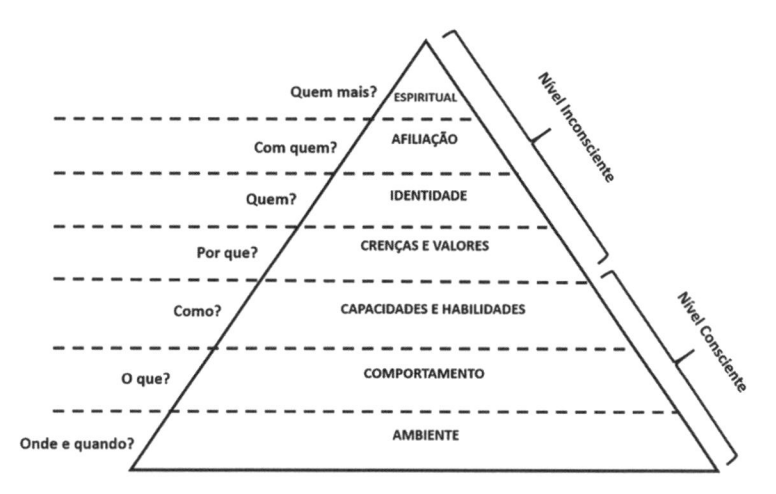

FIGURA 3.8: Representação da pirâmide de níveis neurológicos.[8]

O desenho de uma pirâmide tem sido usado pois, através desta imagem, podemos entender facilmente a estrutura sobre a qual ele funciona. Com este conteúdo inicial em mente, passaremos agora a explorar melhor o que representam cada um dos níveis neurológicos apresentados. Como vimos, o primeiro deles, que está em sua base, é o nível neurológico do ambiente. Neste caso, a interpretação da palavra "ambiente" refere-se exatamente ao ambiente externo, ou seja, o local em que determinado indivíduo está inserido. É a interação com este ambiente que acabará fazendo com que o indivíduo influencie ou seja influenciado por ele. Lembramos também que uma vez que estamos nos referindo a locais onde os indivíduos estão inseridos, temos que considerar, obviamente, tanto o local de trabalho quanto os locais de seu convívio social, inclusive incluindo as pessoas que lá estarão. O nível que está acima do ambiente é o nível neurológico de comportamento, que se refere, de forma resumida, a tudo que você diz ou faz. Sob o ponto de vista da PNL, o comportamento também está relacionado ao que você pensa, sendo assim, também considera aspectos que estão muito além das suas ações. Este nível representa a percepção sobre o comportamento que temos baseado nos estímulos que recebemos do ambiente no qual estamos inseridos, ou seja, conseguimos perceber qual é a nossa reação considerando determinada situação que estamos vivendo.

---

8 Fonte: O próprio autor.

Observando nossos comportamentos, podemos entender que eles sempre têm um propósito, que por sua vez está associado a uma intenção que tem um caráter positivo para o indivíduo. Acima do nível de comportamento está o nível neurológico que representa as nossas capacidades e habilidades, incluindo as capacidades emocionais, físicas e espirituais de um indivíduo, bem como a maneira pela qual aplicamos nossos conhecimentos e direcionamos nossas ações. A PNL dá bastante atenção a este nível neurológico uma vez que ele parte da premissa de que tudo pode ser aprendido, assumindo, consequentemente, que qualquer coisa é possível se for aprendida e aperfeiçoada em pequenas doses. Isso também vale para nossas atitudes, que podem ser adquiridas ou mudadas, dependendo apenas de nossos desejos e vontade de aprender. Como vimos anteriormente, a PNL prega que modelando outras pessoas podemos nos abrir para uma mudança mais efetiva e também para o desenvolvimento de nossas próprias habilidades. É neste nível que refletimos sobre quais habilidades precisamos adquirir para que tenhamos um bom desempenho em um determinado aspecto de nossas vidas.

Acima do nível das capacidades e habilidades está o nível neurológico das crenças e valores, que representam as verdades em que acreditamos, verdades estas que nos guiam e determinam que atitudes tomaremos, independentemente da situação. Nossas crenças e valores orientam nossas vidas, mesmo que não estejamos muito atentos a elas. É importante perceber que, se uma pessoa acredita que algo é verdade, essa verdade normalmente será diferente da percebida por outro indivíduo. Esta crença está diretamente relacionada à percepção de um nível mais profundo, que reside muitas vezes em nosso subconsciente. Dessa forma, as crenças e valores são determinantes e explicam o porquê de nossas ações. Este é um nível que deixa claro se existe ou não motivação e permissão de si mesmo para colocar suas habilidades em ação. Após o nível das crenças e valores está o nível neurológico de identidade, relacionado, como o nome está sugerindo, à identidade da pessoa, ou seja, à sua percepção de missão de vida, que mostra qual é nosso papel neste mundo. Estudar este nível neurológico faz com que possamos descobrir e reconhecer o esforço que determinado indivíduo está fazendo para alcançar as mudanças necessárias em sua vida.

Depois deste nível, encontraremos o nível neurológico de afiliação, que se relaciona ao nosso sentido de pertencimento, à percepção de que não somos seres isolados e fazemos parte de diferentes papéis e contextos na nossa vida. Este nível tem a ver com quem dividimos nossas vidas, anseios, vitórias e também nossas dificuldades. Representa, portanto, o fato de que a vida é muito maior quando somos capazes de compartilhar ideias, ideais, objetivos e sonhos em comum, considerando a participação de pessoas tanto de dentro quanto de fora de nosso círculo familiar. Situado no topo da pirâmide, temos por fim o nível neurológico espiritual, relacionado evidentemente ao nosso desenvolvimento espiritual. Esta representação também nos leva a questionar o significado de nossas vidas, abrangendo o entendimento unificado de nosso corpo, alma, emoção e intelecto. Ao refletir sobre este nível neurológico as pessoas poderão ser levadas a encontrar, de fato, seu propósito nesta vida e também aquilo que querem deixar como legado para o futuro.

3.9. MODALIDADES E SUBMODALIDADES

Estudamos anteriormente que a nossa percepção de mundo passa pelos nossos cinco sentidos básicos, que são: visão, paladar, audição, tato e olfato. Estes sentidos são denominados pela programação neurolinguística de sistemas representacionais ou modalidades. Então, quando determinada pessoa está tendo algum tipo de desconforto ou problema, pode ser que seja necessário refinar esses sistemas. Por exemplo, se estivermos trabalhando com o sentido da visão, levamos em conta o fato de que a imagem observada pode ser brilhante, escura, preta e branca ou colorida. Da mesma maneira, ao trabalharmos com o olfato, devemos considerar cheiros fortes, brandos, agradáveis ou desagradáveis. Esta denominação pode ser novidade para muitos de nós, mas curiosamente o ser humano vem dando importância às submodalidades há muito tempo. O filósofo grego Aristóteles (Figura 3.9), que foi discípulo de Platão, há 2.300 anos já estudava aspectos relacionados à qualidade dos sentidos, embora não tenha dado a esse estudo o nome de submodalidades.

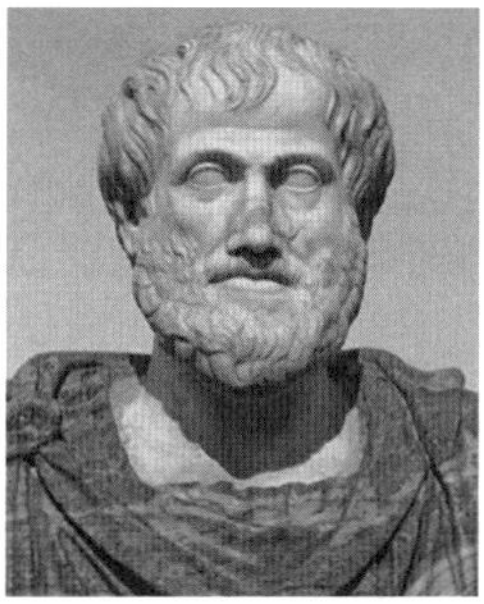

Figura 3.9: Aristóteles (384 A.C.–322 A.C.).[9]

Portanto, no contexto da programação neurolinguística todas essas variações e detalhes são responsáveis pela construção dos nossos sistemas representacionais, os quais, em outras palavras, representam a forma pela qual estruturamos as nossas experiências. Existem formas de perceber se determinada pessoa está entrando no nível das submodalidades. Percebemos isso observando, por exemplo, seu relato após ser convidada a descrever o que está se passando com ela. Se ela começar a detalhar o que está sentindo considerando o que ouve, cheira ou vê, então estará descrevendo sua experiência no nível das submodalidades. Antes da denominação dada pela PNL, as submodalidades já estavam presentes na maneira que nos comunicamos, mas até então eram consideradas apenas uma forma metafórica de expressão. Muitos de nós certamente poderiam dar vários exemplos de expressões usadas em nosso cotidiano, tais como "ficar vermelho de raiva", "eu sinto que essa pessoa é amarga", "preciso tirar esse peso dos meus ombros", entre outras. Conforme podemos perceber, todos estes exemplos fazem referência aos nossos sentidos. É correto afirmar então que as submodalidades são como se fossem tijolos que constroem nosso sistema de representação.

---

9 Fonte: https://commons.wikimedia.org/wiki/File:Aristotle_Altemps_Inv8575.jpg

O conceito de submodalidade foi uma das primeiras grandes contribuições da PNL, originando técnicas importantes, como a famosa cura rápida de fobias ou *swich*. A PNL se concentra principalmente em três modalidades: visual (imagens internas), auditivo (sons internos) e cinestésico (sensações), sendo que suas respectivas submodalidades podem ser utilizadas como um complemento para a alteração de conteúdo, ajudando na estruturação da memória, por exemplo. Para ilustrar podemos imaginar a seguinte situação: alguém chega perto do leitor e diz que "precisa manter distância deste problema". Quando essa expressão é usada, devemos perceber que, se alguém está dizendo que precisa ter distância de alguma coisa, é porque existe uma alta probabilidade de que a representação interna do problema que ela tem esteja relacionada a uma imagem. Imagem esta que, inclusive, está muito próxima da pessoa, indicando com isso mais uma pista do que tem que ser trabalhado.

Assim, podemos usar as variáveis da submodalidade para transformar a percepção de uma experiência, bastando para isso descobrir como a nossa mente está processando as informações relativas à experiência, para finalmente controlá-la. Este é um exemplo típico de intervenção que evidentemente não consegue mudar algo que já aconteceu, mas pode dar um novo significado a uma experiência traumática, tornando-a mais leve e fácil de conviver. As submodalidades também nos reforçam a ideia de que nenhuma pessoa é igual, pois cada um de nós representa, imagina ou se recorda de uma experiência que viveu por meio do uso de modalidades próprias, através de uma sequência específica, como se fosse um filme. Pode ser que para algumas pessoas essas recordações não venham acompanhadas de música, mas, para outras, a música pode estar presente o tempo todo, uma vez que cada um tem uma maneira diferente de pensar. Na PNL associamos o conceito de modalidades e submodalidades a "estratégias", ou seja, registramos passo a passo o pensamento de determinada pessoa, anotando a ordem das modalidades e submodalidades à medida que elas vão aparecendo. Esse procedimento é feito para que possamos saber como a pessoa em questão construiu o estado emocional em que se encontra. No item seguinte exploraremos com mais detalhes como a programação neurolinguística utiliza suas estratégias.

3.9.1. Estratégias da PNL

Ter uma estratégia significa recorrer a métodos ou manobras que são usados para alcançar nossos objetivos ou resultados. Sob o ponto de vista da programação neurolinguística, as estratégias representam um padrão de comportamento que inclusive pode ser copiado. Então, se percebermos que existe alguém que tem uma estratégia adequada ao seu atual momento de sua vida ou adequada às suas necessidades, devemos estudar essa pessoa e fazer as adaptações necessárias para que sirvam aos nossos propósitos. Desenvolver uma estratégia é também uma forma de pensar em nosso futuro, refinando consequentemente nosso processo de tomada de decisões, sempre com foco em resultados. As estratégias da PNL podem se dividir em três partes básicas: o resultado que desejamos, uma determinada sequência de sistemas representacionais e as submodalidades dos sistemas representacionais.

Para exemplificar, podemos citar a clássica metáfora de uma receita de bolo, onde os ingredientes representam os "sistemas representacionais" e a quantidade e qualidade dos ingredientes seriam as "submodalidades". Ao combinarmos os ingredientes com suas respectivas quantidades, teremos como resultado um saboroso bolo, que representa o "resultado desejado". Então, da mesma maneira que ocorre com a culinária, obedecer a uma sequência é muito importante para alcançar os resultados pretendidos com a estratégia adotada. Na PNL, as estratégias são pensadas como experiências que envolvem nossos sentidos, uma vez que o maior objetivo ao estabelecermos uma estratégia é descobrir quais deles uma pessoa usa para pensar, além de quais as submodalidades que ela usa com esses sentidos.

Muitas técnicas foram desenvolvidas na PNL para trabalhar com diversos tipos de estratégia, dependendo de nossas necessidades. De uma maneira geral, podemos dividi-las em categorias, como: estratégias de motivação, que são usadas para nos motivar a agir diante de uma determinada situação; estratégias de aprendizagem, utilizadas quando temos dificuldade em aprender determinado conteúdo; estratégias de decisão, necessárias quando temos diversas escolhas e precisamos agir em cima delas; estratégias de realidade, utilizadas quando precisamos discernir o que é real e o que acreditar; e estratégias de memória, que desenvolvem recursos que nos ajudam a recordar. Uma das coisas que podemos perceber quando estudamos o comportamento humano, é que um dos elementos que diferencia uma pessoa da outra é justamente o fato de alguns usarem uma ou mais dessas estratégias combinadas. Também podemos nos diferenciar de alguém que usa as mesmas estratégias que nós pelo fato de termos conseguido desenvolvê-las melhor.

As primeiras estratégias utilizadas pela programação neurolinguística foram aprimoradas pelos seus fundadores, Bandler e Grinder, mas se fundamentam em um processo evolutivo que começou há muito mais tempo. Dentre tantas contribuições anteriores, podemos destacar o trabalho de famosos psicólogos comportamentais como John Watson (o pai da psicologia científica), Burrhus Skinner (eminente psicólogo behaviorista norte-americano) e Ivan Pavlov — cujos estudos de estímulos e respostas colaboraram para construção de importantes teorias psicológicas da aprendizagem. Posteriormente, estas compreensões foram melhoradas pelos psicólogos George Miller, que foi um dos criadores da ciência cognitiva moderna, e Eugene Galanter, que também estudou processos cognitivos, além do neurocientista Karl Pribram, que trabalhou pesquisando a natureza holográfica do funcionamento cerebral. Portanto, trabalhar com nossas estratégias pode proporcionar mudanças poderosas para nós mesmos e para nossos filhos e alunos. Isso é um fato pois, quando mudamos nossas estratégias, também mudamos nossa resposta frente a diversos tipos de situações.

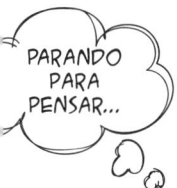

PARANDO PARA PENSAR...

"É na crise que nascem as invenções, os descobrimentos e as grandes estratégias. Quem supera a crise, supera a si mesmo."

Albert Einstein – Físico teórico alemão (1879–1955).

3.9.2. Modelo E-R (estímulo-resposta)

No início do século XX, existia uma clara divisão entre psicologia animal e a psicologia humana, divisão esta que começou a mudar principalmente devido aos trabalhos do psicólogo americano John Watson, considerado o fundador do comportamentalismo, que genericamente falando é um conjunto de abordagens que propõe incluir o comportamento como objeto de estudo da psicologia. Watson pretendia transformar a psicologia em uma ciência que poderia ser aplicável não só aos animais, mas também em seres humanos. Ele tinha essa convicção porque acreditava que todos os seres vivos evoluíram através de um processo de seleção natural, partindo de um antepassado comum, da mesma maneira como o naturalista britânico Charles Darwin constatou através dos seus estudos.

Considerando as contribuições de Watson envolvendo comportamentos que são observáveis, surgiu posteriormente um ramo da neurociência conhecido como behaviorismo, termo derivado da palavra inglesa *behavior*, que significa comportamento. Os estudos de Watson se basearam no condicionamento clássico, que foi um conceito desenvolvido no início do século XX pelo fisiologista russo Ivan Pavlov (Figura 3.10). Estes pesquisadores pioneiros propuseram que o ser humano responde a estímulos por meio de um condicionamento ou reforço, sendo que um dos trabalhos mais famosos foi o de Pavlov, que particularmente se interessou na maneira pela qual os cães começavam a salivar na presença de comida. Pavlov queria esclarecer como os reflexos condicionais eram adquiridos e, para entender esse mecanismo, ele conseguiu treinar vários cães para que ficassem com água na boca sem haver nenhuma comida por perto.

Resumindo, Pavlov fez o seguinte: todas as vezes em que os animais eram alimentados, um sino era tocado. Com o tempo, os cães começaram a associar as badaladas do sino à comida, chegando a babar famintos mesmo que o prato de comida estivesse vazio. O experimento ajudou a perceber que esse tipo de reflexo também pode ser criado do nada, sem um motivo concreto para entrarem em ação, além do fato de não funcionarem só com animais. Um exemplo mais contemporâneo é o do filme *Tubarão*, dirigido por Steven Spielberg, em 1975. Quem assistiu a esse filme se lembra claramente que sempre antes do tubarão aparecer em cena, uma trilha sonora específica era tocada. De tanto assistirmos a essa associação, quando em uma determinada hora no filme esta trilha sonora começa a ser tocada, acabamos ficando com medo mesmo que nenhum tubarão apareça em cena.

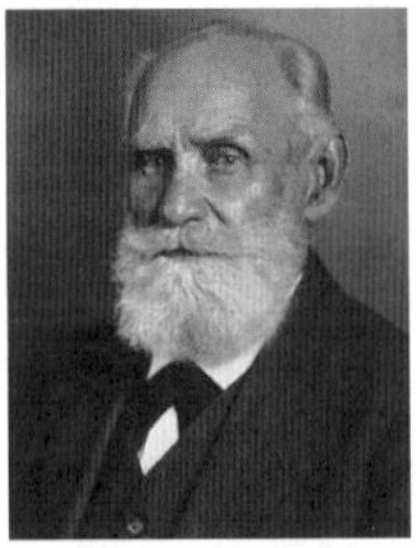

Figura 3.10: Ivan Pavlov (1849–1936).[10]

---

10 Fonte: https://commons.wikimedia.org/wiki/File:Ivan_Pavlov_NLM3.jpg

A percepção deste tipo de comportamento foi muito importante porque descobriu-se posteriormente que ele pode ser usado como base para muitos problemas envolvendo a nossa mente. Pessoas psicóticas, por exemplo, acabam sofrendo muito mais do que as outras devido a este tipo de condicionamento. As áreas de marketing e propaganda também utilizam este conceito, muitas vezes sem saber, sempre que tentam associar a ideia de felicidade à determinada rede de fastfood, por exemplo. Portanto, quando falamos de estímulo e resposta estamos na verdade nos referindo a um reflexo condicionado relacionado a uma reação interna obtida por intermédio de um estímulo externo. Entender o mecanismo de estímulo-resposta é importante, pois na PNL o estímulo está ligado a um estado fisiológico que o faz disparar. Este estado específico é conhecido como âncora e será estudado no próximo item.

3.9.3. O conceito de âncoras e técnicas de ancoragem

Durante toda a nossa vida experimentamos e reagimos a diversos tipos de sensações constantemente. Tecnicamente falando, sensações são reações a qualquer tipo de estímulo que ativa áreas de nosso córtex cerebral, representando, portanto, uma experiência vivida que foi produzida por um estímulo (interno ou externo), que por sua vez foi percebido por um dos nossos órgãos sensoriais. De forma geral, as pessoas reagem a esses estímulos externos e internos de maneira associada às suas emoções — estudaremos melhor as características das emoções no capítulo 6. Desde nossa concepção somos programados a reagir a determinados estímulos que mudam nosso estado em resposta ao ambiente, demonstrando que temos uma incrível flexibilidade comportamental. A programação neurolinguística desenvolveu ferramentas estabilizadoras que ajudam a controlar nosso estado, ou de outra pessoa, em qualquer situação. Essas ferramentas específicas são batizadas pela PNL de ancoragem e foram desenvolvidas para proporcionar estados positivos principalmente em nós mesmos. O termo ancoragem é uma alusão ao fato de a âncora de um barco proporcionar estabilidade sobre a água.

As âncoras são técnicas que permitem mudar os caminhos do cérebro ao enfrentar situações vividas em nosso dia a dia. Geralmente, até por força do hábito, não encontramos uma forma diferente para resolvermos nossos problemas. É por isso que às vezes explodimos ou tomamos atitudes que podem ser prejudiciais ao nosso desenvolvimento pessoal ou profissional. Sendo assim, a principal função que as âncoras têm é evitar que nossas emoções fiquem à deriva — outro motivo para o uso da palavra âncora. As âncoras podem ser usadas de forma consciente ou inconsciente, à medida que criamos condições de lidar com as diferentes situações que a vida nos impõe. A metáfora da âncora, neste caso, foi muito bem empregada, principalmente quando pensamos em um barco navegando pelo oceano em direção a um destino qualquer.

Durante este percurso, sabemos que em determinados momentos o barco deve diminuir sua velocidade, ou mesmo parar, impedindo que ele seja levado pelas forças que agem ao seu redor, como correntezas ou ondas. A ideia da âncora, em nosso dia a dia, terá a mesma função e, além de ser muito utilizada na programação neurolinguística, encontra também fundamentação na psicologia comportamental. De acordo com Pavlov, cujo estudo foi citado anteriormente, as âncoras ofereceriam uma relação de estímulo-resposta ou, se preferirem, de causa e efeito. A própria experiência de Pavlov com os cães foi um exemplo de ancoragem.

Quando dominamos a técnica da ancoragem somos capazes de pegar todas as nossas experiências e memórias positivas e utilizá-las para lidar da melhor maneira possível com determinada situação. Em suas origens, a ideia de ancoragem foi inspirada na modelagem de outras técnicas que eram utilizadas pelo hipnoterapeuta Milton Erickson, que frequentemente utilizava sugestões como gatilhos para ajudar as pessoas a mudarem o seu estado interno. Mais tarde, John Grinder se baseou neste conceito e começou a dar ênfase à maneira pela qual podemos guiar outras pessoas para estados mais positivos, como o estado de alta performance, por exemplo. Sob um ponto de vista mais técnico, as âncoras na PNL representam gatilhos visuais, cinestésicos ou auditivos que são capazes de provocar uma resposta interna ou de guiar alguém para um estado específico, ou seja, corresponde a qualquer estímulo que provoque uma reação interna.

Existem diversos exemplos de âncoras que podemos citar relacionadas a estímulos externos que recebemos. Imagine, por exemplo, uma música que marcou determinado momento do leitor. Depois de muito tempo, ao ouvir novamente esta música, ele terá a sensação de voltar no tempo e reviver a ocasião exata que foi tão especial e ficou associada à esta música. Em um outro exemplo, percebemos que quando estamos dirigindo não ficamos pensando em ter que parar quando o sinal fica vermelho, pois, ao ver a luz vermelha do semáforo, uma âncora é imediatamente disparada determinando que o carro seja parado.

Âncoras são as grandes responsáveis por nossas mudanças de estado, nos ajudando a construir hábitos e proporcionando a capacidade de mudar o nosso estado e estimular nossas ações. Podemos imaginar, como exemplo dessa mudança, um determinado dia no qual estamos muito nervosos, independentemente do motivo. Durante certo momento deste dia, paramos por um instante e observamos nosso filho ou neto brincando. Na hora, de uma maneira inesperada, ele olha diretamente para nossos olhos e sorri. A partir daí fica fácil imaginar a reação de qualquer pessoa nervosa diante desta situação. De que maneira ela se comportaria? Será que ela ficaria mais calma e até retribuiria o sorriso que recebeu?

Independentemente de como reagiríamos, uma coisa é certa: passar por uma experiência como essa faria qualquer pessoa nervosa mudar o seu estado. Isso ocorrerá porque uma âncora será disparada pelo sorriso da criança, que por sua vez disparará um gatilho visual que atingirá diretamente o estado interno de quem passa por essa experiência. As âncoras também provaram ser uma ótima ferramenta de ensino, facilitando o processo de aprendizagem. Na verdade, muitos professores se utilizam desta técnica, às vezes sem saber, basta observarmos os que trabalham com crianças em fase de alfabetização. Nestes casos é comum vermos esses professores associando as letras que estão sendo ensinadas a figuras de animais, por exemplo.

Então, quando uma criança aprende a letra "V", o professor pode associar esta letra à imagem de uma vaca, do mesmo modo que faria com a letra "G", ao associá-la à imagem de uma galinha. Dessa forma, quando a criança observa a letra ou a imagem, uma âncora visual é imediatamente disparada, fazendo com que ela resgate de sua memória o significado correspondente. Além do exemplo já citado anteriormente, podemos encontrar muitos outros exemplos clássicos do uso de âncoras pelas agências de publicidade, cujas propagandas têm por objetivo ancorar nos fornecedores percepções positivas em relação a determinado produto ou serviço. Elas fazem isso criando âncoras tais como "não é nenhuma Brastemp, mas...", "Casas Bahia, dedicação total a você", entre muitas outras expressões popularmente conhecidas. É importante lembrar que viver experiências intensas também pode estabelecer âncoras. Um trauma emocional, por exemplo, pode causar um sentimento de medo para toda a vida, o que é inclusive uma das origens das fobias. As âncoras também podem prejudicar nossa saúde, sendo que existem amplas evidências de que estados de depressão, ansiedade, hostilidade ou solidão podem se traduzir em doenças. Isso ocorre porque as âncoras dos estados emocionais também podem ancorar uma resposta mais fraca do nosso sistema imunológico.

Existem outros diversos conhecimentos referentes ao conceito de âncoras que poderíamos citar, mas que omitiremos para não fugir do foco principal deste livro. Como vimos, o ponto principal a ser observado é que através do uso de técnicas de ancoragem podemos mudar nossos estados mentais a qualquer momento. Um dos pressupostos da PNL, citado anteriormente, se referia ao fato de que nosso corpo e mente formam um único sistema e ambos se influenciam. Esta pressuposição é fácil de ser verificada quando percebemos que muitas de nossas angústias, decepções ou dores acabam sendo representadas de alguma forma em nosso corpo. O contrário também pode ser verdadeiro, ao pensarmos que determinadas situações físicas podem afetar diretamente nosso estado emocional e, consequentemente, nossas relações sociais ou produtividade profissional. A capacidade de mudar nosso estado e escolher de que maneira queremos nos sentir é uma das principais habilidades que devemos desenvolver para sermos felizes, pois através desta capacidade conquistamos o que chamamos de liberdade emocional.

Assim, é fundamental percebermos que o ser humano ao nascer traz consigo todas as condições necessárias para ser o que quiser. Uma vez que entendemos este fato devemos, sobretudo, passar essa percepção a nossos filhos e alunos. Muitas vezes esquecemos disso ou não nos deixamos perceber esta possibilidade pois, ao longo de nossas vidas, acabamos acumulando sentimentos negativos que estão relacionados às experiências desagradáveis que ocorreram no passado. Podemos ter sofrido humilhações no período escolar, experimentado frustrações, traições, violências, brigas com amigos e familiares queridos ou até mesmo não termos tido a devida atenção de nossos pais. Esses tipos de acontecimento, difíceis de esquecer, acabam deixando mágoas, traumas, frustrações, tristezas, culpa, medo ou raiva, sentimentos estes que causam importantes sofrimentos emocionais ou mesmo físicos. É claro que ao longo do tempo estes sentimentos desconfortáveis vão se modificando e, muitas vezes, até diminuindo, mas muitos resíduos emocionais acabam permanecendo na estrutura psíquica de cada um de nós. Por isso, um dos maiores desafios do ser humano é viver completamente o presente, sem ser influenciado pelos condicionamentos e memórias do passado.

A PNL sugere então o uso de técnicas para o estabelecimento de âncoras, nas quais associamos reações internas a gatilhos externos (ou internos), de maneira que possamos acessá-los a qualquer momento. Devemos reconhecer quais são nossas próprias âncoras, ou seja, identificar quais os estímulos que mais nos afetam em casa, na escola ou no trabalho. Podemos começar tomando consciência das vezes em que nos sentimos bem, ou não, ao longo do dia. Essa percepção permite nos concentrarmos em nossas experiências positivas, deixando de lado as negativas. Eventos do cotidiano, que muitas vezes podem parecer insignificantes, são capazes de revelar detalhes de experiências diferentes, que podem nos fazer sentir bem ou mal. Como exemplo, podemos nos sentir bem na nossa casa ouvindo nossas músicas preferidas, deitados confortavelmente no sofá, apreciando o jardim ou sentindo o cheiro de uma comida gostosa no fogão. Por outro lado, o barulho excessivo causado por uma televisão com volume alto, brinquedos espalhados pela casa ou um quarto desorganizado podem desencadear sentimentos negativos.

Um exercício interessante consiste em selecionar ao longo do dia, anotando em um caderno, cinco momentos que lhe deram prazer. Normalmente esses momentos refletem coisas pequenas, mas que por alguma razão fazem toda a diferença no seu dia a dia. São momentos como ter recebido um gesto gentil de alguém, ter tido uma conversa agradável, ter sentido o cheiro do pão fresco ao entrar na padaria, ver o sol que acabou aparecendo entre as nuvens, entre muitos outros. Depois de ter feito essas observações, sempre que estiverem vivendo momentos angustiantes ou sob pressão, voltem a um destes momentos anotados. Assegurem-se, portanto, que estejam vivendo esses pequenos momentos, importantes para cada um de nós, pelo menos uma parte de nosso dia.

FICA A DICA!

Como pudemos observar, a técnica de ancoragem tem se mostrado um recurso poderoso quando desejamos resgatar determinados estados emocionais. Fazemos uso desta técnica quando queremos ou precisamos nos sentir seguros, corajosos ou com energia para enfrentar uma determinada situação. A seguir, daremos uma dica resumida de como é a dinâmica de condução desta técnica, para que o leitor possa ter uma ideia de como realizá-la. Se bem aplicada, pode fornecer os recursos que estão faltando para enfrentar desafios e alcançar resultados desejados.

▶ O primeiro passo é identificarmos exatamente qual é o estado que queremos resgatar, que também pode ser chamado de estado de excelência. Em determinado momento, por exemplo, você pode estar precisando de coragem para enfrentar uma certa situação;

▶ Para a condução da ancoragem você deve estar em um ambiente tranquilo, sem sofrer interferências, procurando relaxar, de olhos fechados, para que facilite a entrada do chamado estado de downtime, que permite que seu foco de atenção esteja voltado para dentro de si mesmo;

▶ A partir daí, comece a voltar ao seu passado, buscando por uma lembrança de um momento no qual você teve que ter muita coragem para superar alguma dificuldade. Busque por uma lembrança nítida, porque o que queremos é captar novamente a sensação vivida durante este período;

▶ Preste atenção, à medida que você for recordando esta experiência, no resgate desta sensação e quando perceber que ela alcançou o nível máximo, ou seja, o auge deste estado, você tem que providenciar o estímulo de uma âncora específica;

▶ Este estímulo, que irá ancorar em você esta sensação de coragem, pode ser representado por um toque de suas mãos em uma parte qualquer de seu corpo,

> por um gesto, por uma imagem, uma música, enfim, por qualquer coisa que te represente algo marcante e peculiar;
>
> ▶ No momento da ancoragem, você deve estar completamente envolvido com esta sensação, porque, quanto mais intensa for a experiência de reviver este estado, mais fácil será a ancoragem e, consequentemente, maior será o tempo que permanecerá com ela;
>
> ▶ No final, devemos proporcionar uma quebra de estado, saindo dessa sensação ou sentimento que revivemos, para que possamos verificar se a âncora foi instalada. Para fazer este teste, devemos utilizar o gatilho que definimos (gesto, música etc), verificando se a sensação desejada (no caso, um sentimento de coragem) é despertada.
>
> Este procedimento normalmente é conduzido por um especialista em programação neurolinguística, embora possa ser conduzido por qualquer um autonomamente.

3.9.4. TOTS

Os pesquisadores George Miller, Eugene Galanter e Karl Pribram, citados anteriormente, construíram, a partir do modelo behaviorista de estímulo-resposta, um recurso muito usado pela programação neurolinguística conhecido como modelo TOTS, que é a abreviação de testar-operar-testar-sair. Basicamente, corresponde a um processo de ações repetidas e de construção de novos comportamentos, baseado na ideia de que comportamentos precisam ter algum processo orientador que faça com que a pessoa perceba o que fazer e quando parar. Esta ideia apareceu pela primeira vez no livro *Plans and the Structure of Behavior* (*Planos e a Estrutura do Comportamento*), escrito por Miller, Galanter e Pribram, e publicado em 1960. Este modelo leva em consideração que todos nós temos uma meta em mente quando exibimos determinado comportamento, ou seja, o nosso propósito é nos aproximar do resultado que desejamos tanto quanto for possível.

De acordo com Robert Dilts, TOTS define um ciclo de feedback básico pelo qual mudamos sistematicamente nossos estados mentais. Vamos dar um exemplo de aplicação prática do uso do TOTS, considerando uma situação que muitas pessoas desejam: aumentar o seu salário. Imaginem então que alguém tem essa meta e irá se basear no TOTS para alcançá-la. O que deverá fazer? Primeiro a pessoa deverá elaborar um plano de ação ou estratégia para que consiga o seu aumento de salário. Pode ser que, como exemplo de um primeiro passo, a pessoa decida falar com o seu superior imediato na empresa. Após ter decidido realizar esta ação, a pessoa deverá se transportar mentalmente para a sala de seu superior imediato e conversar com ele, procurando principalmente identificar se existe algum tipo de resistência por parte de seu chefe em relação a esse assunto. Caso perceba que algum tipo de argumentação contrária possa ser dita por ele, a pessoa poderá rever seu próprio discurso, adotando assim uma argumentação diferente. Portanto, à medida que novos elementos do plano de ação são considerados, devem ser testados até serem satisfatórios. Testamos sempre a estratégia para verificar se o objetivo foi atingido e, se não foi, o comportamento deve ser modificado e a estratégia de verificação repetida.

TOTS é um modelo que demonstra muita eficiência e pode ser utilizado tanto por professores quanto pelos pais. Ele também é conhecido como um modelo de comportamento eficiente, pois baseia-se numa pressuposição da PNL na qual se algo não está dando certo é porque devemos variar nossas ações até conseguirmos obter o que queremos. Para isso, professores e pais devem estar abertos a desenvolver flexibilidade comportamental para atuar de acordo com as necessidades de seus alunos ou filhos. Aplicar o TOTS e realizar esses exercícios mentais que antecipam problemas, faz com que reconheçamos que nossas dificuldades são geradas por nós mesmos e não por fatores externos. Perceber isso pode chegar a ser doloroso, uma vez que ninguém gosta de admitir o fracasso. Contudo, sob o ponto de vista da programação neurolinguística, não existem fracassos, existem apenas resultados indesejados. Sendo assim, se quisermos ter resultados diferentes, devemos realmente agir de maneira diferente.

O próprio físico teórico Albert Einstein (Figura 3.11) um dia afirmou que a maior manifestação de insanidade é tentar obter resultados diferentes fazendo as coisas sempre do mesmo jeito. Vale aqui lembrar que a PNL tem um interesse maior pelo processo, ou seja, dá mais importância a maneira pela qual uma pessoa faz determinada coisa do que no conteúdo da experiência propriamente dita. Por exemplo, em vez de observar alguém ficando zangado após perder uma partida de xadrez (conteúdo da experiência), melhor seria pensar em como é que a pessoa ficará quando se zanga após perder uma partida de xadrez (processo). Descobrir e analisar este processo ajudará a mudar uma estratégia que não está dando resultados desejados. Como a estratégia pode ser modificada, podemos usar o modelo que agora dá certo em outra área de sua vida que não está obtendo tanto sucesso.

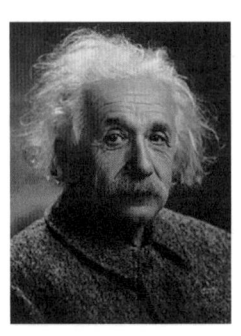

Figura 3.11: Albert Einsten (1879–1955).[11]

---

11 Fonte: https://pt.wikipedia.org/wiki/Ficheiro:Albert_Einstein_Head.jpg

CAPÍTULO 4

O MODELO DE MILTON ERICKSON E A CONTRIBUIÇÃO DA HIPNOSE

OBJETIVO DESTE CAPÍTULO

O objetivo deste capítulo é entender como a hipnose pode ser percebida como uma importante ferramenta aliada da educação. Estudaremos, sobretudo, o modelo proposto por Milton Erickson, que encontrou uma maneira de usar a linguagem para induzir e manter o transe com o objetivo de entrar em contato com recursos ocultos que todos nós possuímos.

Talvez o leitor já tenha passado pela seguinte situação hipotética: durante uma conversa com amigos, sentado à mesa ou em qualquer outro local, alguém que está presente de repente te pergunta: "Então, o que você acha disso tudo?" Após ouvir o que perguntaram, você se dá conta que não faz ideia sobre qual é o assunto ao qual essa pessoa se refere. Em uma outra situação, imagine que você está dirigindo seu carro por um caminho habitual e, após chegar em seu destino, você percebe que não se lembra claramente do que aconteceu nos últimos quilômetros do trajeto pelo qual passou. Tanto o apagão que você pode ter experimentado em uma conversa na qual estava distante do assunto quanto a dificuldade de recordar detalhes sobre o caminho percorrido enquanto dirigia representam situações que correspondem a um tipo de transe muito comum, mas muitas vezes incompreendido. Ele ocorre toda vez que nos concentramos em alguma coisa de uma maneira muito mais intensa do que o normal, fazendo com que nossa mente comece a divagar. Durante esses momentos, como muitos já puderam experienciar, acabamos pensando em tudo, menos no que está acontecendo ao nosso redor. Podemos refletir sobre diversos assuntos, como algum problema que está nos afligindo, as contas que temos para pagar, as dificuldades no trabalho, enfim, em tudo que está muito além do que, de fato, está acontecendo com você em determinado momento.

Do mesmo jeito que podemos nos perder durante uma conversa e deixar nossa mente divagar, também podemos sair deste estado naturalmente, a qualquer momento, quando por exemplo um amigo chama nossa atenção com uma pergunta, ou ao estacionar nosso carro após chegar onde queríamos. Talvez estes dois exemplos nos ajudem a compreender o que chamamos de transe hipnótico, que nesses casos hipotéticos aconteceu porque o seu cérebro estaria operando como se estivesse em um modo de segurança, permitindo que você sonhe acordado. Estes são exemplos da capacidade que temos de suprimir detalhes que ocorrem ao nosso redor e entrar em um estado de relaxamento profundo, que também é conhecido como transe. Pais e professores já devem ter presenciado muitas vezes essa situação ao perguntarem coisas para seus filhos e alunos e ouvirem a seguinte resposta: "Eu não ouvi o que você perguntou... É que eu estava aqui viajando", ou então "Não entendi, é que estou no mundo da lua". Na verdade, toda vez que presenciarmos este tipo de comportamento, o envolvido em questão está experimentando um estado de transe hipnótico. Como a hipnose não é muito conhecida e é muitas vezes vítima de preconceitos, apresentaremos de forma resumida seus conceitos principais, começando por uma visão geral da sua história. Este resumo histórico tem um caráter didático ilustrativo, sendo também particularmente interessante pois permite identificar importantes contribuições dos diversos personagens envolvidos na sua evolução.

4.1. BREVE HISTÓRIA DA HIPNOSE

Achados arqueológicos revelaram que a prática da hipnose é muito antiga, apesar de não ser conhecida por esse nome. Uma vez que os fenômenos hipnóticos ainda não eram bem compreendidos pelas antigas civilizações, essa prática sempre esteve envolvida em muito mistério e superstições. Devido a isso, como era comum em tempos remotos, as pessoas associavam esse fenômeno a instrumentos divinos ou relacionados a forças sobrenaturais, principalmente quando eram praticados por xamãs ou feiticeiros. Para termos uma ideia, existem registros de fenômenos produzidos por técnicas hipnóticas que datam mais de três mil anos encontrados em escavações feitas nas ruínas da civilização babilônica, situada no antigo reino da Mesopotâmia, entre os rios Tigre e Eufrates, no atual Iraque.

Também existem registros destes fenômenos nas culturas asteca e maia, além de em outras regiões do mundo antigo, como a Pérsia, Índia, Grécia e Roma. Não podemos deixar de citar o Egito, onde inclusive existia um local conhecido como templo dos sonhos, que era para onde as pessoas se dirigiam quando queriam receber determinadas sugestões terapêuticas enquanto estavam "dormindo". Há, inclusive, um papiro datado de mais de três mil anos que contém instruções sobre técnicas de hipnose que se assemelham muito aos métodos utilizados nos dias de hoje. Podemos observar hieróglifos encontrados em templos antigos que mostram sacerdotes colocando pessoas em transes hipnóticos. Registros relacionados às sacerdotisas da deusa egípcia Ísis também foram encontrados, mencionando que elas eram colocadas em estado de transe para dizerem aos faraós fatos que ainda estavam para ocorrer.

Na Grécia antiga, por volta do século V a.C., havia o santuário do deus da medicina e da cura chamado Asclépio, que para os romanos recebia o nome de Esculápio. O santuário ficava na cidade grega de Epidauro, que anualmente nomeava um dignitário supremo conhecido como sacerdote de Asclépio, que desempenhava funções religiosas e administrativas. Este santuário ficou muito conhecido na época, sendo que inúmeros peregrinos se dirigiam a ele para serem submetidos a procedimentos autossugestivos (hipnóticos) pelos sacerdotes. Existem registros de que esses sacerdotes guiavam os doentes, criando condições propícias para acontecimentos "milagrosos" que ocorriam enquanto eles "dormiam".

Interessante também é a importante contribuição do filósofo e médico árabe chamado Abu Ali al-Hussein Ibn Abd Allah Ibn al-Hassan Ibn Ali Ibn Sina, ou simplesmente, Ibn Sina, como era comumente chamado no mundo árabe. Ibn Sina viveu entre 980–1037, ficando mais conhecido no Ocidente como Avicena. Ele deixou um legado tão extenso quanto o seu nome, pois escreveu mais de cem livros sobre temas diversos, tais como ciências naturais, metafísica, teologia, matemática, lógica e medicina. Suas obras acabaram se tornando referência nas universidades europeias de medicina por mais de seiscentos anos. Podemos observar em uma delas, intitulada *Cânone da medicina*, explicações feitas por ele sobre a diferença entre o estado do sono e o transe hipnótico.

No século XV, temos Paracelso (1493–1541), que foi um médico, físico, astrólogo, ocultista e alquimista suíço considerado um dos pais da bioquímica. Paracelso era na verdade um pseudônimo, que significa "superior a Celso", alusão a um médico romano chamado Aulus Cornelius Celsus, cujos registros na área de medicina foram importantes fontes de conhecimento no mundo antigo. Paracelso utilizava ímãs na cura de seus pacientes, pois acreditava que suas forças magnéticas tinham influência durante o tratamento. No século XVII, o médico alemão Franz Friedrich Anton Mesmer (Figura 4.1), baseado nas teorias de Paracelso, publicou teorias de cura utilizando o magnetismo como recurso. Essas teorias na época foram amplamente aplicadas em centenas de pacientes, chamando a atenção de governantes e estudiosos a tal ponto que o rei Luis XVI designou uma comissão de especialistas para estudar os seus métodos. Mesmer ficou indignado com essa postura e não permitiu que tivessem acesso aos seus estudos, restando aos especialistas apenas observá-lo durante seus tratamentos. Como resultado, e com base apenas em suas observações, a comissão concluiu que as curas, no final, eram apenas autossugestões dos pacientes e que não estavam relacionadas diretamente ao uso do magnetismo. Oficialmente desacreditado, Mesmer morreu em 1815 na Áustria, em completo ostracismo, sem reconhecer a verdadeira natureza do fenômeno hipnótico que conduziu de forma tão espetacular.

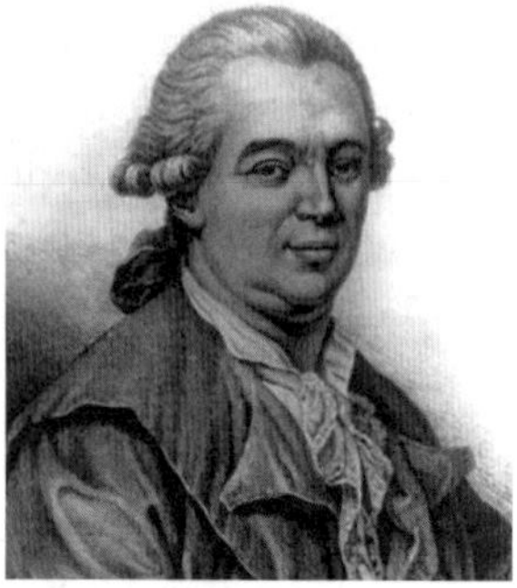

FIGURA 4.1: Franz Friedrich Anton Mesmer (1734-1815).[1]

No século XVIII, destacamos os trabalhos conduzidos pelo padre jesuíta Johann Joseph Gassner (Figura 4.2), na Alemanha, que realizava curas impressionantes utilizando métodos um tanto quanto teatrais, pois falava em latim e gesticulava muito os braços, correndo pelos aposentos e entonando a voz de maneira enfática. Através de comandos específicos, ordenava aos pacientes que relaxassem totalmente e, após "o demônio ter sido devidamente expulso", mandava que voltassem ao seu estado de consciência normal. Curiosamente, para obter a aprovação da Igreja Católica, o padre Gassner explicava que seus métodos eram um tipo específico de exorcismo. Tempos depois, em 1841, o médico e cirurgião escocês James Braid (Figura 4.3) assistiu demonstrações de um discípulo de Mesmer, o suíço Charles Lafontaine, que ainda usava técnicas de magnetismo para a cura. Ele observou que quando as pessoas eram magnetizadas ficavam em um estado físico diferente, não abrindo os olhos e sendo induzidas a imaginar coisas.

Baseado nestas observações, Braid testou esse mesmo princípio em si mesmo e também em outras pessoas, obtendo o mesmo resultado que Lafontaine. Foi Braid o primeiro a batizar este método de hipnose, em homenagem ao deus grego do sono "Hypnos", pois acreditava que as pessoas ficavam em um estado específico de "sono do sistema nervoso". Posteriormente, se arrependeu de dar este nome porque descobriu que a hipnose não tinha nada a ver com o estado de sono. Tentou até modificar essa denominação, mas sem sucesso, pois a expressão já tinha se fortalecido. James Braid foi a primeira pessoa a criar a indução através da fixação dos olhos, uma das maneiras utilizadas para induzir o transe hipnótico.

---

1 Fonte: https://commons.wikimedia.org/wiki/File:Franz_Friedrich_Anton_Mesmer_(_gim%-C4%97_1734m._gegu%C5%BE%C4%97s_23d._-_mir%C4%97_1815m._kovo_5d.).jpg

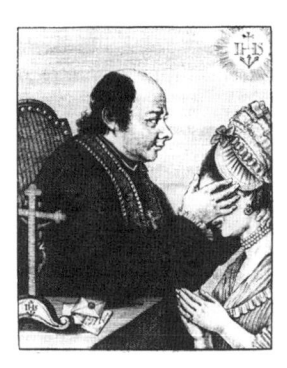

Figura 4.2: Padre Johann Joseph Gassner (1727-1779).²

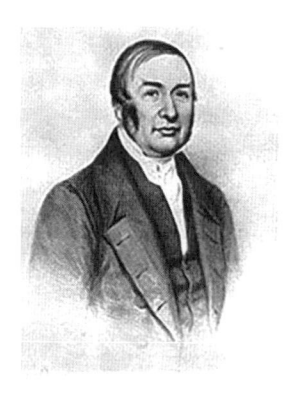

Figura 4.3: James Braid (1795–1860).³

Outros personagens importantes também poderiam ser citados, como o Marquês de Puységur, que inclusive foi um discípulo de Mesmer e que rotulou a expressão "sonambulismo artificial", baseado em suas observações do tratamento que realizava. Temos também o padre José Custódio de Faria, que era um monge português, mais conhecido como abade Faria, apesar de nunca ter sido um abade — abade é o superior de uma abadia, mosteiro ou congregação religiosa de monges. Abade Faria conheceu o Marquês de Puységur e depois aperfeiçoou o seu método, sendo o primeiro a lançar a chamada doutrina da sugestão. Um dos últimos expoentes da teoria do magnetismo foi o médico e professor inglês John Elliotson (Figura 4.4), que lecionava na Universidade de Medicina de Londres e era presidente da Royal Medical Society. Este eminente médico, que também introduziu o uso do estetoscópio na Inglaterra, foi o primeiro a usar a hipnose no tratamento da histeria — embora nessa época esta técnica ainda não tivesse esse nome. Também convém citar as igualmente importantes contribuições de Alexander Bertrand, que em 1820 já estudava o estado hipnótico aplicado, e do médico francês Liébeault, que ainda no século XIX, através de sua simpatia e consequente cooperação de seus pacientes, conseguiu estabelecer uma nova linha de conduta para os hipnotizadores modernos.

Outro proeminente médico francês, Hyppolite Bernheim, que inicialmente era contrário ao hipnotismo, posteriormente contribuiu para que o mundo científico começasse a acolher a hipnose, sendo o primeiro a lançar a contribuição deste fenômeno em bases mais amplas. A hipnose só começou a ser mais respeitada por meio da luta pelo seu reconhecimento, que foi conduzida pelo jovem escocês James Esdaile, que trabalhava como cirurgião da Companhia Inglesa das Índias Orientais, alocado em Calcutá, na Índia. Inspirado pelos trabalhos do médico inglês John Elliotson, Esdaile realizou milhares de intervenções cirúrgicas, inclusive amputações, usando apenas o efeito de anestesia hipnótica. Seu sucesso nestes procedimentos causou suspeitas entre outros médicos da época, que inclusive sugeriam que ele pagava os pacientes para simular a ausência de dor. A pressão

---

2 Fonte: https://commons.wikimedia.org/wiki/File:Johann_Joseph_Ga%C3%9Fner.jpg
3 Fonte: https://pt.wikipedia.org/wiki/Ficheiro:James_Braid,_portrait.jpg

e falta de crença nesta técnica foi tão grande que Esdaile teve que fechar seu hospital em Calcutá e retornar para a Escócia, pois a Sociedade Britânica de Medicina impediu que ele continuasse atuando como médico. A exemplo do que aconteceu com seu mestre Mesmer, também morreu no mais completo ostracismo.

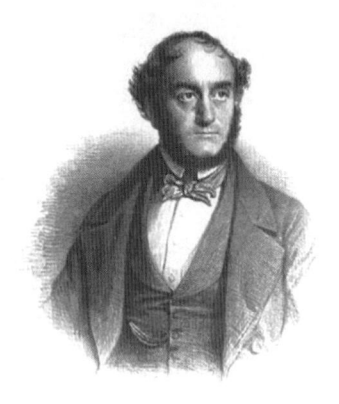

Figura 4.4: John Elliotson (1791-1868).[4]

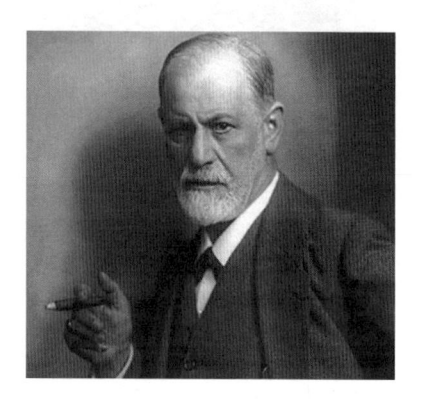

Figura 4.5: Sigmund Freud (1856-1939).[5]

Recentemente, já no início do século XX, as pesquisas que haviam sido desenvolvidas por James Braid acabaram estimulando outros pesquisadores da época a usar a hipnose, como, por exemplo, Ivan Pavlov e Sigmund Freud (Figura 4.5), que a usavam como apoio para as terapias que realizavam. Curiosamente, Freud rejeitou o hipnotismo enquanto técnica terapêutica, substituindo-o pela livre associação de ideias, que é proposta pela psicanálise. Contudo, os trabalhos desenvolvidos pelo próprio Freud se tornaram, posteriormente, responsáveis pelo ressurgimento da hipnose, uma vez que as suas bases modernas são uma consequência direta de orientações e penetrações psicanalíticas. Ainda no século XX, temos mais duas importantes contribuições para a hipnose: a de Dave Elman (1900-1967) e Milton Erickson (1901-1980). Elman, curiosamente, era mais conhecido pelo seu trabalho como locutor de rádio, além de atuar como comediante e compositor musical. Entretanto, ministrava diversos cursos para médicos e também escreveu um livro chamado *Findings in Hypnosis*, denominado depois de *Hypnotherapy*. Um dos legados mais importantes de Elman está relacionado ao seu famoso processo de indução, que inicialmente foi desenvolvido para realizar a hipnose de um modo mais rápido. Este processo depois foi adaptado para uso profissional por outros médicos. Falaremos de forma mais detalhada sobre os trabalhos e contribuições do psiquiatra norte-americano Milton Erickson no item 4.3 deste capítulo, pois o tipo de hipnoterapia proposto por ele é de particular interesse para os propósitos deste livro.

---

4 Fonte: https://commons.wikimedia.org/wiki/File:John_Elliotson_-_lithograph_circa_1838.jpg
5 Fonte: https://en.wikipedia.org/wiki/File:Freud_420a.jpg

4.2. O QUE É ESTAR EM TRANSE HIPNÓTICO

Antes de conhecermos melhor a grande contribuição de Milton Erickson para a hipnoterapia, vamos entender alguns fundamentos básicos do chamado transe hipnótico. Inicialmente, é bom ressaltar que qualquer pessoa que entrar em um estado de concentração profunda estará suscetível a entrar em transe hipnótico. Por ser esta uma situação comum, existem alguns especialistas que dizem que podemos entrar em estado de transe pelo menos dez minutos a cada hora. Sendo assim, não é absolutamente necessário nos prepararmos para entrar em transe através do uso de recursos como fechar os olhos ou deixar o corpo relaxado. Fechar os olhos, por exemplo, apenas facilita este processo. Quando entramos nesse estado naturalmente é porque acabamos focando demais a nossa atenção em alguma coisa, de maneira bastante semelhante ao que ocorre quando somos induzidos a isso por meio de um transe hipnótico. Contudo, existe uma diferença importante: quando entramos em transe naturalmente, nosso foco está em coisas que acontecem do lado de fora, ou seja, em algum evento externo que passamos a prestar atenção ininterruptamente. No caso do transe hipnótico isso não ocorre pois está relacionado a eventos internos.

Portanto, o transe hipnótico é usado quando queremos proporcionar um estado de consciência através do qual podemos acessar recursos inconscientes de determinada pessoa para resolver problemas ou fazer as mudanças que precisam ser feitas. É importante saber que alguém que se encontra em transe hipnótico não está dormindo ou coisa parecida, muito pelo contrário. Nesse estado o seu cérebro está experimentando um momento de concentração profunda, além do fato da memória estar atuando de forma focada e ampliada. Sendo assim, quando uma pessoa está hipnotizada, por mais que externamente aparente experimentar uma situação de calmaria absoluta, durante este processo seu córtex cerebral está sendo altamente demandado. É importante ressaltar que um dos pré-requisitos para alguém se submeter à hipnose é realmente querer se subjugar a este procedimento, de maneira voluntária. Caso contrário, os efeitos desejados poderão diminuir sensivelmente, ou mesmo não acontecer.

Chamaremos atenção agora para um tipo específico de transe que é denominado transe conversacional, que ocorre quando nos conectamos à alguém através do diálogo. Isso é possível quando uma das partes está em alerta (com suas ondas cerebrais em beta), e a outra parte está completamente relaxada (com suas ondas cerebrais beirando a alfa). Este tipo de transe é muito utilizado nas estratégias ericksonianas — denominação dada às técnicas hipnóticas propostas por Milton Erickson. É um tipo propício de transe utilizado quando desejamos ajudar a pessoa a se conectar com seu inconsciente e, consequentemente, com recursos armazenados em seu interior, permitindo dessa maneira que ela desenvolva soluções mais criativas diante do problema que está sendo trabalhado.

Outro aspecto de igual importância é que, ao contrário do que muitos imaginam, um estado hipnótico pode ser induzido pelo próprio indivíduo, o que é chamado de auto–hipnose. Como mencionamos antes, podemos entrar muitas vezes neste estado ao longo do dia, em função de várias motivações, como, por exemplo, quando estamos vivenciando momentos de tédio, ouvindo ritmos monótonos ou mesmo em momentos de estresse e ansiedade. O uso da auto–hipnose é um recurso muito interessante quando desejamos melhorar nosso bem-estar, promovendo estados de relaxamento profundo e melhorando a qualidade de nosso sono, enfim, proporcionando uma melhor qualidade de vida.

4.3. O MODELO MILTON

O psiquiatra norte-americano Milton Hyland Erickson (Figura 4.6), devido a sua especialização em terapia familiar e a aplicação da hipnose na psicoterapia, tem sido considerado o hipnoterapeuta mais importante do século XX. Inclusive foi o fundador da Sociedade Americana de Hipnose Clínica. Por essa razão, apresentaremos um resumo de sua trajetória, que se confunde de certa forma com a evolução da própria hipnose ao longo dos anos. Durante sua infância e juventude, os médicos constataram que Erickson era disléxico e daltônico, além de não conseguir diferenciar direito o tom dos sons. Como se não bastasse, aos dezessete anos ele contraiu poliomielite, o que o obrigou a ficar um longo período imobilizado em sua cama. Durante este período de reclusão, como não tinha mais nada que pudesse fazer, começou a observar melhor as pessoas com quem convivia. Observou diversos comportamentos que chamaram a sua atenção, como, por exemplo, o fato de suas irmãs estarem dizendo "não", quando na verdade queriam dizer "sim" e vice-versa. Sem saber, estava se especializando no estudo do que futuramente foi chamado de linguagem não verbal e corporal.

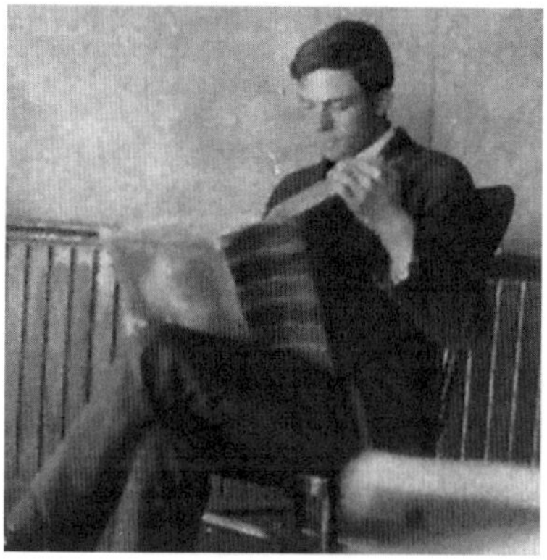

Figura 4.6: Milton Hyland Erickson (1901–1980).[6]

Em sua luta para voltar a andar, Erickson contou que se inspirou nas tentativas de sua irmã mais nova, se concentrando nas suas memórias e na visualização de como sua irmãzinha conseguia fazer isso. Mais tarde, batizou este recurso de memórias do corpo. Erickson ingressou na faculdade de medicina aos 21 anos e, como estava muito interessado em aspectos relacionados à mente humana, cursou simultaneamente um curso de psicologia. Depois, na hora de decidir que especialização seguir, escolheu a psiquiatria. O interesse de Erickson por hipnose começou após assistir uma demonstração realizada na sua faculdade, conduzida pelo psicólogo americano Clarck Leonard Hull, que, apesar de também ter estudado hipnose e sugestionabilidade, ficou conhecido por sua teoria dos impulsos do comportamento e pesquisas relacionadas à motivação humana.

---

6 Fonte: https://pt.wikipedia.org/wiki/Milton_Erickson

O encontro com o professor Hull foi um momento decisivo para a futura carreira de Erickson, à medida que a hipnose passou a ser essencial em sua prática clínica. Então, Milton Erickson acabou ficando muito conhecido pelas habilidades que adquiriu, através das quais era capaz de induzir o transe em seus pacientes, permitindo que ocorressem mudanças reais nas pessoas atendidas. Uma das habilidades desenvolvidas foi a de perceber e descrever o que seus pacientes deveriam estar experienciando. Baseado nesta percepção, ele conseguia apresentar determinadas sugestões que conduziam os pacientes a um novo tipo de pensamento. Seu estilo era, portanto, diferente dos outros hipnoterapeutas, pois adotava uma postura mais flexível, sempre respeitando as realidades individuas de cada um. Era capaz de induzir seus pacientes ao transe de uma maneira mais suave, falando sobre assuntos gerais em vez de usar comandos do tipo "a partir de agora você entrará em transe". Apesar da hipnose ter sido essencial em sua prática clínica, o que mais chamava a atenção em Erickson era sua acuidade sensitiva, pois conseguia perceber mudanças muito sutis em seus pacientes. Estas mudanças iam desde discretas alterações nas expressões faciais e inflexão da voz, passando pela análise do tônus muscular e temperatura corporal. Infelizmente, ele acabou desenvolvendo uma síndrome pós-pólio, que o deixou gravemente paralisado mais uma vez, tornando necessário o uso de uma cadeira de rodas.

O chamado modelo Milton é a designação dada a uma técnica específica que utiliza os procedimentos hipnóticos desenvolvidos por Milton Erickson em conjunto com conceitos da programação neurolinguística. Este modelo foi desenvolvido por Richard Bandler e John Grinder, e representa, basicamente, um conjunto de padrões de linguagem que podemos usar quando queremos induzir alguém a um estado de transe. Existe um fato curioso relacionado ao primeiro encontro entre Erickson, Bandler e Grinder. Quando Richard Bandler ligou para marcar uma entrevista com Erickson, coincidiu do próprio Erickson atender o telefone, o qual já sabia da intensão de Bandler em conversar com ele por intermédio do seu amigo Gregory Bateson. Durante a conversa telefônica, Erickson disse que não tinha interesse de se encontrar com Bandler e Grinder, alegando que era um homem muito ocupado. Quando ouviu este argumento, Bandler disse a seguinte frase ao telefone: "Algumas pessoas, Dr. Erickson, sabem como achar tempo", enfatizando bem as palavras "Dr. Erickson". Quando Erickson ouviu essa frase, ele se deu conta que Bandler tinha acabado de usar uma de suas próprias técnicas relacionadas à linguagem hipnótica. Após perceber isso, respondeu dizendo "venha quando quiser", também dando ênfase às duas últimas palavras. O que ocorreu durante esse diálogo foi o seguinte: quando Bandler enfatizou as palavras "Dr. Erickson" e "achar tempo", acabou criando uma nova frase, que estava embutida dentro de uma frase maior. Mais tarde, essa estratégia ficou conhecida como comando embutido. Erickson acabou mudando de ideia ao concordar com o encontro porque ficou intrigado com o fato de Bandler haver percebido o uso deste recurso, sendo que a maioria das pessoas não conseguia tal fato.

Este encontro foi muito proveitoso para Bandler e Grinder, que, após a aprovação de Milton Erickon, começaram a estudar e tentar conceituar suas técnicas, bem como sua maneira de trabalhar. Eles perceberam, inicialmente que para o hipnoterapeuta iniciar um processo de indução era necessário observar a maneira pela qual cada paciente estava organizando sua experiência de vida. Em outras palavras, era preciso observar o modelo de mundo do paciente, seus sistemas representacionais, quais os metamodelos construídos, bem como quais foram os processos de modelagem utilizados. Essas percepções iniciais eram também subsídios para que um rapport apropriado fosse estabelecido. Conhecer os metamodelos utilizados ajuda a conduzir o paciente para ser bem mais específico e objetivo sobre qual é o problema que está tentando resolver, consequentemente, trazendo novos recursos que poderão ser utilizados na solução do problema proposto. O modelo Milton usa os mesmos padrões existentes nos metamodelos, mas de uma maneira inversa. O metamodelo nos fornece um conjunto de perguntas que nos auxiliam a ajudar outras pessoas, fazendo com que saiam da estrutura superficial da sua comunicação para uma compreensão mais profunda da sua estrutura, explorando crenças que estão inconscientes, valores e critérios de decisão. Ele tem mostrado ser uma ferramenta extremamente útil, mas que exige muita prática para conseguir dominar todo o processo de questionamento. De um lado, busca reunir informações sobre a pessoa com quem estamos interagindo e, de outro, o modelo Milton objetiva reduzir os detalhes, adotando uma linguagem mais vaga e de fácil aceitação por qualquer pessoa.

O que mais chama atenção no modelo Milton é a maneira pela qual usamos os recursos da linguagem para induzir e também manter o estado de transe, lembrando que este estado é necessário para que possamos buscar por recursos ocultos em nosso subconsciente. Entrar em estado de transe nos permite, portanto, aprender a partir de nossa mente inconsciente. Convém lembrar ainda dos conceitos de modelo de mundo e sistemas representacionais, uma vez que são importantes de serem observados antes da indução hipnótica. De acordo com a programação neurolinguística, o chamado modelo de mundo basicamente pode ser descrito como se fosse um recorte da realidade que é percebida pelo paciente. Já os sistemas representacionais são como se fossem canais através dos quais recebemos e absorvemos as informações que observamos. A partir do momento que começamos a usar os padrões de linguagem hipnótica propostos pelo modelo Milton, conseguimos incentivar quem nos ouve a ir para níveis mais elevados de pensamento e entrar em estados mais profundos de sua mente. Conseguimos este resultado estimulando a pessoa a se afastar de detalhes sobre o que está acontecendo, fazendo com que ela tenha uma visão e percepção mais ampla sobre o problema que está sendo trabalhado. Ao contrário do que muitos hipnoterapeutas acreditavam na época, Erickson achava que mesmo que alguém não estivesse em um estado de transe profundo, sua mente inconsciente ainda poderia estar ouvindo. Então, através de sugestões específicas, que podiam ou não ser percebidas de forma consciente pelo paciente, mudanças terapêuticas poderiam ser realizadas.

Se estamos desejando melhorar nossa comunicação com nossos filhos e alunos, devemos, então, melhorar nossos padrões de linguagem. É por isso que a compreensão do modelo Milton é bem-vinda, pois no fundo ele representa diversos padrões de linguagem que podem ser usados para alterar estados de consciência, acessando recursos inconscientes. Podemos destacar alguns benefícios obtidos pela hipnose Ericksoniana com relação à aplicação prática em nossos filhos ou alunos, comentando sobre alguns procedimentos que são usados para acalmar crianças muito agitadas, que estão sob estresse ou mesmo aquelas que estão com medo de passar por determinada experiência. Começamos, por exemplo, explicando sobre uma simples conduta que podemos tomar, muito útil quando queremos captar a atenção de crianças. Para realizá-la, muitos terapeutas utilizam objetos ou brinquedos que fazem parte do mundo da criança envolvida. No entanto, devemos tomar cuidado com a escolha destes objetos porque, se um determinado brinquedo possuir características que representam ação, em vez de acalmá-la podemos obter um efeito inverso ao que desejamos. Não podemos nos esquecer também que sob os olhos de uma criança representamos uma figura de poder e por esta razão muitas vezes elas podem se sentir intimidadas a conversar ou compartilhar algum momento de preocupação. Se observarmos que a criança está intimidada, podemos fazer uso de recursos como os fantoches, que poderão exercer um papel de intermediário na interação com a criança, facilitando, assim, sua entrada no mundo dela. Após estabelecer esta conexão, será possível caminharmos para o próximo passo que é a concretização da conversa propriamente dita.

Outra situação recorrente e muito comum é a maneira com a qual lidamos com o medo nas crianças. Independentemente da idade, o medo está presente em nossas vidas, pois representa uma reação instintiva de nosso organismo que está nos preparando fisiologicamente para lutar ou fugir diante de alguma ameaça. Como as crianças vivem a maior parte do seu tempo em um mundo imaginário, fantasiando coisas o tempo todo, é comum vê-las confundindo as realidades desses dois mundos. É por isso que, com certa frequência, expressam seus medos sem ter um motivo aparente. Os adultos devem compreender este fato e saber lidar com essa situação, pois mesmo que estejam bem-intencionados, podem repreender a criança de maneira equivocada. Alguns pais imaginam que é melhor fazer a criança enfrentar diretamente situações em que ela demonstra medo, mas isso muitas vezes provoca desequilíbrios importantes, piorando o quadro atual. É por isso que temos que ser comedidos e evitar usar o medo nas crianças como forma de poder, principalmente quando queremos que elas nos obedeçam. Normalmente fazemos isso por meio do uso de frases do tipo "se você não dormir agora, o bicho papão vai te pegar". Na maioria das vezes, um simples abraço já é suficiente para afastá-las dos perigos que estão enfrentando. O abraço tem esse poder porque elas realmente acreditam que somos capazes de protegê-las de qualquer coisa.

4.4. HIPNOSE NA EDUCAÇÃO

A hipnose tem sido aplicada na área da educação para vários propósitos, como, por exemplo, quando queremos ajudar nossos filhos e alunos a organizarem melhor suas experiências de vida. Para estes casos normalmente são usados procedimentos que envolvem exercícios de imaginação e introspecção. Como resultado, obtemos o desenvolvimento de mudanças comportamentais positivas através de uma abordagem diferenciada dos tradicionais métodos usados nos adultos. Além de usar conhecidos métodos da hipnose terapêutica, são incluídas neste propósito outras dinâmicas lúdicas, como as utilizadas por contadores de histórias. As crianças e jovens também realizam exercícios que buscam aumentar a sensibilidade e a percepção e, para isso, são apresentados a cenários metafóricos construídos especialmente para servir de ambiente de apoio para suas mentes conscientes. Sabemos que o uso de metáforas acaba oferecendo alternativas à mente inconsciente da criança, porque permite que ela percorra outros caminhos de percepção e compreensão. Como podemos observar, a hipnose possibilita uma reeducação da mente por intermédio de um procedimento absolutamente natural e seguro. Entre os principais benefícios que observamos na aplicação desta técnica na área de educação estão o aumento do foco e da concentração, além da melhora na autoestima e autoconfiança das crianças e jovens que a experimentam. Esses benefícios só são possíveis pois o subconsciente é responsável pelo armazenamento de todo o potencial que a criança tem a sua disposição, conforme pudemos aprender anteriormente. Este potencial é, portanto, despertado através do uso da hipnose.

À medida que passamos a compreender melhor o propósito da hipnose e das ferramentas proporcionadas pela programação neurolinguística, conseguimos perceber que as emoções têm papel importante no bloqueio do sucesso educacional de nossos filhos e alunos. Quando permitimos a ressignificação destas emoções, a mente acaba se reeducando para ter mais foco, aumentando a confiança e a concentração nas atividades escolares. Dessa forma, a reeducação da mente de nossos filhos e alunos permite o aumento de sua criatividade, possibilitando ainda encontrar mais caminhos para a solução dos problemas que enfrentam diariamente. Ao superar seus obstáculos, as crianças e jovens adquirem a confiança necessária que os levam a perceber que estão no controle de suas vidas, o que será fundamental para seu crescimento como ser humano. Podemos também considerar a aplicação da hipnose na educação como uma reunião de diversas ferramentas e mecanismos de comunicação que promovem o que é conhecido como *insight*. Esta palavra, que tem origem no inglês arcaico e pode ser traduzida como "visto de dentro", se relaciona com a nossa capacidade de discernimento, ou seja, a um acontecimento de origem cognitiva associado a vários fenômenos. O *insight* pode proporcionar uma melhor compreensão sobre um cenário observado. Existem aqueles que também o associam à perspicácia ou ao aparecimento de uma solução repentina para um problema apresentado. A hipnose na educação pode ser representada, portanto, como uma reunião de diversas áreas do conhecimento, que inclui sobretudo a participação de importantes conceitos da programação neurolinguística.

Independentemente da estratégia, do recurso ou metáfora utilizada, a hipnose aplicada à educação busca, basicamente, melhorar a aprendizagem sem levar em conta o processo educacional que a criança ou jovem esteja experimentando. Além disso, propicia a instalação de novos conteúdos, quando o caso se refere ao estudo de aprendizagem de uma determinada matéria ou disciplina. Outros recursos específicos também poderão ser instalados, relacionados a mudança de comportamento das crianças ou jovens. No final, a ideia é a mesma, ou seja, sempre oferecer alternativas para que a mente inconsciente possa percorrer novos caminhos relacionados à percepção ou à compreensão do que está se tentando entender. Esta experiência comprovadamente potencializa os processos de tomada de decisão, melhorando a percepção de nossos filhos e alunos. Convém ressaltar que pretendemos com esta exposição apenas sinalizar aos pais e professores que a hipnose pode se mostrar um recurso eficaz nos processos educacionais em determinadas situações específicas. Obviamente estes procedimentos devem ser conduzidos com anuência dos pais, por profissionais especializados no uso da hipnose com fins terapêuticos.

Da mesma forma como ocorre com a técnica de acupuntura, hoje a hipnose é reconhecida e adotada pela medicina como sendo mais um dos inúmeros recursos utilizados pelos profissionais da área de saúde. Esta técnica tem sido utilizada em importantes hospitais ao redor do mundo, com as mais diversas finalidades, como, por exemplo, para a diminuição de efeitos colaterais da quimioterapia, redução da fadiga, tratamento de dores crônicas, como analgesia, e também para deixar de fumar, perder peso, combater o estresse, entre outros. A hipnose também tem sido extremamente pesquisada e aprimorada por importantes instituições de pesquisa. Como exemplo, podemos citar um grupo de cientistas da universidade inglesa de Greenwich, que tem estudado como um ambiente de realidade virtual poderia potencializar os efeitos da prática da hipnose. Um cientista britânico, o Ph.D. David Oakley da University College London, é um dos líderes de uma linha de pesquisa que busca simular doenças por intermédio da hipnose, objetivando estudá-las melhor. Ele chegou a publicar vários experimentos que usaram a hipnose para estimular as pessoas a experimentar diversas sensações ao fazer com que o cérebro delas simulasse situações imaginárias. Os resultados comprovaram que as pessoas envolvidas nestas experiências passaram a sentir calor, alucinações auditivas e até alguns tipos diferentes de dor. O objetivo era verificar se estes estados cerebrais que foram induzidos poderiam ser usados em ambientes controlados, tentando com isso entender como algumas doenças realmente afetam quem as experimenta.

Existem ainda pesquisas que tentam verificar se há alguma característica genética que leva certas pessoas a serem mais hipnotizáveis do que outras. Apesar de existirem diversas linhas de pesquisa na área de hipnose, os próprios cientistas apontam que tem sido feito um grande esforço para melhorar a qualidade dos estudos nesta área, pois, apesar de alguns terem sido executados por renomados cientistas e de acordo com critérios apropriados, muitas constatações têm sido publicadas sem estarem adequadas a padrões de qualidade científica elevados, o que acaba deixando margem para serem contestadas.

CAPÍTULO 5

SUBSÍDIOS PARA O DESENVOLVIMENTO DE UMA LINGUAGEM INFLUENCIADORA

OBJETIVO DESTE CAPÍTULO

Este capítulo explica importantes recursos da PNL relacionados aos diversos aspectos que envolvem nossa comunicação. Ao entender como esses processos ocorrem, poderemos desenvolver uma linguagem mais influenciadora e motivadora, promovendo maior sinergia entre pais, filhos, professores e alunos.

Percebemos, ao longo da história da humanidade, que o ato de discursar tem sido fundamental para a construção de nossa sociedade. Falar em público e saber se expressar de forma convincente e segura sempre foram consideradas habilidades que nos distinguem positivamente de outras pessoas. Na Grécia antiga, por exemplo, era considerada uma das mais importantes qualidades dos cidadãos, pois os gregos sabiam que por meio do debate de ideias era possível contribuir para a sociedade de uma maneira mais efetiva. Os discursos na Grécia antiga aconteciam em lugares específicos, chamados de ágoras, palavra esta originada do verbo *agorien*, que significa discutir, tomar decisões ou deliberar. As ágoras passaram a ter muita importância na formação política das cidades gregas, tornando-se também um lugar de manifestações públicas, ou seja, de exercício da cidadania. Considerando que a linguagem está presente em todas as nossas necessidades de comunicação, interpessoalmente ou com nós mesmos, através de nossos pensamentos. Abordaremos agora importantes conceitos e reflexões, que certamente nos motivarão a dar mais atenção para a maneira pela qual nossa linguagem tem sido utilizada. Afinal, todos nós pensamos, falamos e ouvimos por meio de palavras, que são usadas inclusive quando queremos expressar alegria, felicidade, tristeza, aborrecimento, entre outros sentimentos. A programação neurolinguística demonstra que devemos tomar cuidado com as palavras que escolhemos usar, pois elas têm uma influência significativa nas nossas atitudes e em muitos outros aspectos importantes da nossa vida, como veremos ao longo deste capítulo.

5.1. O DIÁLOGO ABSTRATO E OS DEFEITOS NA COMUNICAÇÃO

As crianças recebem uma quantidade enorme de informações verbais, principalmente dos sete aos doze anos, informações estas que ajudam no desenvolvimento dos seus sistemas sensoriais, em particular, a visão, o tato e a audição. Os dados obtidos por meio destes sistemas ajudam no desenvolvimento dos neurônios, mais especificamente na formação das áreas do cérebro responsáveis pela compreensão, fala, memória de longo prazo, entre outras. Pesquisadores descobriram que, quando as crianças fazem uso intenso das palavras, elas acabam ensinando seus sistemas auditivos a preferirem o desenvolvimento de uma aprendizagem mais auditiva. Isso é facilmente percebido quando deixamos de fazer atividades em conjunto com as crianças e passamos a dar a elas ordens verbais. Notamos, então, que as crianças que desenvolveram uma aprendizagem mais auditiva estão mais propensas a obedecer a ordens verbais, pincipalmente se elas também estiverem motivadas pela tarefa proposta.

Por isso é que temos visto, com muita frequência, pais e professores cada vez mais transmitindo verbalmente suas regras sociais e seus conhecimentos para as crianças, ao mesmo tempo em que observamos a diminuição de atividades lúdicas e artísticas — principalmente por parte das instituições de ensino. Contudo, devemos ter cuidado com o uso de uma estratégia exclusivamente verbal porque a diminuição, ou mesmo eliminação, de recursos lúdicos ou artísticos não é recomendável nem saudável para o desenvolvimento das crianças e jovens. Mas por que será, já que aparentemente muitas delas se mostram aptas para uma abordagem mais auditiva? Ocorre que, se as atividades associadas ao sistema cinestésico que as crianças já dominam, forem eliminadas, poderá haver uma ruptura entre os sistemas corporais, que já estão bem desenvolvidos, com os processos ligados à linguagem e ao raciocínio, que serão mais estimulados em um momento mais avançado do processo ensino-aprendizagem.

Outra questão relacionada à comunicação auditiva é o fato de muitos professores exigirem que as crianças fiquem em silêncio durante grande parte do tempo em sala de aula, atitude esta que também pode ser observada com os pais dentro de seus lares. Quando analisamos este tipo de atitude, percebemos que ela se mostra incongruente com o desenvolvimento cerebral das crianças, principalmente ao considerarmos a etapa evolutiva em que se encontram. Nesta faixa etária, as crianças precisam receber, com frequência, outros tipos de estímulos além dos auditivos, como visuais e táteis, pois eles são igualmente necessários para a consolidação do desenvolvimento das áreas que processam a compreensão e a fala. É por isso que, devido a estes fatores, as crianças precisam de oportunidades para se expressar e falar tanto em casa quanto na escola, pois conversar com seus colegas de classe, com os professores e com os pais favorece o desenvolvimento das formas gramaticais da linguagem. Escolas ou lares que adotam uma disciplina muito rígida podem acabar colaborando com a inibição do desenvolvimento normal do sistema nervoso da criança.

À medida que a criança evolui e passa a frequentar turmas mais adiantadas na escola, novas exigências surgem, desta vez relacionadas ao processamento abstrato das informações. Percebemos essa evolução observando os materiais didáticos que elas passam a usar. Nos primeiros anos na escola, havia um predomínio de imagens e cores nos livros utilizados. À medida que os anos passam, o conteúdo é mais composto por palavras, com frases longas e complexas, exigindo consequentemente mais esforço mental para compreender seus significados. Nestas fases mais avançadas, os alunos começam a debater conceitos, expressar seus pontos de vista (oralmente e por escrito), forçando-os, inclusive, a expor suas crenças e valores. É uma fase na qual há mais demanda da disciplina individual, principalmente com o aumento de estudos extraclasse. Durante este período, conseguimos observar que nossos filhos e alunos começam a desenvolver seu controle emocional, que será muito necessário quando as atividades em grupo se intensificarem. É o momento das nossas vidas que o sistema visual passa a ser utilizado mais vezes durante a aprendizagem. Por esta razão, as crianças com facilidade de processamento visual acabam tendo certa vantagem sobre as que ainda permanecem presas às percepções mais cinestésicas e auditivas, mais presentes na fase anterior de formação.

Chamamos a atenção para esta fase de nossas vidas porque queremos enfatizar que o desenvolvimento cognitivo das crianças e jovens, principalmente sob o ponto de vista da educação formal, é caracterizado por uma transição natural e gradual nos estilos de aprendizagem. Entender como isso ocorre nos ajuda a explicar possíveis dificuldades que jovens estudantes podem encontrar quando se depararam com diferentes abordagens metodológicas, que normalmente variam para cada professor. Quando os pais percebem que seus filhos estão com dificuldades de aprendizado, geralmente recorrem a professores particulares. Apesar dessa ser uma prática comum, talvez esse recurso nem precisasse ser acionado se houvesse a compreensão de que o baixo desempenho observado pode estar ocorrendo devido à uma possível lentidão no processo de tradução de um sistema cinestésico para outro. Por isso é que o processo de recuperação de alunos, baseado apenas no conteúdo apresentado, pode não se mostrar eficiente em muitos casos.

Estudiosos da programação neurolinguística alertam desde a década de 1990 que seria interessante adotar como estratégia pedagógica um ensino multissensorial, uma vez que os alunos apresentam características combinadas de estilos de aprendizagem. Os professores deveriam, então, fazer uso de recursos didáticos envolvendo preferencialmente os sistemas visual, auditivo e cinestésico, que seriam utilizados de forma síncrona e alternada. Pais e professores devem, então, usar essas reflexões para pensar sobre qual é o sistema de representação que seu filho ou aluno está apresentando neste momento da sua vida. Ao mesmo tempo, considerando as necessidades específicas demandadas pelos diversos sistemas de representação que podem ser encontrados em seus alunos, os professores devem buscar identificar possíveis falhas didáticas, procurando desenvolver as habilidades necessárias para conviver com essa diversidade.

Podemos também observar diferentes formas de comunicação que ocorrem em nossos lares, que se baseiam no conteúdo das conversas e na dinâmica particular de cada família. Existem famílias, por exemplo, nas quais seus membros têm total liberdade de manifestar seus sentimentos, podendo fazer qualquer tipo de pergunta sem se sentirem ameaçados. Provavelmente a dinâmica desta família foi construída por meio do estímulo a uma comunicação mais aberta, profunda e afetiva, onde o desenvolvimento das relações melhora a partir do momento em que diminui o nível de discordância entre seus membros. Observamos também que existem famílias mais rígidas, nas quais a dificuldade de comunicação entre pais e filhos costuma ser mais frequente. Na adolescência, por exemplo, alguns jovens podem não confiar plenamente nos pais porque percebem que eles são incapazes de distinguir as significativas mudanças que estão acontecendo nesta fase de suas vidas. Então, alheios a esta percepção, os pais acabam buscando provas de que seu filho é responsável, sem se preocupar em promover um diálogo aberto, tão necessário à orientação dos filhos sobre as grandes dúvidas que surgem nesta fase. Temos ainda famílias nas quais a comunicação é extremamente fechada devido ao excesso de autoridade, ameaças e ordens por parte dos pais, não deixando espaço para que os filhos manifestem seus sentimentos e dúvidas.

Considerando o exposto, conseguimos perceber claramente que a comunicação é afetada pelo comportamento. É por essa razão que os bons níveis de comunicação familiar estão relacionados à diminuição de problemas comportamentais, tanto por parte dos filhos quanto dos pais. Os filhos acabam desenvolvendo estratégias particulares de comunicação com seus pais e com outras pessoas de seu convívio pessoal, incluindo seus professores. Fazem isso com o objetivo de obter a aprovação ou consentimento sobre algo que desejam. Entre as muitas estratégias conhecidas, podemos citar aquelas nas quais os filhos escolhem o momento mais oportuno para comunicar assuntos mais delicados e difíceis, como o resultado de uma nota baixa na escola. Também percebemos que os filhos observam o humor dos pais, que é levado em consideração na escolha do momento de falar algo desconfortável. De uma maneira geral, o comportamento predominante entre a comunicação de ambos é caracterizado pela sensibilidade que é desenvolvida na criança, e mais notadamente no jovem, para adequar sua forma de falar com o objetivo de lograr êxito na sua comunicação.

Portanto, se não tomarmos cuidado, a comunicação com nossos filhos e alunos pode se transformar em uma verdadeira batalha, sendo capaz de resultar sentimento de frustração em todos os envolvidos, nos pais, professores, bem como em seus filhos e alunos. Este sentimento negativo vem à tona quando as pessoas percebem que suas tentativas de comunicação, por mais bem-intencionadas que tenham sido, estão produzindo reações de todos os tipos, menos as que desejam. Nestes casos, o importante para os pais e professores é não deixar que este sentimento de derrota os controle ou estimule a raiva. Atitudes como obrigar filhos ou alunos a nos contar coisas, promover castigos ou limitá-los de alguma forma têm se mostrado ineficazes. Um recurso que podemos usar é nos colocarmos no lugar de nossos filhos e lembrar da relação que tínhamos com nossos pais quando estávamos com a idade deles. Essa reflexão pode nos ajudar a clarear e compreender melhor a situação, permitindo achar a solução para o problema enfrentado. Temos, portanto, que realmente buscar identificar quais são nossos defeitos de comunicação, para que seja possível definir uma alternativa que os substitua e nos livre dos comportamentos indesejados que acabam se manifestando posteriormente.

Infelizmente, muitos adultos têm a tendência de considerar seus problemas muito mais importantes do que o das crianças ou jovens com quem convivem. Contudo, mais cedo ou mais tarde, perceberão que não dar importância para os problemas trazidos por nossos filhos ou alunos, certamente nos afastará deles. Por isso não devemos deixar de compartilhar com eles, sempre que possível, a emoção de coisas simples, como um jantar em família ou qualquer evento proporcionado pela escola. Filhos que conseguem dialogar mais com os pais acabam se tornando mais respeitosos e presentes. Alunos que mantêm um diálogo com seus professores fora da sala de aula ficam mais dedicados à disciplina dos mesmos. Temos então que estimular cada vez mais nossos filhos e alunos a virem até nós e nos falarem de seus problemas, mas tomando o cuidado de não resolver o problema sem a ajuda dele. Por mais difícil que seja ver um filho ou um aluno sofrer, solucionar este problema exercendo o papel de pai ou professor não os ajudará, uma vez que eles mesmos devem aprender a lidar com suas próprias dificuldades. Além disso, quando resolvemos problemas por eles, podemos acabar fazendo com que se sintam inúteis.

Quando pensamos nos problemas de comunicações que envolvem pais, filhos, professores e alunos, não podemos deixar de lembrar que eles podem ter diversas origens. Portanto, podem ser motivados por fatores psicológicos, técnicos ou até mesmo físicos. Comunicações malsucedidas que envolvem fatores psicológicos podem estar relacionadas ao medo — de não ser compreendido, de não conseguir dar o recado, de prejudicar sua própria imagem etc. Também podem estar associadas com o excesso de preocupação ou com a baixa autoestima. Além disso, a má comunicação pode ser percebida sob um ponto de vista técnico. Aprendemos isso quando constatamos que existe uma clara desorganização de ideias, uma vez que esperamos ouvir algo que tenha uma estrutura minimamente inteligível. Em outras palavras, esperamos entender qual é o objetivo da comunicação através da clássica estrutura composta por um começo, meio e fim. Também notamos que a comunicação se prejudica tecnicamente devido ao uso excessivo de vícios de linguagem, como os famosos "tás", "nés", "certos", "aaaa" etc. O uso constante destes vícios ocasiona a perda de foco por parte de quem está ouvindo. A dificuldade de usar um vocabulário adequado, ou mesmo a falta dele, também dificulta a comunicação, pois muitas vezes não se consegue encontrar palavras adequadas para externar um pensamento. Outras importantes características dos defeitos na comunicação estão associadas a comportamentos físicos, como, por exemplo, voz fraca ao falar, dicção ruim, velocidade excessiva ou lenta demais, ausência de pausas e gestos, postura inadequada, olhar perdido, aparência deselegante, entre outras.

Como pudemos compreender, a percepção da maneira como nós estamos dialogando com nossos filhos e alunos, bem como as causas de um diálogo malsucedido, são extremamente importantes. A partir de ferramentas e recomendações específicas, a programação neurolinguística poderá orientar pais e professores a identificarem tais problemas, proporcionando ao mesmo tempo uma comunicação mais assertiva com seus filhos e alunos.

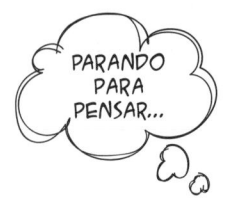

PARANDO PARA PENSAR...

"O maior problema com a comunicação é a ilusão de que ela foi alcançada."

George Bernard Shaw – Dramaturgo, romancista e jornalista irlandês (1856–1950).

5.2. ENTENDENDO O PROCESSO DE COMUNICAÇÃO DA PNL

A comunicação é um aspecto fundamental no estudo da programação neurolinguística, uma vez que nosso comportamento é gerado considerando nossa interpretação interna sobre o que estamos ouvindo, vendo ou sentindo, lembrando que a outra pessoa envolvida na comunicação também reage da mesma forma ao nosso comportamento. É por essa razão que neste item serão expostas importantes percepções complementares sobre os problemas vividos com a nossa comunicação. Com o objetivo de embasar as considerações que faremos sobre problemas relacionados à maneira pela qual nos comunicamos, resgataremos um dos pressupostos da PNL que afirma que "a responsabilidade da comunicação é sempre do comunicador". Essa percepção é importante pois muitas pessoas acreditam que o simples ato de se comunicar, através de uma mensagem ou explicando determinado assunto de uma maneira que consideramos clara, é suficiente para que o(s) outro(s) envolvido(s) na comunicação possa(m) entender. Só que isso nem sempre ocorre, haja vista que todos nós já passamos pela experiência de ter que explicar a mesma coisa de outra maneira, não raro várias vezes, para que outros possam entendê-la. O pior é que, na maioria das vezes, atribuímos a necessidade destas repetições à falta de habilidade da outra pessoa em compreender o que queremos dizer. Mas não pensaríamos dessa forma se entendêssemos melhor o modelo de comunicação da PNL, que descreveremos a partir de agora.

O modelo de comunicação da PNL foi desenvolvido, na década de 1970, por Richard Bandler e John Grinder. Estes pesquisadores perceberam que, quando um comunicador se comporta de determinada maneira, ou seja, expressa um certo comportamento, quem o observa experimenta uma reação interna que responderá ao comportamento externo observado. Por sua vez, o comunicador também acaba afetado pela reação de quem o observa, estimulando-o a reagir segundo esta percepção. Esse mecanismo iniciará um círculo contínuo entre os envolvidos nesta comunicação. Esta resposta que criamos frente a um comportamento observado é composta por um processo interior que é somado ao estado interno que a pessoa está sentindo no momento da comunicação. Sendo assim, percebemos que cada um de nós processa as informações que recebe de maneira diferente, o que nos leva a reagir a elas de formas distintas.

Este estudo levou os pesquisadores a concluir que todos nós possuímos um processo interno e bem particular que é usado para interpretar a realidade externa observada, representado pela Figura 5.1. Observe que esta figura contém expressões e conceitos que serão mais bem descritos em outras partes deste livro. Contudo, mesmo sem entender plenamente o que significam, por meio dela conseguimos perceber quais são os principais elementos envolvidos neste modelo de comunicação. Percebemos, ao observá-la, que nossos resultados e experiência de vida sofrem influência direta do estado emocional e do comportamento que estamos experimentando no momento da comunicação. Por sua vez, ambos são influenciados pelas representações internas da realidade observada.

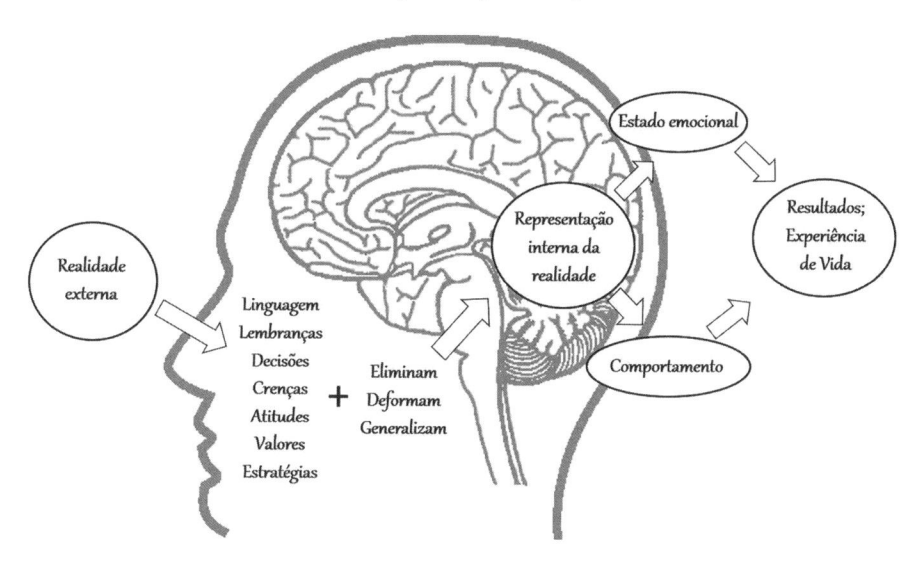

FIGURA 5.1: Processo interno de interpretação de uma realidade externa observada.[1]

Dessa forma, a representação interna da realidade que observamos muitas vezes não corresponde à realidade externa que estamos vivenciando. Isso ocorre porque os estímulos de entrada relacionados ao evento externo que está sendo observado chegam até nós através de nossos sistemas sensoriais ou cinestésicos, como a audição, a visão, o olfato, o paladar e o tato. Tudo que captamos passará por nossos filtros internos, que exercem um importante papel na formação de nossos pensamentos. O resultado deste processo é o que chamamos de representação interna ou pensamento distorcido, denominação adequada uma vez que partes da comunicação podem ter sido omitidas,

---

1 Fonte: O próprio autor.

distorcidas ou apagadas durante o processo de filtragem. Conforme vimos na figura apresentada, esse processo de filtragem ocorre devido à influência de diversos fatores, tais como a linguagem que foi utilizada pelo comunicador, lembranças relacionadas ao que ouvimos, decisões tomadas no passado relacionadas ao tema e crenças pessoais que foram estabelecidas. Soma-se a tudo isso o resgate de atitudes, valores e estratégias. Como podemos observar, a percepção da realidade acaba sendo construída com base nas experiências de vida que já vivemos.

O caminho através do qual os estímulos externos são convertidos nestas representações internas seguem basicamente três processos básicos, chamados de omissão, distorção ou generalização. A omissão ocorre quando um indivíduo está prestando atenção em determinada informação recebida pelos seus sentidos, mas está alheio a outros estímulos. Um professor, por exemplo, pode estar tão absorto na aula que ministrará que pode sair de casa de chinelos, por exemplo. A distorção acontece no momento em que você chega a conclusões baseadas nos estímulos provenientes dos seus sentidos, que podem não ser absolutamente verdadeiras. Neste caso, normalmente vemos o que queremos para reforçar nosso ponto de vista em vez de enxergar o que está bem à nossa frente. Como exemplo, um filho pode pensar que seu pai não liga para ele pelo fato de não ter podido ajudá-lo em determinada tarefa. Por sua vez, a generalização é feita ao transferirmos conclusões que tiramos a partir de experiências que vivemos em outras situações similares. Um aluno pode ter sido bem-sucedido em uma apresentação oral na escola e, posteriormente, formar uma generalização de que é bom falar em público.

Portanto, é importante perceber que, quando conversamos com nossos filhos ou alunos, o conteúdo apresentado a eles está sendo transformado em uma representação interna a partir dos filtros de percepção deles, influenciando os seus sentimentos e fisiologias, e alterando o seu comportamento, provocando mudanças e promovendo a aprendizagem. Esta é uma das principais contribuições da compreensão sobre como a comunicação se dá, porque se conseguirmos fazer com que o modelo formado pelos filhos ou alunos (sua representação interna) se aproxime cada vez mais da realidade apresentada (conversando com o filho ou ministrando aulas), tornamos possível a construção de seu conhecimento sobre o conteúdo ou mensagem que foram efetivamente apresentados.

A partir desta constatação, percebemos então que nossas experiências individuais na verdade não correspondem ao mundo em si, mas a nossa representação particular dele. Se pararmos para pensar, filtrar as informações que chegam até nós é um mecanismo natural e necessário, considerando que recebemos milhões de informações a cada segundo. Se tentássemos lidar com este enorme volume de informações, certamente não seríamos bem-sucedidos ou, quem sabe, ficaríamos loucos. Então, para manter nossa sanidade, nós filtramos as informações que chegam antes mesmo de nosso cérebro processá-las, obtendo no final deste processo as representações internas as quais nos referimos. Portanto, de uma maneira geral, as informações que recebemos e que armazenamos em nosso cérebro podem não corresponder exatamente à realidade externa que foi observada, pois como vimos estão sob influência de nossas lembranças, decisões, crenças, estratégias, entre outras.

Por isso é necessário que tanto pais quanto professores saibam identificar quais são os elementos envolvidos neste sistema de comunicação que precisam ser trabalhados. Após identificá-los, podemos utilizar esse conhecimento para mediar a aprendizagem por intermédio de uma oratória persuasiva e sedutora. Além disso, uma vez que o ser humano opera a partir de sua representação interna da realidade, tanto pais quanto professores devem respeitar o modelo de mundo interno criado por seus filhos e alunos. Em particular, no caso dos alunos, os professores devem ficar atentos aos valores e crenças que eles trazem de suas famílias. Em nossos lares ou nas salas de aulas, temos que ter sempre em mente que estamos convivendo com filhos e alunos diferentes, que pensam diferente e que, sobretudo, tem uma visão de mundo única. A compreensão da dinâmica do modelo de comunicação sob o ponto de vista da PNL pode ajudar tanto pais quanto professores a desenvolver novas habilidades de comunicação.

5.3. ACESSANDO OS SENTIDOS DA AUDIÊNCIA

Quando nos propomos a estudar e aprender mais sobre como ser bem-sucedido com a nossa audiência (no caso, nossos filhos e alunos), inevitavelmente temos que remeter a conceitos básicos de comunicação e aprendizado. Muitas vezes não somos bem-sucedidos quando tentamos ensinar nossos filhos ou alunos a aprenderem algo, porque nos esquecemos que não basta apenas falar para sermos ouvidos e, principalmente, entendidos. É por isso que devemos compreender melhor como funciona o processo de aprendizagem, para então adotarmos estratégias de comunicação mais eficazes. Neste contexto, não podemos deixar de citar os importantes trabalhos desenvolvidos pelo psicólogo americano William Glasser (Figura 5.2), que dentre outras importantes contribuições, apresentou a teoria da pirâmide de aprendizagem, que pode ser observada na Figura 5.3. Glasser também foi o responsável por formular a teoria da escolha, na qual afirma que nenhum ser humano é totalmente desmotivado, ou seja, nenhum de nós, mesmo considerando todos os problemas que enfrentamos, acredita ou deseja o nosso fracasso. Pelo contrário, ele demonstra que todos nós gostamos de aprender diariamente. Glasser acreditava que, quando professores ameaçam, xingam, castigam ou aplicam punições em seus alunos, não estão usando recursos suficientes para o aprendizado, uma vez que a escolha e o desejo pelo estudo não nascem de fora para dentro.

Segundo a pirâmide de aprendizagem proposta por ele, nós aprendemos e assimilamos apenas 10% do que lemos e 20% do que ouvimos. Essa constatação já nos dá uma clara ideia de que nossos métodos tradicionais de ensino devem ser repensados. Quando os alunos estão simplesmente observando alguma coisa, assimilam apenas 30% do que estão vendo. Contudo, quando observam e ouvem, a assimilação aumenta para 50%. Essa porcentagem de aprendizagem aumentará para 70% se proporcionarmos debates sobre o tema que os alunos estão ouvindo e vendo. É por essa razão que fóruns de discussões que são focados em determinados assuntos vêm sendo muito utilizados como estratégia pedagógica, pois acabam despertando a curiosidade e o espírito crítico de quem participa. Ainda existe a possibilidade de estimular atividades práticas, através das quais os alunos colocam a mão na massa. Sabemos que esse tipo de atividade promove a interação entre teoria e prática, sendo que neste caso a porcentagem de aprendizado pode chegar a 80%. Ainda segundo Glasser, o aprendizado pode chegar ao topo, 95%, quando promovemos estratégias nas quais as pessoas têm a oportunidade de ensinar umas às outras, fazendo com que o conteúdo seja efetivamente assimilado.

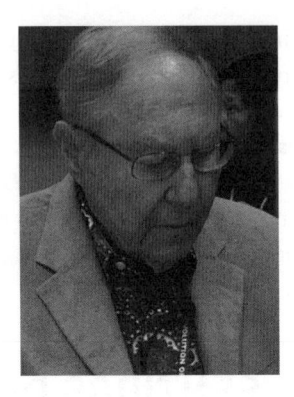

FIGURA 5.2: William Glasser (1925-2013)[2]

APRENDEMOS...

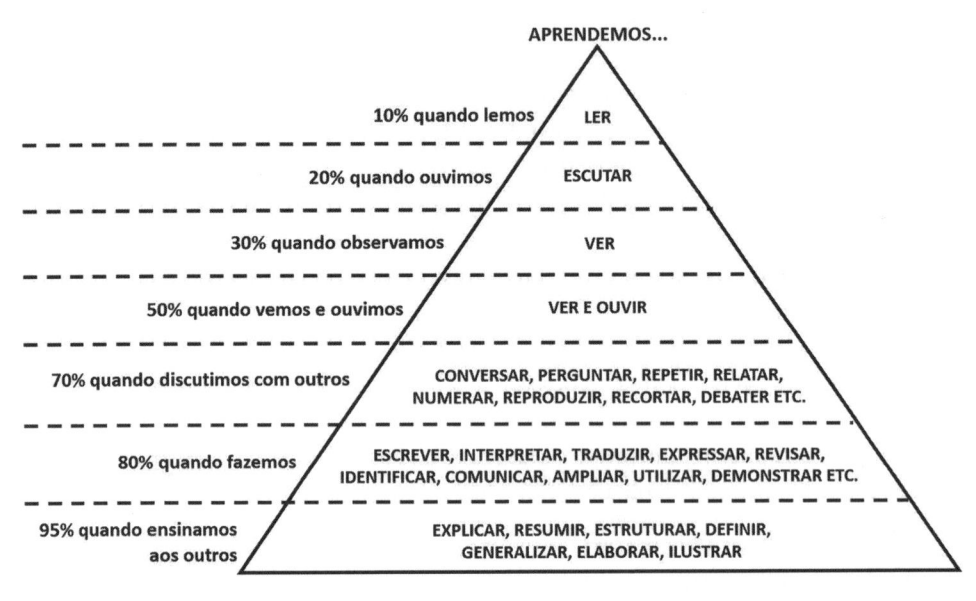

- 10% quando lemos — LER
- 20% quando ouvimos — ESCUTAR
- 30% quando observamos — VER
- 50% quando vemos e ouvimos — VER E OUVIR
- 70% quando discutimos com outros — CONVERSAR, PERGUNTAR, REPETIR, RELATAR, NUMERAR, REPRODUZIR, RECORTAR, DEBATER ETC.
- 80% quando fazemos — ESCREVER, INTERPRETAR, TRADUZIR, EXPRESSAR, REVISAR, IDENTIFICAR, COMUNICAR, AMPLIAR, UTILIZAR, DEMONSTRAR ETC.
- 95% quando ensinamos aos outros — EXPLICAR, RESUMIR, ESTRUTURAR, DEFINIR, GENERALIZAR, ELABORAR, ILUSTRAR

FIGURA 5.3: Pirâmide de Glasser.[3]

Ainda na área da comunicação, outra importante contribuição foi dada pelo pioneiro em pesquisas de linguagem corporal, Albert Mehrabian, que é professor emérito da Universidade da Califórnia, em Los Angeles. Seus estudos, iniciados na década de 1950, descobriram que toda mensagem interpessoal acaba sendo recebida na seguinte proporção: 7% verbal (somente através do uso de palavras), 38% vocal (que considera a tonalidade da voz, a velocidade com que falamos, o ritmo, o volume e a entonação) e 55% não verbal — que inclui gestos, expressões faciais, posturas e toda informação que pode ser expressa sem o uso de palavras.

Conforme estudado no item 5.2, sob o ponto de vista da programação neurolinguística, a comunicação está relacionada à maneira pela qual você compreende o seu mundo. Portanto, os comportamentos que manifestará serão influenciados a partir dos resultados desta compreensão. Quando falamos em compreensão do mundo, estamos querendo lembrar, baseado no que estudamos anteriormente, que cada um de nós interpreta o que observa de uma maneira particular, filtrando as informações que recebemos e unindo-as com nossas representações internas, estimulando assim determinado comportamento. Além de todas as particularidades relacionadas à essa percepção, devemos incluir ainda a necessidade de compreendermos a maneira pela qual nossos sentidos nos permitem explorar e delimitar o mundo que observamos. Sem perceber, estamos o tempo todo reaprendendo e reapresentando nossa visão de mundo a nós mesmos, através de situações cotidianas, como ao observarmos alguma coisa, sentirmos odores, ouvirmos coisas, tocarmos em algo ou degustarmos um alimento. Conforme veremos a seguir, a programação neurolinguística também está baseada na maneira pela qual utilizamos todos os nossos sentidos para captar e perceber o mundo que nos cerca. Por isso é fundamental termos uma boa noção de como funcionam nossos sistemas representacionais e nossa linguagem dos sentidos.

5.4. SISTEMAS REPRESENTACIONAIS E A LINGUAGEM DOS SENTIDOS

Os sistemas representacionais estão relacionados ao uso de nossos sentidos de uma maneira inconsciente. Eles codificam o que ocorre no mundo externo por meio de vários canais sensoriais que nós utilizamos, como o visual, o auditivo e o cinestésico — que inclui os sentidos olfativo, tátil e gustativo. Todos nós os possuímos, mas como cada ser humano tem características únicas é natural compreender que alguns desenvolveram uma audição mais apurada do que a de outros, da mesma forma que existem aqueles que acabam prestando mais atenção em manifestações visuais. Ainda há os que possuem o olfato mais aguçado, sentindo odores que outros não conseguem sentir, além daqueles que são mais táteis e têm a necessidade de tocar em tudo. Portanto, cada pessoa elege um sistema sensorial preferido para processar as informações que recebe ao longo da vida.

Esses sistemas são comumente conhecidos como fazendo parte de nossos cinco sentidos, mas a programação neurolinguística prefere usar o termo sistemas representacionais quando se refere a eles. Esse termo é utilizado para enfatizar a maneira pela qual esses sentidos são usados para processar e representar informações relacionadas às experiências sensoriais pelas quais passamos, se comportando, portanto, como verdadeiros sensores da realidade. Esse nome é particularmente adequado porque pesquisas demonstraram que tudo o que experimentamos é representado internamente em nosso sistema nervoso. Considerando um dos pressupostos da PNL, que nos ensina que mente e corpo formam um único sistema e ambos se influenciam, concluímos então que o que acontece em uma parte dele acabará o afetando como um todo.

Dessa forma, é importante que pais e professores desenvolvam habilidades que os levem a detectar qual é o sistema representacional preferido de seus filhos e alunos — que são chamados de sistemas primários ou preferidos. Isso fará toda a diferença na maneira pela qual escolhemos nos comunicar com eles. Sabemos, por exemplo, que uma criança ou jovem que tem seu sentido visual mais desenvolvido é mais bem sucedida quando explicamos algo através da escrita ou do uso de imagens repletas de desenhos e gráficos. Por outro lado, uma criança que desenvolveu seu sentido auditivo como seu preferido, acabará dando mais importância a uma explicação oral.

Esta é a típica criança que gosta de ouvir uma boa história. Já aquelas que privilegiam os sentidos cinestésicos, prestam mais atenção no clima que predomina no ambiente (em seus lares ou na sala de aula), no tom da voz do professor, dos pais ou até mesmo na velocidade da respiração de todos. Através destas possibilidades de percepção, notamos então que mesmo quando não usamos palavras estamos o tempo todo nos comunicando. Por isso, precisamos estar atentos às nossas atitudes e posturas, pois certamente influenciarão nossa comunicação com filhos ou alunos.

É importante observar que não existe um sistema melhor do que o outro, pois o uso de cada um dependerá do que queremos fazer com ele e de como isso poderá ser usado a nosso favor. Vamos então conhecer um pouco melhor as características de cada um dos sistemas representacionais já citados.

Sistema Visual

É o sistema que representa nossa capacidade de enxergar as coisas. Uma pessoa que tem características visuais prefere usar sua visão para conseguir informações, identificando ou percebendo coisas através de imagens. Isso também ocorre quando criamos imagens internas, ou seja, quando usamos nossa imaginação, pois também utilizamos nosso sistema visual para olhar o que estamos imaginando ou fantasiando. Pessoas que exploram mais esse sistema normalmente têm o que chamamos de memória fotográfica, e também têm outras características que podem identificá-las, como o hábito de preferirem ler sozinhas sobre determinado assunto, em vez de perguntar ou depender de outra pessoa para obter a informação. Em uma sala de aula, identificamos alunos assim porque normalmente sentam-se inclinados para frente, tendem a falar mais rápido e olham muito para cima quando pensam ou raciocinam. Também preferem ficar com o corpo ou a cabeça eretos, mesmo quando estão em pé ou sentados. Pessoas visuais valorizam a aparência e possuem tendência a ter dificuldades de lembrar instruções verbais. Elas não costumam se distrair com barulhos e são, de uma maneira geral, bem organizadas, bem vestidas e limpas.

Sistema Cinestésico

Pessoas cinestésicas são aquelas que gostam muito de sentir outras pessoas. Costumam abraçar e dançar bastante, porque preferem sentir tudo através do contato e da experimentação. Normalmente falam e se movem mais devagar, olhando mais para baixo e para a direita. Apresentam uma entonação de voz mais grave, reagindo bem quando recebem recompensas físicas. Também gostam muito de tocar nas pessoas com quem estão conversando. Quando tocadas, retribuem o toque, observamos também que gostam de ficar tocando o próprio corpo enquanto conversam ou estudam.

Sistema Auditivo

Pessoas auditivas normalmente têm voz bonita e falam com clareza, possuindo características que podem ser identificadas facilmente. Gostam de conversar e de ouvir os outros, sendo que quando falam se expressam através do uso de um bom vocabulário, além de gesticularem bastante. São pessoas que aprendem mais através da escuta, além de gostarem de desfrutar momentos em silêncio. Muitas vezes elas conversam consigo mesmas (algumas vezes até movem os lábios quando estão pensando ou falando sozinhas), e se distraem com facilidade quando ouvem qualquer barulho. Gostam, portanto, de atividades onde os sons ou a fala sejam importantes, tais como a música ou a locução. Por usarem bastante o sistema auditivo, elas têm a capacidade de repetir com facilidade o que estão ouvindo. Observamos que pessoas auditivas costumam movimentar os olhos mais na linha horizontal, quando estão pensando.

Pessoas Digitais

Existem, ainda, os chamados digitais, que são pessoas que gastam muito tempo falando sozinhas, estabelecendo o que chamamos de diálogos internos. Se comportam dessa maneira porque o tempo todo estão buscando sentido ou lógica diante de ideias ou projetos que lhes são apresentados. Este modelo congrega pessoas que acabam tendo facilidade em todos os sistemas, adotando os outros sentidos de uma maneira equilibrada. São pessoas que normalmente fazem muitas perguntas e precisam de bastante informação. Tipicamente possuem dificuldade para se concentrar, tendo, portanto, dificuldade em aprender através da leitura.

A partir do momento em que compreendemos que os sistemas representacionais apresentados anteriormente influenciam a comunicação que pretendemos estabelecer, fica um pouco mais fácil escolher que estratégias de comunicação podemos usar para acessar os sentidos de nossa audiência. Quando observamos duas pessoas conversando e se entendendo, ficamos com a impressão de que está ocorrendo uma conversa perfeita, mas, como vimos, a fala é apenas uma pequena parte dentro da grande quantidade de sinais que emitimos, sendo que a soma de todo esse conjunto é que comporá a comunicação integral. Um dos principais recados dados por esse entendimento é o de que pais e professores podem melhorar sua comunicação com seus filhos e alunos. A partir do momento que identificarem qual é o sistema representacional utilizado por eles, poderão proporcionar uma comunicação mais eficiente, facilitando assim o processo de aprendizagem.

Portanto, ao procurar entender as características destes sistemas, pais e professores poderão adquirir maior habilidade de persuasão e negociação, conquistando também o fortalecimento da autoconfiança de seus filhos e alunos. Quando focamos a nossa comunicação a partir do sistema representacional de determinada pessoa, automaticamente passamos a falar a mesma língua que ela, tornando a comunicação mais assertiva e a conversa mais atraente. Resumindo, descobrir qual é a predominância de um sistema representacional sobre seus filhos e alunos ajuda a encontrar a linguagem que ele prefere usar. Através do uso de uma abordagem mais correta, não perdemos tempo tentando descobrir qual seria a melhor estratégia para nos comunicarmos com eles. Além disso, estabelecer uma comunicação em um mesmo nível de compreensão mostra empatia, o que consequentemente promove relações mais harmoniosas.

5.5. DESENVOLVENDO HABILIDADES DE COMUNICAÇÃO ATRAVÉS DO RAPPORT

Anthony Robbins, o famoso estrategista, escritor e palestrante motivacional norte-americano, define rapport como sendo "a capacidade de entrar no mundo de alguém, fazê-lo sentir que você o entende e que vocês têm um forte laço em comum. É a capacidade de ir totalmente do seu mapa de mundo para o mapa de mundo dele. É a essência da comunicação bem-sucedida". Essa palavra tem origem francesa e vem do verbo *rapporter*, cuja tradução para o português seria "devolver ou trazer de volta". Também pode ser traduzida como "compreensão ou relação compreensiva". No contexto da programação neurolinguística, rapport é o nome dado a uma técnica que tem o propósito de estabelecer uma relação de confiança, cooperação e harmonia durante uma relação entre duas ou mais pessoas. É considerada um dos pilares centrais da PNL, sendo também um ingrediente essencial para estabelecermos uma comunicação bem-sucedida. Todos nós algum dia já percebemos que, quando diminuímos a tensão durante uma conversa com nossos filhos e alunos, eles ficam mais à vontade e se abrem mais. Quando eles se encontram neste estado, criamos um clima propício para que revelem informações que dizem respeito aos seus desejos, necessidades, sonhos, objetivos e medos. Portanto, o rapport promove respeito mútuo. Convém lembrar que ninguém precisa necessariamente gostar da outra pessoa para que essa técnica seja estabelecida.

A primeira regra da comunicação, sob a perspectiva da PNL, é estabelecer rapport com nossa audiência antes mesmo de esperar que nos ouçam. Esta regra se aplica a qualquer situação e a qualquer pessoa, bastando apenas haver o interesse de sermos bem interpretados por meio da nossa comunicação. O rapport proporciona muitos benefícios desejáveis durante um diálogo e, sobretudo, na relação existente entre professores com seus alunos, e pais com seus filhos, além de ser reconhecido como uma das técnicas mais eficientes e rápidas quando desejamos gerar confiança. Quando nossos filhos e alunos estabelecem, de fato, uma relação de confiança com pais e professores, fica muito mais fácil sugestionar, persuadir e mudar suas crenças (não no sentido religioso), permitindo a condução de crianças ou jovens para um caminho mais adequado. Quando estabelecemos uma conexão com nossos filhos e alunos vivenciamos um sentimento genuíno de respeito e confiança. Independentemente do quão diferente sejam as partes envolvidas nesta comunicação, certamente saberemos que estamos ouvindo e sendo ouvidos. Quando estamos em um estado de rapport com alguém, significa que neste momento há receptividade ao que o outro está dizendo, mesmo que alguma das partes não esteja concordando com o que está ouvindo. Percebemos que as pessoas preferem passar mais tempo com outras que aparentemente sejam iguais a elas. Contudo, o mundo está cheio de pessoas totalmente diferentes umas das outras, cada qual com suas opiniões, qualidades e visões particulares sobre as coisas que observam. É por isso que também devemos usar o rapport para trabalhar com as diferenças, que são inerentes em nosso convívio familiar e no ambiente escolar.

5.5.1. Construindo um Rapport

Rapport não é algo que podemos adquirir instantaneamente, pois precisamos desenvolvê-lo de forma intuitiva. Para isso, um dos pré-requisitos é ter um real interesse em saber o que é importante para a(s) outra(s) pessoa(s) com quem você está se comunicando. Em outras palavras, devemos inicialmente tentar entender o outro antes de esperar que ele nos entenda. Se pararmos para pensar, perceberemos que muitas vezes as pessoas estabelecem rapport naturalmente. Basta observar as crianças e jovens interagindo no pátio da escola, amigos conversando nas mesas dos bares ou percebendo o comportamento de pessoas durante uma reunião de negócios. Por outro lado, também podemos observar claramente quando ele não acontece, baseado na percepção da qualidade da comunicação. Quando observamos uma conversa entre pessoas que estão com a fisiologia diferente, percebemos que elas estão claramente fora de sincronia uma com a outra. Descreveremos neste item algumas técnicas de construção de rapport, mas antes ressaltaremos alguns de seus elementos principais — os quais podem ser divididos em dois tipos: verbais e não verbais.

Podemos começar com um elemento verbal importante, que curiosamente está relacionado ao contato visual. Uma das posturas clássicas, recomendadas quando queremos prender a atenção de alguém durante uma conversa, é olhar nos olhos da pessoa com quem estamos falando. Conseguimos atenção quando olhamos nos olhos porque quando encontramos o olhar de uma outra pessoa, disparamos uma série de processos cerebrais relacionados ao fato de que passamos a entender, mesmo que inconscientemente, que estamos lidando com a mente de outra pessoa. Além disso, a consciência do que está acontecendo ao nosso redor vai "desaparecendo", nos deixando mais focados e conscientes das ações manifestadas pela pessoa com quem conversamos. Conforme apresentado anteriormente, não podemos esquecer que a comunicação também é estabelecida pelos sistemas representacionais de quem nos ouve, é por isso que quando nos comunicamos temos que estar atentos às questões visuais, auditivas e cinestésicas.

Precisamos, ainda, prestar atenção no uso de determinadas palavras-chave ou palavras que estão sendo repetidas muitas vezes, e na intensidade da voz que usamos, que também deve ser equilibrada ou até espelhada na pessoa com quem queremos melhorar nossa conexão. Existem muitos outros elementos não verbais que devemos trabalhar. Um deles se refere à nossa postura corporal, através da qual conseguimos perceber se a pessoa com quem conversamos está à vontade ou incomodada com algo. Saber se as pessoas estão à vontade ou não indica se elas estão resistentes ou receptivas ao que estamos dizendo. Também não podemos deixar de observar a nossa própria postura corporal, que pode influenciar diretamente na atenção que estão nos dando. Além disso, devemos dar muita atenção para nossas expressões faciais quando falamos, ao mesmo tempo em que é necessário analisar as expressões faciais demonstradas por quem nos ouve. As expressões faciais tornam possível perceber claramente o que as pessoas realmente estão dizendo, ou seja, não nos deixam mentir. Muitas vezes é mais fácil entender o que alguém está querendo dizer através da observação de suas expressões faciais do que com o uso de palavras.

Temos também a relevante contribuição do equilíbrio emocional, que revela muito sobre nós em determinados momentos. A maioria das pessoas não consegue evitar demonstrar suas emoções quando se encontram tristes, ansiosos, com raiva ou felizes, mas muitas buscam escondê-las quando estão se comunicando com alguém. Tentar identificar se esses sentimentos estão ocorrendo com a pessoa com quem conversamos permite que saibamos se ela está ou não equilibrada, pois dependendo de como estiver pode ser que algo a atrapalhe ou impeça de assimilar o que estamos tentando dizer. Quando buscamos construir um rapport, além do uso assertivo de palavras e expressões, precisamos também prestar atenção na imagem que estamos passando. Além disso, precisamos realmente acreditar no que estamos dizendo, pois isso nos deixa mais confiantes. Na verdade, se não demonstrarmos que acreditamos na mensagem que estamos tentando passar não seremos, de fato, ouvidos. Outros elementos posturais também são igualmente importantes, como sorrir bastante, transmitir confiança e otimismo, tratar a outra pessoa pelo seu nome e, sobretudo, ter paciência para saber ouvir, pois quando alguém está falando é porque quer ser escutado.

Além das preocupações citadas anteriormente, ao procurarmos estabelecer rapport podemos também usar uma combinação de diferentes atitudes. Quando simplesmente espelhamos alguém, passamos a estabelecer uma simultaneidade entre nossos movimentos e os da outra pessoa. De maneira complementar, podemos também usar fatores temporais, como o atraso de tempo, para intercalar posturas, evitando assim uma simultaneidade mais evidente. Por exemplo, enquanto um dos participantes está falando e gesticulando de uma maneira específica, podemos ficar quietos apenas ouvindo, para só depois falarmos e usarmos gestos similares aos observados. Outro comportamento útil é o uso da técnica de diferenciação, que representa uma atitude intencionalmente usada para quebrar o rapport momentaneamente. Mas por que, neste caso, queremos quebrar o rapport, se estamos justamente tentando construir um? O que ocorre é o seguinte: imagine, por exemplo, que estamos em uma conversa na qual alguém simplesmente não para de falar, não te dando oportunidade para interagir. Neste caso, a quebra de rapport é capaz de nos ajudar, podendo ser obtida através de alguns recursos simples, como quebrar o contato visual, deixar nossa respiração diferente da outra pessoa (mais lenta ou mais rápida), ou seja, usar qualquer artifício para interromper a conversa, mas sempre de maneira discreta.

Um elemento muito importante que também deve ser considerado quando usamos a técnica do rapport é a suspensão do julgamento, ou seja, suspender todo julgamento que podemos eventualmente fazer relacionado ao que o outro está dizendo. Quando estamos tentando nos conectar com alguém para estabelecermos uma comunicação mais eficaz, não podemos deixar que se manifeste algum tipo de preconceito ou mesmo o juízo que fazemos sobre o modo de ser ou agir da pessoa com quem estamos conversando. Quando julgamos alguém e, sobretudo, manifestamos esse julgamento, não conseguimos mais nos manter abertos e dispostos a contribuir com o crescimento dessa outra pessoa. Isso ocorre porque o julgamento que fizemos poderá nos afastar e impedir que um vínculo de acolhimento seja criado, acolhimento este que é um dos principais requisitos da técnica de rapport.

Nossos filhos e alunos desejam que o relacionamento com eles seja estipulado com base na confiança e no respeito. É por essa razão que pais e professores também devem prezar por estabelecer uma boa comunicação que reflita esses anseios. A ausência de rapport em uma sala de aula, por exemplo, desmotiva a aprendizagem e demonstra uma clara diferença de objetivos entre professores e alunos. Se o professor ficar apenas focado em transmitir o conhecimento sem se atentar para as necessidades de seus alunos, fará com que eles apenas suportem o fato de terem que estar ali para aprender, gerando frustrações para ambas as partes. É fundamental, portanto, que tanto professores quanto os pais estejam vivendo a realidade de seus alunos e filhos, encontrando uma maneira de entrar nessa realidade, flexibilizando-se. Somente a partir daí é que a conexão será estabelecida, desenvolvendo uma comunicação realmente eficaz e harmoniosa.

FICA A DICA!

Aprendemos que o rapport faz com que duas pessoas sintonizem seus estados internos por meio do acompanhamento de diversos elementos da fisiologia e comportamento. Como resultado, obtemos uma grande e recíproca sensação de confiança, que potencializará as possibilidades de comunicação entre os envolvidos. Caminhando nessa mesma linha, existe outro método conhecido como escuta ativa, ou "active listening", em inglês. Este método foi apresentado pela primeira vez em um artigo publicado em 1957 pelos psicólogos norte-americanos Richard Farson e Carl Rogers. Para desenvolver este método, eles se basearam no fato de que as crianças acabam aprendendo a conviver em sociedade estando inseridas no mundo dos adultos, o que não é desejável. Por essa razão, os adultos devem procurar se posicionar no nível das crianças, prezando pelo que ela está dizendo e proporcionando uma chance efetiva dela apresentar seus sentimentos ou opinião sobre alguma coisa.

Essa postura é importante porque, quando nos tornamos adultos, deixamos de ter empatia com a nossa fase de criança (pois acabamos esquecendo que um dia também fomos uma), tendendo a exigir que as crianças tenham atitudes de adultos. Basicamente, a escuta ativa permite que ocorra um melhor relacionamento entre adultos e crianças, permitindo que tanto professores quanto pais possam aprender a escutar com mais empatia as necessidades delas, normalmente demonstradas quando manifestam determinados sentimentos, quando entram em conflito ou quando choram. Para ter uma ideia de como esta técnica pode ser aplicada, seguem algumas dicas importantes que tanto pais quanto professores poderão seguir:

- Além de estarem dispostos a ouvir atentamente o que a criança tem a dizer, é importante que tanto pais quanto professores abdiquem de qualquer intenção autoritária, para que possam dar a elas a confiança necessária para se expressarem.

- Evitem pegar a criança no colo, pois este gesto automaticamente a coloca em uma posição de submissão ou inferioridade. O ideal é que, ao falar com a criança, se abaixem, agachando na sua frente. Ficar na mesma altura nos permite olhar diretamente em seus olhos, demonstrando claramente a atenção que estamos dispensando a ela. Podemos também colocá-la sentada em uma cadeira na nossa frente, nos inclinando um pouco, se for o caso, para garantir que possamos ficar sempre numa posição de igualdade. Este gesto faz com que as crianças se sintam atendidas, ouvidas e, sobretudo, amadas.

> ▶ É importante entender que não basta apenas escutar o que a criança está dizendo, temos que buscar compreender a sua preocupação, sempre prezando por um clima de calma e tranquilidade, por mais que ela esteja demonstrando nervosismo.
>
> Quando usamos este tipo de linguagem corporal, as crianças acabam entendendo melhor a mensagem que desejamos transmitir. Portanto, este método é um recurso bastante eficaz quando queremos entender e, principalmente, modificar uma conduta inadequada em nossos filhos ou alunos.

5.5.2. Posições Perceptivas

Quando estudamos o comportamento de pessoas que se tornaram bem-sucedidas, percebemos que elas possuem uma característica marcante, que é a habilidade de ver o mundo sob diferentes maneiras e perspectivas. A programação neurolinguística, na sua origem, buscou compreender as características comuns das pessoas que se deram bem na vida. A partir destes estudos, foram desenvolvidas diversas ferramentas que nos ajudam a ser mais flexíveis e bem-sucedidos quando desejamos estabelecer um rapport em situações mais desafiadoras, ou seja, com pessoas que apresentam algum tipo de conflito emocional. Uma dessas ferramentas é conhecida como posições perceptivas, através da qual conseguimos fazer a distinção de pelo menos três pontos de vista sobre determinada pessoa. Esta proposta de conduta foi apresentada por um dos fundadores da PNL, John Grinder, e por Judith Ann Delozier, um dos membros do grupo original de estudantes de Grinder e Bandler na década de 1970. Judith é trainer em programação neurolinguística, tendo feito ao longo dos anos importantes contribuições para o desenvolvimento de modelos e processos da PNL.

O propósito desta ferramenta é oferecer uma abordagem equilibrada para refletirmos sobre um determinado evento ou resultado, partindo do princípio de que é sempre útil avaliarmos algo partindo de perspectivas diferentes. Por isso, é importante considerarmos a nossa perspectiva, a da outra pessoa, e a de um terceiro observador independente. Essa conduta é particularmente interessante quando nos encontramos em uma situação onde não conseguimos compreender ou progredir com relação a determinado assunto. Em momentos como este, a partir da observação de outros pontos de vista, podemos encontrar maneiras de obter novas compreensões, criando assim a possibilidade de novas escolhas.

Vamos então conhecer um pouco as principais posições perceptivas que podemos utilizar, começando com a primeira posição, também chamada de posição self (própria). Usamos este recurso quando estamos observando uma situação que envolve nossa própria posição, ou seja, a partir de nosso próprio ponto de vista. Em outras palavras, é quando nos permitimos ver, ouvir e sentir determinada situação com nossos próprios olhos, ouvidos e sensações. Esta é a posição que normalmente assumimos quando pensamos na circunstância em termos do que é importante para nós mesmos. Neste momento estamos totalmente conscientes do que pensamos e como nos sentimos, independentemente das pessoas que estão à nossa volta.

A segunda posição perceptiva é também chamada de a outra posição, e reflete a maneira pela qual experimentamos a situação a partir do ponto de vista da outra pessoa envolvida, mais ou menos como se estivéssemos calçando os sapatos dela. Nestas condições, conseguimos pensar em como esta pessoa estaria interpretando a situação, deixando mais claro qual seria seu ponto de vista. Representa o momento onde nos colocamos na pele do outro, percebendo com mais clareza como ele está vivendo esta situação. A terceira posição perceptiva é a do observador, ou seja, devemos testemunhar a situação como se estivéssemos do lado de fora. Seria como se alguém estivesse observando a conversa que você está tendo com alguém, sendo que neste caso é você quem estaria assumindo o papel desta terceira pessoa. É um momento no qual buscamos ter uma visão independente, agindo como um observador isolado, que consegue perceber o que, de fato, está acontecendo na situação presenciada. Para que isso seja possível, temos que ter sólidos recursos e uma visão objetiva do nosso próprio comportamento, procurando oportunidades para responder de uma maneira diferente.

Quando dominamos o uso destas diferentes perspectivas, conquistamos mais sensatez e discernimento durante a comunicação, principalmente se estamos sendo apresentados a conflitos ou problemas típicos de nossos filhos e alunos. Muitas vezes, podemos nos encontrar presos a uma dessas posições, o que nos impede de encontrar novos caminhos e opiniões sobre nossos filhos e alunos. Certamente já tivemos a oportunidade de perceber que determinadas pessoas vivem muito mais na primeira posição, com tendência a focar as suas próprias necessidades em detrimento da dos outros, caracterizando o que costumamos chamar de atitude egocêntrica. Pessoas que são viciadas em alguma coisa, por exemplo, tendem a ver o mundo sempre na primeira posição. Também já nos deparamos com pessoas que se encontram na segunda posição, que são aquelas que pensam primeiro nas outras, mesmo às custas das suas próprias necessidades. Codependentes ou permissivos em uma situação disfuncional também poderiam se encaixar nesta segunda posição. Temos ainda pessoas que têm um perfil coerente com o da terceira posição. Quem nunca se deparou com alguém que se comporta como mero observador da vida? São pessoas normalmente indiferentes, desinteressadas, que sempre olham as situações como se estivessem do lado de fora.

É importante destacarmos que todas estas posições perceptivas têm a mesma importância e sempre será útil nos deslocarmos entre elas, de forma consciente ou inconsciente, principalmente quando estamos procurando nos comunicar melhor e melhorar o entendimento dos pontos de vista de nossos filhos e alunos.

5.6. CALIBRAGEM

O conceito da calibragem na programação neurolinguística também está relacionado à habilidade de observar outra pessoa, mas nesse caso buscamos determinar qual é o seu real estado de espírito. Usando este recurso conseguimos saber o que está, de fato, se passando em sua mente, mesmo que ela esteja se comportando de uma maneira oposta. A maioria de nós já deve ter conversado com alguém sobre um assunto específico e ficado com a nítida impressão de que a pessoa com quem conversávamos estava pensando em outra coisa enquanto falava. Também já devemos ter visto pessoas que apresentavam movimentos corporais incongruentes, ou seja, que não estavam em sinergia com o que elas estavam falando. A técnica da calibragem nos permite aprimorar estas percepções e identificar comportamentos incongruentes, permitindo que possamos tentar entrar no mundo da pessoa com o propósito de ajudá-la.

Estamos abordando este assunto porque a qualidade da comunicação também depende da capacidade que temos de calibrar o estado emocional e os padrões comportamentais que observamos. É importante destacar que esta técnica não é utilizada para tentar perceber como é o comportamento de determinada pessoa o tempo todo. Ela se mostra particularmente eficaz quando queremos saber qual é o real estado em que alguém se encontra em determinado momento. A calibragem nos permite traduzir as respostas do inconsciente e sinais não verbais apresentados por determinada pessoa durante nossa interação com ela. Conseguimos então perceber coisas que nos ajudam a entender o que de fato está acontecendo. Portanto, é uma ferramenta importante que tanto pais quanto professores podem usar, pois nossos filhos e alunos muitas vezes acabam mascarando o que realmente está acontecendo com eles, tentando se comportar de uma maneira diferente.

Para usar esse recurso temos que estar muito atentos tanto aos movimentos que podem ser claramente notados quanto aos micromovimentos corporais, tais como a movimentação dos olhos, da boca, contrações musculares, tonalidade da fala, coloração da pele, entre outros. Quanto mais precisas forem as informações que podemos obter sobre o estado e a mente da outra pessoa, maior será a possibilidade de entender por que ela está se comportando dessa maneira, permitindo assim que possamos ajudá-la. Temos, contudo, que tomar cuidado e evitar atribuir os nossos próprios significados aos sinais que observamos. Por exemplo, se para nós mexer a boca para a esquerda significa alguma coisa, para a outra pessoa esse movimento tem grande chance de significar outra. Essa diferença ocorre porque nem todos os sinais são padronizados.

Se pararmos para pensar, todos nós usamos a calibragem de uma maneira mais ou menos intensa, mas geralmente de forma inconsciente. Podemos identificar o uso deste recurso ao lembrarmos, por exemplo, dos momentos nos quais percebemos claramente que alguém está triste, mesmo que aparentemente esta pessoa esteja se comportando de maneira oposta. Normalmente, as mães possuem esse senso de observação bastante apurado em relação aos seus filhos. Quando éramos crianças, muitas vezes tínhamos a impressão de que nossas mães eram capazes de adivinhar coisas e descobrir quando tentávamos enganá-las sobre algo que fizemos. Na verdade, mesmo sem saber, elas estavam usando com maestria a técnica da calibragem, mas de uma maneira natural e inconsciente.

Podemos encontrar diversos exemplos clássicos, relacionados a sinais comportamentais que podem nos ajudar quando desejamos calibrar alguém. Um deles é a muito comum roída de unhas. Quando observamos um aluno roendo unhas antes de realizar uma prova na escola, sabemos naturalmente que ele está ansioso ou nervoso. Também podemos perceber que, quando estamos dizendo algo impactante para outra pessoa e ela levanta a sobrancelha, este gesto significa que ela ficou admirada com o que você disse. Quando observar uma criança conversando com outra e de repente ouvir uma delas dizer algo como: "Nunca mais vou falar com você", perceba a reação da criança que escutou. Se ela simplesmente balançar os ombros, significa que não está dando importância para esse fato. Neste caso, a outra criança entendeu plenamente o recado dado, mesmo que nenhuma palavra tenha sido dita.

A combinação da técnica da calibragem com o rapport, além da adoção de uma postura mais flexível junto aos nossos filhos e alunos, é uma união poderosa que nos permite tornar pessoas mais compreensivas, assertivas e com muito mais possibilidades para agir.

5.7. OS RECURSOS DOS METAPROGRAMAS DE LINGUAGEM

Existem muitos estudos e teorias que buscam explicar a origem da linguagem. As primeiras tentativas realizadas em nosso passado histórico têm origem mítica ou são de natureza religiosa. Quando estudamos as sociedades antigas, encontramos muitos relatos que tentam explicar a origem da linguagem, mas sob o ponto de vista particular de cada cultura. Não podemos deixar de destacar aqui o que dizem as sagradas escrituras sobre questões relacionadas a ela. Podemos encontrar explicações sobre essa origem particularmente no relato que narra a saga de Noé e seus descendentes. Segundo consta no livro bíblico de Gênesis, após o dilúvio esta família foi responsável por reiniciar a história da humanidade no planeta. Seguindo a trajetória descrita, a partir da família de Noé e seus descendentes surgiram os homens que decidiram construir a famosa Torre de Babel. Esta construção tinha o propósito de atingir os céus, pois eles acreditavam que os deuses habitavam no cume dos montes. Estas pessoas, que viviam na terra de Sinar, posteriormente chamada de civilização babilônica, pretendiam na verdade divinizar seu poder político por meio da construção deste empreendimento pagão com o objetivo de criar um centro religioso que exercesse um domínio universal. Mas, quando Deus percebeu que esta iniciativa estava tomando proporções incontroláveis, decidiu confundir a linguagem das pessoas e colocar confusão entre elas. No livro de Gênesis, capítulo 11 e versículos 6 e 7, podemos ler:

> 6. E disse o Senhor: "Eles são um só povo e falam uma só língua, e começaram a construir isso. Em breve nada poderá impedir o que planejam fazer."

> 7. "Venham, desçamos e confundamos a língua que falam, para que não entendam mais uns aos outros."

Então, depois de Deus ter confundido os homens, fazendo com que falassem línguas diferentes, eles acabaram se dispersando por todas as partes do planeta. Além de narrativas religiosas como essas, devemos lembrar a existência de muitas outras interpretações, e teorias científicas sobre a origem dos diversos tipos de idiomas, registradas ao longo de nossa história. Como exemplo, podemos citar o filósofo suíço Jean-Jacques Rousseau (Figura 5.4), que foi considerado um dos principais expoentes do iluminismo. Rousseau acreditava que a linguagem evoluiu gradativamente, sendo motivada pela necessidade que o ser humano tinha de exprimir seus sentimentos, evoluindo assim para formas mais abstratas e complexas. Para outros pensadores, a linguagem é considerada uma evolução da comunicação gestual, que progrediu posteriormente para uma comunicação mais sofisticada.

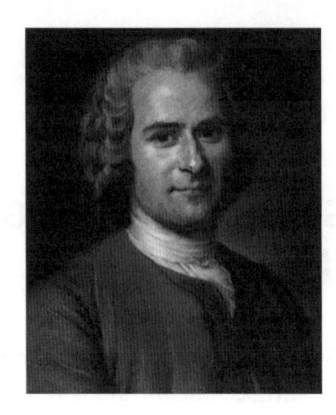

Figura 5.4: Jean-Jacques Rousseau (1712–1778).[4]

Independentemente de suas origens, o que nos deixa surpresos nos dias de hoje é que, por mais que milhares de anos tenham sido dedicados ao aprimoramento de nossa linguagem, ainda demonstramos ter muitas dificuldades de entender as pessoas e também de sermos entendidos. O homem é o único ser neste planeta com domínio total sobre a linguagem através do uso de um complexo sistema de comunicação. Apesar destes recursos nos permitirem expressar nossos sentimentos, pensamentos e emoções, por incrível que pareça, muitas vezes não conseguimos ser claros quando falamos ou somos ouvidos. Sob o ponto de vista deste autor, problemas relacionados à comunicação são uma das principais causas da maioria das adversidades que enfrentamos, quer seja entre pais e filhos, professores e alunos, supervisores e funcionários, ou qualquer outro tipo de interação hierárquica ou não que podemos experimentar em nossa sociedade.

Atualmente, com o advento e uso massivo das redes sociais, conseguimos observar vários fenômenos relacionados ao uso da linguagem que internalizam novos aspectos comportamentais, agregando assim novos valores sociais. Muitas vezes, esses recursos fazem com que as pessoas criem uma realidade que na verdade é pré-fabricada e motivada por uma carência emocional e afetiva, escondida com frequência. Por isso, é importante estarmos atentos ao conteúdo publicado nas redes sociais pelos nossos filhos e alunos, pois a partir da interpretação dessas mensagens conseguimos detectar eventuais problemas que eles estejam enfrentando, que podem estar relacionados à autoafirmação, às insatisfações ou às inseguranças.

Ressaltamos aqui que a programação neurolinguística parte do princípio de que a responsabilidade da comunicação é sempre de quem está passando a mensagem. Portanto, quando desejamos ter certeza de que a comunicação foi devidamente entendida, o comunicador precisa verificar junto ao receptor se, de fato, ele entendeu o que foi dito. Isso pode ser feito, por exemplo, pedindo para que a pessoa resuma o que acabou de ouvir. Não podemos nos eximir da responsabilidade do entendimento do que estamos dizendo, muito menos alegar que cumprimos nossa obrigação ao simplesmente comunicarmos algo. Sabemos que estabelecer uma comunicação de qualidade é

---

4 Fonte: https://pt.wikipedia.org/wiki/Ficheiro:Jean-Jacques_Rousseau_(painted_portrait).jpg

decisivo para o sucesso de qualquer relacionamento, independentemente de estarmos nos referindo ao âmbito familiar ou escolar. Conforme pudemos observar, ao discutirmos a maneira pela qual acessamos os sentidos de nossa audiência, percebemos que, quando nos comunicamos com alguém, é muito mais importante como o fazemos do que o que comunicamos.

Para nos ajudar a entender como as pessoas recebem uma determinada comunicação, remeteremos novamente aos conceitos utilizados pela programação neurolinguística, estudando as principais características dos metaprogramas de linguagem, que explicam os mecanismos que usamos para selecionar e filtrar informações. O prefixo "meta" é de origem grega e significa "além de" ou "acima". No contexto da palavra metaprograma, este prefixo é usado para potencializar o termo programa, ou seja, posiciona-se como sendo um programa que vai além dele mesmo. Os metaprogramas são mecanismos que atuam de maneira inconsciente, ajudando as pessoas a encontrarem melhor direcionamento basicamente nas seguintes tarefas:

▶ Direcionar sobre as coisas que elas devem prestar atenção;
▶ Ajudar no processamento (filtragem) das informações recebidas;
▶ Auxiliar a encontrar a melhor maneira de a pessoa repassar uma determinada informação.

O conceito dos metaprogramas foi estudado inicialmente por Leslie Cameron Bandler, uma das integrantes do grupo original de estudantes que trabalharam com John Grinder e Richard Bandler nos anos de 1970. Ela inclusive foi casada com Richard Bandler, mas se divorciaram em 1981. Por meio destes estudos descobrimos que esse mecanismo de filtragem acaba determinando como nós percebemos o mundo ao nosso redor, tendo consequentemente grande influência na maneira pela qual nos comunicamos com as pessoas e também nos comportamentos que apresentamos.

Já foi mencionado que, quando desejamos estabelecer rapport com alguém, podemos optar por nos comportar da mesma maneira que ele. Nestes casos, a percepção dos metaprogramas da outra pessoa facilita este processo, pois torna mais fácil capturar quais são as características comportamentais dela que estamos modelando. Além disso, ao acompanharmos os metaprogramas utilizados à medida que um diálogo é estabelecido, nossa comunicação acaba alcançando uma nova dimensão, uma vez que, a partir do momento que conseguimos nos comunicar com o inconsciente desta pessoa, passamos a deixá-la sintonizada com o nosso próprio inconsciente. Durante seus estudos, Leslie Bandler identificou cerca de sessenta padrões de metaprogramas diferentes, que posteriormente foram combinados por outros pesquisadores, gerando um grupo menor e mais útil. Para entender como os metaprogramas funcionam, analisaremos o exemplo a seguir. Farei uma pergunta agora e gostaria que o leitor, ao terminar de ler, a responda imediatamente: "O que você acha da ideia de fazer caminhadas diárias, para que você se sinta fisicamente bem, melhorando sua saúde hoje e evitando problemas no futuro?" Já respondeu mentalmente? Se você respondeu algo como "sim, realmente é uma boa ideia fazer essas caminhadas e melhorar minha saúde hoje", provavelmente esta resposta foi influenciada por um comportamento baseado no metaprograma chamado "ir em direção ao positivo/solução". Mas se você respondeu que acha uma boa ideia porque sua principal motivação é evitar problemas de saúde no futuro, você se baseou no metaprograma "fugir do negativo/problema". Conforme podemos observar, tanto "ir em direção ao positivo/solução" como "fugir do negativo/problema" são metaprogramas que foram usados para direcionar sua decisão, sendo que em ambos os casos foram motivados de forma inconsciente.

5.7.1. Tipos de Metaprogramas

Dependendo da literatura consultada, observamos que o número e a descrição dos padrões de metaprogramas variam um pouco dependendo do autor. Para este livro, estaremos exemplificando alguns tipos de metaprogramas que são mais usados, além de outros que podem auxiliar especificamente em processos educativos.

Proativo/Reativo

Conseguimos entender claramente que uma pessoa que tem a tendência de tomar iniciativas e agir sempre que necessário, tem um lado proativo que se manifesta constantemente. Por outro lado, observamos também pessoas que tendem a pensar muito antes de tomar uma decisão, ou simplesmente esperam até que as coisas aconteçam, possuem seu lado reativo mais evidente. Observar essas diferenças e identificar se uma pessoa é reativa ou proativa é importante para melhorar a qualidade de nossa comunicação, e conseguimos fazer isso através da análise da sua linguagem corporal. Normalmente, quem tem características reativas faz movimentos mais lentos e mantém, via de regra, os ombros relaxados e a cabeça mais baixa. Podemos deixar uma pessoa reativa motivada usando frases do tipo: "é preciso investigar isso mais a fundo", "preste atenção nos detalhes", "nós precisamos entender o que está acontecendo" etc. Já quem é proativo se movimenta com mais rapidez e normalmente é impaciente, tendendo a se manter ereto, com o peito estufado e os ombros para trás, como se estivesse pronto para agir a qualquer momento. Para motivar quem tem o perfil proativo usamos expressões como: "tome conta disso", "corra atrás", "está na hora de agir", "o que você está esperando?", entre outras.

Interno/Externo

As pessoas com perfil interno costumam desenvolver seus próprios padrões internos e os usam para julgar a qualidade do próprio trabalho que estão desenvolvendo. Por isso elas têm dificuldade em aceitar opiniões alheias. Por exemplo, se esse tipo de pessoa receber um feedback negativo sobre algo que fez, a primeira coisa que ela fará é questionar o julgamento de quem o forneceu. Ela faz isso pois realmente acredita, considerando seus próprios padrões, que fez a coisa certa anteriormente. É por isso que para motivar pessoas com perfil interno usamos frases como: "preciso da sua opinião", "você sabe o que é melhor", "só você pode decidir", entre outras. Já as pessoas com perfil externo precisam ser gerenciadas e receber constantemente informações externas. Também gostam e devem receber muitos feedbacks, caso contrário podem se sentir desmotivadas ou perdidas, pois não têm a referência da validação externa que tanto precisam. Para motivar este perfil podemos usar frases como: "você será reconhecido pelos seus esforços", "as pessoas terão uma boa impressão sobre você", "seu esforço será reconhecido" etc.

Opções/Procedimentos

Existem pessoas que normalmente gostam de testar diferentes formas de fazer as coisas. São pessoas muito ligadas às opções que se apresentam, gostam de variedades e preferem testar novos caminhos. Elas não são as mais indicadas para estar à frente de algumas atividades, como a condução de um projeto, por exemplo, porque normalmente gostam de quebrar regras, se motivando a fazer as coisas a sua própria maneira. Para motivar pessoas assim, usamos algumas palavras que certamente chamarão a atenção delas, tais como: "variedade", "opções", "escolhas", "quebrar regras", "oportunidades" etc. Por outro lado, há quem prefira e goste de seguir metodologias ou procedimentos. São pessoas identificadas facilmente, como aquelas que respeitam os limites de velocidade e sentem-se mal se, por alguma razão, se veem impedidas de seguir os passos de procedimentos previamente estabelecidos. Elas normalmente estão mais preocupadas em apenas fazer algo do que pensar no porquê elas têm que fazê-lo. Para motivar este perfil, usamos frases do tipo: "este modo está aprovado", "faça isso primeiro, depois isso e finalmente termine fazendo isso", "você deve seguir este procedimento ao pé da letra" etc.

Geral/Específico

Muitas pessoas têm facilidade em enxergar as metas gerais de um projeto, enquanto outras têm dificuldade em entender o todo e preferem se concentrar nas etapas necessárias para se alcançar a meta desejada. Quando os professores percebem este tipo de característica, decidem dar uma visão geral do assunto antes de entrar em detalhes específicos sobre a matéria. Isso é feito para evitar que pessoas mais gerais percam o interesse pelo que será estudado, mesmo antes de começar. Elas preferem trabalhar em um nível mais teórico ou mais abstrato, demonstrando desinteresse quando têm que estudar alguma coisa de forma mais detalhada. Para motivar essas pessoas, além de evitar entrar em detalhes, devemos procurar fazer generalizações, mostrando uma visão geral do que estamos apresentando. Pessoas com este perfil demonstram ter aptidão para planejar, desenvolver estratégias e gerenciar pessoas ou projetos.

Já as pessoas que possuem as características de um perfil mais específico gostam de receber a informação ou aprendizado de uma maneira mais sequencial, e têm essa preferência porque normalmente encontram mais dificuldades para estabelecer conexões mais generalizadas relacionadas ao conteúdo que estão estudando. São boas em funções que requerem atenção e detalhes, pois observam a informação em sequências lineares, apesar de terem dificuldade em unir os dados para formar uma visão geral do todo. Para motivar este tipo de perfil devemos fornecer, durante a exposição do aprendizado, muitos detalhes seguindo uma sequência bem definida, usando palavras como: "especificamente", "em particular", "exatamente", entre outras.

Self/Outros

Pessoas com a característica self não tendem a demonstrar suas emoções. Costumam prestar mais atenção no conteúdo que está sendo dito, ignorando a chamada comunicação não verbal. Portanto, normalmente não reparam em detalhes, como, por exemplo, o tom da voz de quem está falando. Elas próprias demonstram pouca variação no seu tom de voz, bem como em suas expressões faciais. Considerando essas características, se quisermos chamar a atenção deste perfil de pessoa devemos focar o conteúdo da mensagem. Como não priorizam a interação com os outros, esse perfil normalmente se encaixa bem em trabalhos técnicos, cuja interação com outras pessoas não é crítica para o desenvolvimento da tarefa. Já o perfil outros corresponde às pessoas que têm uma tendência em serem mais animadas e reagirem com mais frequência às variações das comunicações não verbais. São pessoas muito influenciadas pelo rapport que foi estabelecido, tendo um perfil interessante para desempenhar trabalhos direcionados ao relacionamento com clientes, por exemplo.

Semelhanças/Diferenças

Quem tem as características de semelhanças não gosta de mudanças, querendo normalmente que tudo permaneça como está. Para motivar estas pessoas, temos que justamente chamar a atenção para as coisas que não estão mudando, usando expressões do tipo: "como você sempre fez", "como era antes", "isso é semelhante a", "isso é igual a" etc. Já quem tem o perfil de diferenças, encara a mudança como algo importante, pois gosta de mudar sua vida com frequência. Para motivar esse tipo de pessoa usamos palavras como: "completamente mudado", "totalmente diferente", "isso é novo", "que ideia radical", "isso é moderno" etc.

5.7.2. Considerações Complementares

Através do estudo dos metaprogramas podemos perceber que é possível utilizar uma linguagem mais adequada, ou seja, expressões ou palavras que tenham mais significado para a pessoa com quem estamos tentando nos comunicar. É bom lembrar que os metaprogramas que apresentamos são apenas exemplos, existindo muitos outros tipos nas diversas literaturas relacionadas à programação neurolinguística. Nosso objetivo com esta breve exposição é chamar a atenção para o fato de que, quando usamos uma linguagem mais apropriada ao perfil de cada pessoa, em especial de nossos filhos e alunos, favorecemos a construção do rapport. Também conseguimos fazer com que a mensagem seja mais bem recebida.

Além disso, é importante lembrar que os metaprogramas aqui citados não representam tipos de personalidade. Sob o ponto de vista da psicologia, as personalidades representam um conjunto de características que determinam padrões de pensamento, influenciando em sua maneira de sentir ou agir. Outra confusão que pode ocorrer é confundir os metaprogramas com os tipos psicológicos propostos por Carl Jung. No caso de Jung, ele demonstrou que podem existir oito tipos de personalidades diferentes, que se formam a partir de funções psicológicas básicas e de determinados tipos de caráter fundamentais, sendo que todas as pessoas pertencem a um ou a outro tipo de personalidade. São eles: reflexivo extrovertido, reflexivo introvertido, sentimental extrovertido, sentimental introvertido, perceptivo extrovertido, perceptivo introvertido, intuitivo extrovertido, intuitivo introvertido. Também convém ressaltar que as pessoas não têm metaprogramas, mas podem desenvolver a habilidade de observar o uso de linguagens e comportamentos que podem indicar maneiras particulares de classificar a informação recebida e, consequentemente, compreender melhor o cenário que estamos inseridos. Também não existem metaprogramas certos ou errados, muito menos bons ou ruins, pois o interesse da programação neurolinguística sobre eles é o de basicamente verificar se estão sendo úteis ou não em determinado contexto.

Os metaprogramas, portanto, devem ser vistos como uma maneira de nos ajudar a processar a informação e a comunicação em um determinado momento. Para pais e professores, entender esse conceito e combinar estruturas de padrões de linguagem dos seus filhos e alunos, além de facilitar o rapport, dará mais segurança para que eles recebam feedback. Isso é particularmente importante porque sabemos que o grande desafio é descobrir qual é a melhor maneira de nos comunicarmos com nossos filhos e alunos de tal forma que eles correspondam às nossas expectativas. Por isso, devemos nos aprofundar no estudo dos metaprogramas, com o objetivo de desenvolver a habilidade de realizar testes que nos permitem identificar os metaprogramas e o perfil das crianças e jovens com quem convivemos. Esta é mais uma razão para sempre ficarmos atentos aos seus comportamentos e prestar muita atenção nas palavras que eles usam e mensagens que transmitem, mesmo de maneira inconsciente.

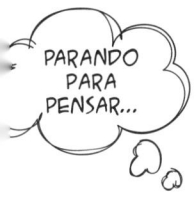

"O mais importante na comunicação é ouvir o que não foi dito."

Peter Drucker – Escritor, professor e consultor austríaco.
(1909–2005).

CAPÍTULO 6

O QUE PAIS E PROFESSORES TAMBÉM DEVEM SABER

OBJETIVO DESTE CAPÍTULO

Neste capítulo veremos como importantes aspectos da PNL e de outras áreas da ciência podem ser aplicados tanto em casa com nossos filhos, quanto na escola com nossos alunos. Entenderemos as motivações de importantes comportamentos que podem ser observados nas crianças, nos jovens e nos adultos, possibilitando a partir daí o desenvolvimento de novas estratégias.

Os conceitos e reflexões explorados neste capítulo têm a pretensão de mostrar que os saberes de áreas distintas e consagradas pela ciência podem ser complementados por novos pressupostos emergentes de outras áreas, em particular da neurociência, psicanálise e psicologia. Por meio destas novas percepções podemos compreender melhor o comportamento de todos os atores envolvidos neste cenário: filhos, alunos, pais e professores. Quando nos dispomos a incluir a educação formal em nossos estudos, é interessante levar em consideração que o conceito de escola como nós conhecemos derivou de contribuições sobrepostas ao longo de vários séculos. Platão (Figura 6.1), o famoso filósofo e matemático que viveu no período clássico da Grécia antiga, sistematizou a ideia de currículo escolar, sendo que sua contribuição permaneceu bastante inalterada até por volta do século XVIII. Durante a idade média, a educação se dava entre mestres e aprendizes, só tempos depois é que surgiu a figura da universidade, através da iniciativa dos próprios professores da época, que costumavam ir atrás dos alunos que estavam dispostos a pagar pelo conhecimento que receberiam.

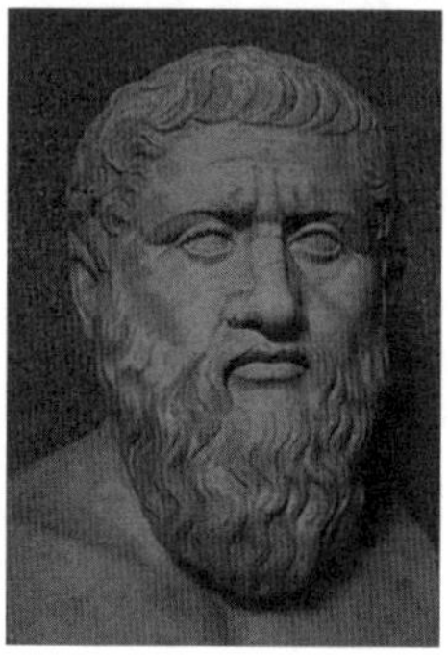

Figura 6.1: Platão (427 a.C.–347 a.C.).[1]

Com a era moderna surgiram novas ciências que precisavam ser desenvolvidas e aprendidas, além do conceito da didática, que foi utilizado como guia quando houve a necessidade de ensinar para grupos de alunos. Por fim, o movimento conhecido como enciclopedismo, originado no iluminismo, buscou catalogar o conhecimento humano e organizá-lo em disciplinas, culminando na criação do modelo de organização escolar que conhecemos. É curioso observar que este movimento também teve forte inspiração no modelo industrial de produção em série desenvolvido durante a Revolução Industrial.

Agora faremos um resumo histórico, com o objetivo de ajudar a esclarecer as origens das atuais estratégias educacionais que consideram, inclusive, motivações provenientes de novas demandas causadas pela transformação da sociedade ao longo dos anos. Pretendemos resumir os principais aspectos da história educacional e da aprendizagem dentro de um contexto universal e também regional, buscando ressaltar, quando pertinente, as características diferenciadas de cada uma de nossas culturas. Essa abordagem ajudará a perceber melhor porque sempre estamos nos deparando com novas propostas de melhoria dos processos educacionais.

---

1 Fonte: https://pt.wikipedia.org/wiki/Ficheiro:Escultura_Platão.jpg

Educação e aprendizagem: uma breve contextualização histórica

O conceito de aprendizagem está normalmente associado à educação formal e ao desenvolvimento pessoal, envolvendo diversas áreas e teorias relacionadas à educação, à psicologia, à pedagogia etc. Seu estudo vem sendo desenvolvido e sistematizado desde a história antiga, particularmente na China, Egito, Índia e também o povo hebreu. Nesse período de nossa história, o foco principal das técnicas de aprendizagem era, sobretudo, melhorar o processo de transmissão de costumes e tradições da época. Posteriormente, com o advento das cidades estados da Grécia antiga, em particular Atenas e Esparta, ocorreu um princípio de organização social e educativa voltado para esta área, que acabou sendo modelo para diversas outras sociedades ao longo dos séculos.

De um lado, o modelo espartano se baseava no autoritarismo, em códigos de conduta, no estímulo da competitividade entre seus alunos e em exigências extremas de desempenho, resultando em uma rígida disciplina voltada principalmente para o ensino das artes militares. Já em Atenas, observamos um outro comportamento, um pouco mais relacionado à aprendizagem como a conhecemos, onde se valorizava a retórica e a polêmica através do exercício da palavra. Este movimento foi se popularizando, muito provavelmente devido à prática democrática adotada por essa cidade. Nesta época, o processo de aprendizagem começou a seguir basicamente duas linhas, que são opostas, mas complementares. Uma delas envolvia o que se chamava pedagogia da personalidade, com foco na formação individual do cidadão. A outra linha, conhecida como pedagogia humanista, tinha um sistema de ensino que se baseava na realidade social, enfatizando conhecimentos universais.

Já na Idade Média, a educação se caracterizou pelos rígidos dogmas da Igreja Católica aliados ao pensamento conservador e tradicional, que eram bastante presentes. Devemos recordar que nessa época poucas pessoas tinham acesso a uma educação de caráter formal, sendo que, até o século XVIII, o conhecimento dos ofícios, e sobretudo os valores morais, eram transmitidos dentro do próprio círculo familiar, que por sua vez também exerce forte influência dos pensamentos religiosos existentes neste período. Em seguida, vivemos uma época de reformas religiosas, com influência do legado do período renascentista (aproximadamente entre os séculos XIV e XVI), que acabou resgatando e revalorizando conhecimentos provenientes de nossa antiguidade clássica — que começou com a poesia grega de Homero no século VIII a.C. até a queda do Império Romano no Ocidente, no século V d.C.

Neste novo cenário que se descortinava, iniciou-se uma nova era para a educação no Ocidente, estimulando cada vez mais reflexões sobre o papel que a educação exerce. Essas reflexões e estudos serviram de base para que o conhecimento pudesse ser organizado e transmitido pela escola. Este conceito inicial de escola se expandiu com o advento dos chamados estados nacionais, termo este utilizado para designar o resultado de uma dinâmica econômica e política que levou a formulação do conceito de Estado nos reinos europeus.

O modelo de educação escolar, popularizado entre os séculos XVIII e XIX, começou a ser caracterizado pela figura central do professor, que era quem detinha a informação e transmitia o conhecimento. A chegada da Revolução Industrial, do crescimento, da urbanização e do consequente aumento demográfico também serviram de base para o modelo de educação escolar da chamada educação moderna.

A ampliação da oferta e do direito à educação formal cresceu devido ao fortalecimento e à expansão dos regimes democráticos, fazendo com que o acesso à escola passasse a ser um direito dos cidadãos. Até meados do século XIX, ainda predominava um modelo muito autoritário e hierarquizado de educação, que só após este período começou a ser questionado por alguns educadores. Na Europa, um dos grandes personagens que iniciaram uma verdadeira inovação no conceito de educação foi a médica italiana Maria Montessori (Figura 6.2), que desenvolveu um método educativo revolucionário para o ensino infantil, que é utilizado ainda hoje tanto em escolas públicas como em privadas no mundo todo. Além de ter sido a primeira mulher a se formar em medicina na Itália, também foi pioneira no campo pedagógico por apresentar propostas que davam mais ênfase à autoeducação do aluno, frente ao tradicional papel do professor como sendo a fonte predominante de conhecimento. Foi uma das primeiras pessoas a sustentar a percepção de que já nascemos com a capacidade de ensinar a nós mesmos, se nos forem dadas condições para isso.

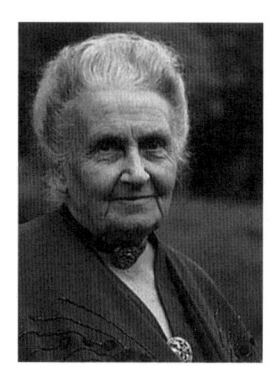

Figura 6.2: Maria Montessori (1870–1952).[2]

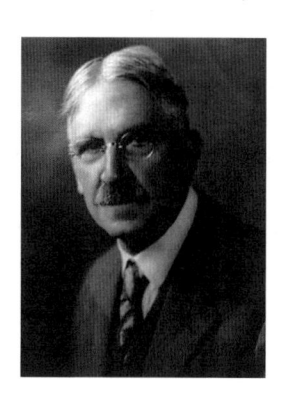

Figura 6.3: John Dewey (1859–1952).[3]

Também podemos destacar as contribuições do filósofo e pedagogo norte–americano John Dewey (Figura 6.3), que defendia a democracia e a liberdade de pensamento como instrumentos necessários para promover a maturidade intelectual e emocional das crianças. O trabalho de Dewey influenciou e ainda influencia educadores de todas as partes do mundo, pois aborda temas que são motivo de preocupações ainda nos dias de hoje, como a necessidade de valorizar a capacidade de pensar de nossos alunos ou a união da prática com a teoria. Outro ponto interessante da teoria de Dewey é a visão de que o conhecimento é construído através de consensos, que por sua vez são resultado de discussões coletivas, que devem ser estimuladas. Dewey acreditava que devemos apresentar o mundo aos estudantes de uma maneira simplificada e organizada, fazendo com que as crianças fossem introduzidas aos poucos à compreensão das coisas mais complexas. Segundo ele, o objetivo da escola é ensinar às crianças a viverem no mundo.

---

2 Fonte: https://it.wikipedia.org/wiki/Maria_Montessori#/media/File:Mont5.jpg
3 Fonte: https://pt.m.wikipedia.org/wiki/Ficheiro:John_Dewey_cph.3a51565.jpg

No Brasil, o trabalho de John Dewey influenciou, particularmente, o jurista, escritor e educador brasileiro Anísio Teixeira (Figura 6.4), que foi uma figura importante nas décadas de 1920-1930, pois participou de um importante movimento chamado Escola Nova, que tinha como princípio a ênfase no desenvolvimento da capacidade de julgamento e do intelecto. Anísio Teixeira, além de grandes colaboradores como Cecília Meireles, Paschoal Lemme, Fernando Azevedo, Amanda Álvaro Alberto, entre outros, integravam um grupo de intelectuais progressistas da época, grupo este que ficou conhecido como movimento escolanovista ou movimento da Escola Nova. Este grupo apontou uma série de questões que deviam ser priorizadas na reforma do ensino primário, pois consideravam que o modelo de ensino tradicional, predominante no século XIX, estava se mostrando ineficaz para a lógica republicana, que queria instruir a população para modernizar o país.

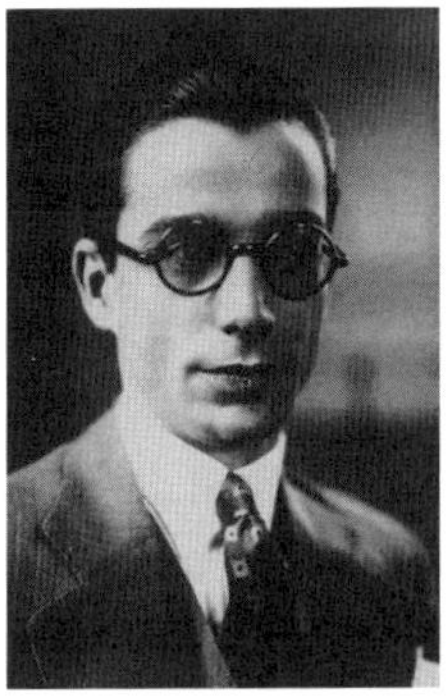

Figura 6.4: Anísio Teixeira (1900-1971).[4]

Não podemos deixar de citar o que muitos conhecem como sendo o tripé teórico da educação, composto pela contribuição de três importantes estudiosos desta área: Lev Vygotsky, Jean Piaget e Henri Wallon. O psicólogo bielorusso Lev Vygotsky (Figura 6.5) realizou diversas pesquisas na área do desenvolvimento da aprendizagem, sendo um dos primeiros a perceber que o desenvolvimento intelectual das crianças ocorre em função das interações sociais proporcionadas a elas, aliado às suas condições de vida. Vygotsky acreditava que o professor é uma figura essencial porque representa uma ponte entre o conhecimento disponível no ambiente e os alunos. Ele também estudou questões que relacionavam o ensino, a aprendizagem escolar e a interação pedagógica.

O psicólogo e filósofo suíço Jean Piaget (Figura 6.6) é muito conhecido por seu trabalho pioneiro relacionado ao estudo da inteligência infantil, pois passou grande parte do seu tempo estudando o processo de raciocínio de crianças. Seus trabalhos revolucionaram os conceitos de inteligência e desenvolvimento cognitivo da época, tendo colaborado também com o desenvolvimento de diversos campos de estudos científicos. Ele acabou modificando a teoria pedagógica vigente até o momento, que basicamente sustentava que a mente das crianças é vazia, aguardando ser preenchida por conhecimento.

---

4 Fonte: https://commons.wikimedia.org/wiki/File:An%C3%ADsio_Teixeira_(sem_data).tiff

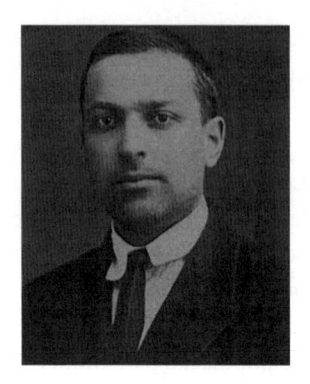

Figura 6.5: Lev Vygotsky (1896-1934).[5]

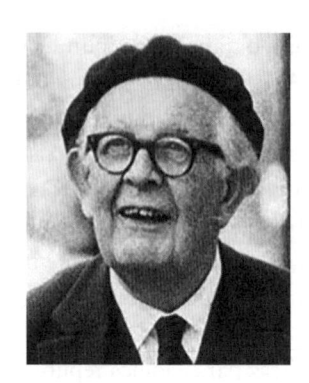

Figura 6.6: Jean Piaget (1896-1980).[6]

Henri Wallon (Figura 6.7), por sua vez, foi um médico, psicólogo, filósofo e político francês que ficou muito conhecido por desenvolver um trabalho relacionado à psicologia do desenvolvimento, defendendo a ideia de que a criança devia ser vista de maneira completa e concreta, ou seja, de forma integral e não como um adulto em miniatura. Ele costumava definir a criança como um ser que está em uma etapa que contém especificidades, as quais podem ser resumidas em quatro campos funcionais que visualizam as crianças de um modo integrado: as emoções, o movimento, a inteligência (em um primeiro e segundo momentos) e a construção do seu "eu" como pessoa, que na verdade representa a construção da consciência de si mesma.

A partir do século XX, esses e outros educadores, que foram impulsionados pelos crescentes estudos da psicologia, relacionados principalmente ao desenvolvimento humano, passaram a criticar e a propor novas estratégias de educação diante da pedagogia tradicional e da maneira como os conteúdos eram apresentados e impostos aos alunos. No Brasil, a partir da década de 1950, começa um movimento voltado para a educação popular, que vinha sendo marginalizada há tempos, relacionado-a à educação de jovens e adultos, incluindo também movimentos sociais e urbanos. Movimentos estes que contaram com a participação importante de um educador, pedagogo e filósofo brasileiro, o pernambucano Paulo Reglus Neves Freire (Figura 6.8), que tem sido apontado por muitos como um dos grandes nomes da pedagogia mundial. Em suas obras, Freire procurou defender o ensino como uma maneira de despertar o senso crítico dos alunos, permitindo que buscassem uma ampliação da sua consciência social, atingindo assim sua autonomia. Durante o período da ditadura militar no Brasil, ele foi considerado subversivo, tendo sido exilado por dezesseis anos. Foi um teórico assumidamente defensor de uma educação voltada para a prática da liberdade, que defendia a visão de que a consciência crítica devia ser despertada. Por sua contribuição e pesquisas, recebeu mais de quarenta títulos de doutor honorário em diversas universidades do mundo, inclusive as de Harvard (EUA) e Oxford (Reino Unido), bem como uma infinidade de prêmios e reconhecimentos de diferentes países e organizações internacionais.

---

5 Fonte: https://commons.wikimedia.org/wiki/File:Lev-Semyonovich-Vygotsky-1896-1934.jpg
6 Fonte: https://commons.wikimedia.org/wiki/File:Jean_Piaget_in_Ann_Arbor_(cropped).png

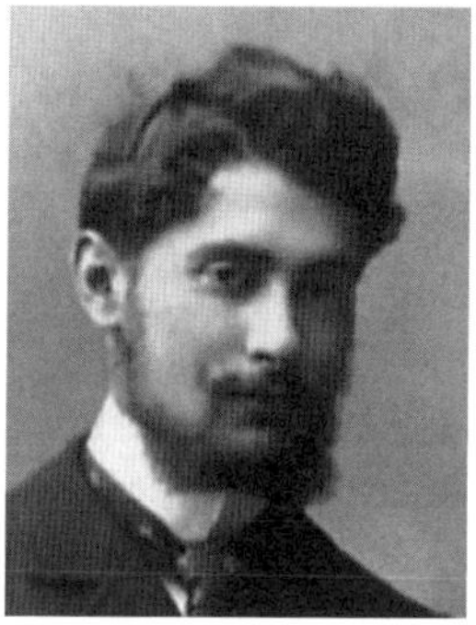

Figura 6.7: Henri Wallon (1879-1962).[7]

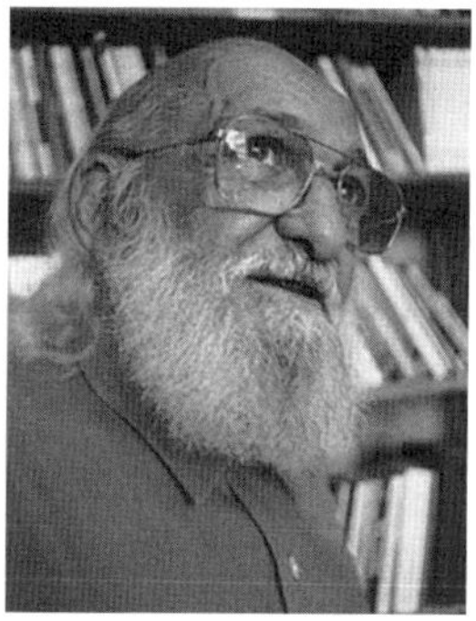

Figura 6.8: Paulo Freire (1921-1997).[8]

Esperamos então que, através deste pequeno resumo histórico, possamos perceber com mais facilidade o advento e a motivação pelo uso de novas teorias e métodos educacionais ao longo de nossa história.

De que maneira estamos evoluindo?

Uma vez conscientes dos caminhos que a educação e o aprendizado vêm trilhando ao longo da nossa história, como é que anda a contínua busca do ser humano por processos educacionais mais adequados? Através da publicação de livros, artigos e resultados de pesquisas expostos em congressos que ocorrem em diversas regiões do planeta, notamos claramente que muitos profissionais relacionados principalmente às áreas de educação e aprendizagem ainda buscam, incessantemente, melhorar seus processos educacionais. Também percebemos, através dos resultados apresentados, que existem muitos elementos divergentes e culturais que nos impedem de caminharmos em direção a uma padronização desses processos. É por isso que temos de tomar cuidado quando realizamos comparações com um determinado sistema educacional que foi implementado em outros países ou regiões. Quando fazemos isso não devemos simplesmente observar os alunos deste país e considerar apenas os resultados obtidos durante a aprendizagem, mas considerar também os aspectos culturais e sociais que estão geograficamente envolvidos, e lembrar que cada país tem uma economia diferenciada, além de políticas de gestão educacional diversificadas.

Ao nos debruçarmos sobre as razões pelas quais muitos países são bem-sucedidos na área de educação, observamos alguns fatores que chamam a atenção, tais como: uma rígida disciplina em sala de aula, o apoio e participação constante da família, notável seriedade com a gestão de recursos públicos, o uso de metodologias ativas e principalmente a promoção de uma alta valorização do professor, tanto pela sociedade quanto pelo estado, motivando-o a se aprimorar cada vez mais. No Brasil, este cenário é muito diferente, talvez explicando os vergonhosos resultados que obtemos recorrentemente em rankings mundiais relacionados à qualidade da educação. O que queremos

---

7 Fonte: https://commons.wikimedia.org/wiki/File:Wallon_henri.jpg
8 Fonte: https://www.flickr.com/photos/9848556@N05/6104876558

enfatizar é que, independentemente de vivermos momentos preocupantes e estarmos inseridos em um cenário educacional que demanda mudanças reais e imediatas, principalmente por parte do poder público, uma coisa é certa: tanto pais quanto professores, individualmente, sempre podem mudar e melhorar. Todos nós temos condições de buscar novos recursos, independentemente do papel que desempenhamos em nossas casas, ou que vem sendo exercido pelas esferas públicas, pela direção e coordenação das escolas. Ninguém pode tirar dos pais e professores o desejo e a capacidade de se renovarem, mudando consequentemente a sua postura diante dos desafios que enfrentam em seus lares e nas salas de aula. Portanto, estudar e refletir sobre o uso de novos recursos e ferramentas para poder aplicá-los em seu dia a dia certamente vai gerar um movimento de baixo para cima, pois tanto os pais quanto os professores são pilares importante do processo educacional, podendo influenciar e modelar comportamentos que serão refletidos na sociedade como um todo.

Um caminho que pode ser trilhado para que isso ocorra é a aquisição de conhecimentos proporcionados pela programação neurolinguística, que, conforme temos visto, pode contribuir significativamente com a melhora da educação que proporcionamos em nossos lares e na escola. Através de recursos específicos, os professores poderão entender melhor quais são os mecanismos que sustentam a percepção e a atenção do aluno, bem como valorizar a importância que devemos dar a fatores muitas vezes negligenciados, como o contexto ambiental e o estado emocional envolvido na aprendizagem. Através da PNL, podemos compreender melhor as razões que levaram aos comportamentos que observamos em nossos filhos e alunos, além de conseguir enxergar com outros olhos como eles enfrentam os obstáculos que a vida lhes impõe. Usando muitas estratégias disponíveis, como a ressignificação, podemos fazer com que nossos filhos e alunos percebam o mundo com mais otimismo, ressaltando aspectos positivos que fazem a pessoa perceber que, apesar das dificuldades, o mundo é um lugar muito bom de se viver.

Sendo assim, a programação neurolinguística é um recurso importante para pais e professores porque é, de fato, um processo educacional poderoso, composto por um conjunto de ferramentas que, sobretudo, proporcionam autoconhecimento. Por estas razões, também se apresenta como um importante elemento que faz parte da evolução de nossos processos pedagógicos e de aprendizado. Quando pensamos em evolução da educação, temos evidentemente que considerar os recursos tecnológicos cada vez mais presentes, em especial os avanços da inteligência artificial e de algoritmos específicos, que aliados à neurociência se tornarão importantes agentes de mudança nos processos de aprendizagem daqui para a frente. Vivemos um tempo marcado pela interação cada vez mais intensa entre as pessoas, experimentando mudanças significativas entre as relações interpessoais. Essas mudanças nos alertam sobre a necessidade de adaptarmos a maneira pela qual interagimos e ensinamos nossos filhos e alunos, uma vez que os modelos que estamos utilizando certamente não atenderão às demandas futuras de nossa sociedade. Logo, recursos que buscam melhorar o funcionamento do cérebro, ajudando no desempenho cognitivo de nossos filhos e alunos, estão sendo cada vez mais estudados e demandados.

Ao longo dos próximos itens deste capítulo, apresentaremos argumentações importantes e de interesse tanto para pais quanto para professores, através da exposição dos seguintes temas: como é o processo de criação de nossas emoções e sentimentos; o que é e como se caracterizam as chamadas inteligências múltiplas; a importância do uso de metáforas; como podemos desenvolver flexibilidade comportamental; a importância de fornecer e receber feedback; como trabalhar com motivação e autoestima; considerações importantes sobre como estabelecer e manter limites; e, ainda, como conseguimos desenvolver e tomar decisões possibilitadoras.

6.1. COMO CRIAMOS NOSSAS EMOÇÕES E SENTIMENTOS

Muitas pessoas não percebem, mas as emoções têm uma função importante em nossas vidas pois, se pararmos para pensar, elas também são responsáveis pela nossa sobrevivência. Isso ocorre porque as emoções geram respostas e estimulam comportamentos, que muitas vezes atuam sobre uma determinada ação ou mecanismo de fuga. Passamos o dia todo tendo reações emocionais, sendo algumas delas boas, como alegria, prazer e paixão, e outras ruins, como dor, tristeza ou alguma decepção amorosa. Esta constante mudança de estado que experimentamos ocorre porque somos bombardeados o tempo todo por diversos tipos de estímulos que chegam até nós por intermédio de nossos sentidos, como a audição, visão, paladar, olfato e tato. Isso faz com que nosso cérebro estimule reações que poderão ser diferentes, dependendo da percepção individual de cada um. Estudos relacionados aos mecanismos que controlam nossas emoções revelaram que elas são, na verdade, respostas químicas que se baseiam em nossas memórias emocionais, e se manifestam a partir de rotas neurais e hormonais geradas por estímulos externos.

As emoções têm sido particularmente estudadas no âmbito da psicologia, mas é curioso perceber que uma importante contribuição para este entendimento foi feita pelo naturalista inglês Charles Darwin (Figura 6.9), que acabou ficando mais conhecido pelo seu famoso livro *A Origem das Espécies*, publicado em 1859. Neste livro, Darwin reuniu diversas evidências que defendiam a ideia de que os seres vivos eram descendentes de um ancestral comum, indicando que todas as espécies (incluindo o ser humano) possuíam um certo grau de parentesco. Anos depois, em 1872, Darwin publicou outro livro chamado *A Expressão das Emoções nos Homens e nos Animais*, no qual apresenta importantes percepções sobre o estudo das emoções humanas e a relação que elas têm com as reações existentes em outras espécies de animais. Este livro de Darwin, embora não tenha ficado popularmente conhecido, pode ser considerado tão revolucionário quanto foi *A Origem das Espécies*, pois naquela época as emoções eram consideradas como algo pertencente a uma alma imaterial ou um espírito.

O que este livro de Darwin particularmente demonstrou é que poderíamos definir as emoções como sendo algo de caráter biológico, associadas inclusive à uma herança evolutiva. Portanto, ele foi um dos primeiros a perceber que as emoções podem ser classificadas através de comportamentos específicos e associadas a mudanças fisiológicas, podendo se manifestar em diferentes graus de intensidade. Darwin focou o estudo de expressões faciais associadas às manifestações das emoções, usando gravuras que exemplificavam todas as contrações musculares de nosso rosto, bem como determinadas posturas corporais relacionadas às emoções. A contribuição de seu trabalho serviu como base para o que a biologia chama hoje de etologia, que é uma especialidade associada ao estudo do comportamento social e individual dos animais em seu habitat natural. Charles Darwin recebeu inúmeros prêmios e reconhecimentos mundiais pela sua obra. A importância de suas contribuições para a ciência foi tão significativa que, após a sua morte, ele continuou recebendo honrarias, tendo sido enterrado na Abadia de Westminster, em Londres, próximo inclusive do físico e matemático inglês Isaac Newton. Darwin foi uma das cinco pessoas não ligadas à família real inglesa a ter um funeral de Estado no século XIX.

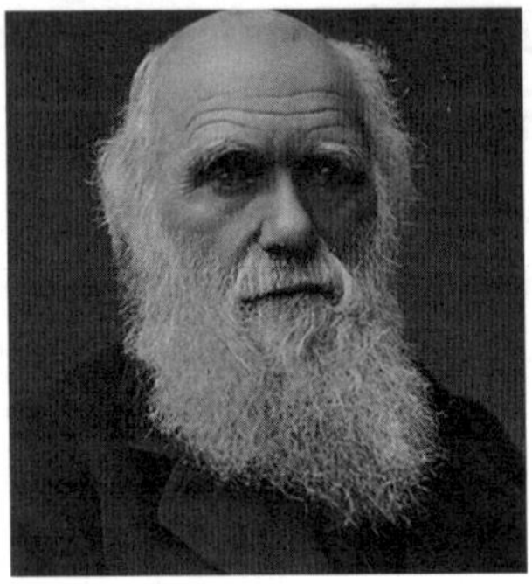

Figura 6.9: Charles Darwin (1809-1882).[9]

Baseados na contribuição de diversos estudiosos a partir de então, passamos a entender que as emoções se manifestam no ser humano desde a mais tenra idade, começando inclusive no útero materno, uma vez que já foi provado que as emoções e sentimentos dos pais acabam sendo transferidos para o bebê durante a gestação. As sensações vividas pelos bebês no útero, somadas às vividas até os sete anos de idade, estão diretamente relacionadas ao desenvolvimento de nossos programas emocionais. Até esta idade, todas as experiências vividas e emoções experimentadas são registradas e interpretadas pela criança de acordo com sentimentos que foram associados a elas. Essas interpretações acabam se transformando em padrões comportamentais e emocionais que poderão permanecer presentes durante toda nossa vida.

É importante observar que, além do fato dos sentimentos se associarem às emoções, eles também são originados por elas, estando completamente relacionados entre si. Mas por que razão estamos tentando explicar aspectos básicos referentes à origem dos sentimentos e seu relacionamento com as nossas emoções? Abordamos este tema porque esse conhecimento ajudará o leitor a perceber que conhecer a maneira pela qual reagimos diante de cada emoção é fundamental para iniciar um processo de recuperação de uma sensação negativa, processo este imprescindível para mantermos nosso equilíbrio emocional. É importante ressaltar que todas as pessoas têm condições de melhorar suas emoções através da administração dos estímulos que chegam ao seu cérebro. É possível fazer isso através da construção de novos hábitos ou de novas formas de pensar e de agir.

Certamente, o leitor já presenciou situações nas quais alguém "explodiu" de forma inesperada, demonstrando de forma excessiva sua reação. Talvez essa mesma pessoa até tenha dito após esse acontecimento algo parecido com: "Não sei o que deu em mim." Esta é uma ocorrência comum

---

9 Fonte: https://commons.wikimedia.org/wiki/File:Charles_Darwin_photograph_by_Herbert_Rose_Barraud,_1881.jpg

entre nós e, se pararmos para entender a origem desta "explosão", veremos que na maior parte dos casos ela se originou de uma provocação muito boba. Em geral, essas manifestações relacionadas à perda de controle estão associadas a uma sensação de opressão. Quando ocorrem, assustam as pessoas envolvidas afetando muitas vezes sua vida social e profissional. Uma possível mudança de visão do outro, que pode ser causada pelo fato de termos presenciado ou participado deste tipo de reação explosiva, faz com que a confiabilidade do indivíduo que reagiu dessa maneira acabe sendo questionada, principalmente em termos de sua responsabilidade.

Talvez algum leitor estranhe o fato deste item destacar, de forma distinta, as emoções e sentimentos, uma vez que muitas pessoas imaginam que essas duas palavras são sinônimas, mas, na verdade, sob o ponto de vista da psicologia, possuem significados bem diferentes. As emoções têm uma responsabilidade muito grande quando observamos mudanças radicais em nossos relacionamentos. Como exemplo, podemos citar uma sólida relação de amizade que por alguma razão acaba de repente. Também observamos sócios em empresas que interrompem a sociedade, laços de família que são quebrados ou o surgimento de grandes inimigos — muitas vezes fruto de uma grande amizade. Essas situações ocorrem com frequência quando deixamos que fatores externos nos afetem emocionalmente. Por isso, devemos dar atenção especial às emoções que sentimos, uma vez que elas exercem papéis muito importantes. As emoções nos alertam sobre perigos, influenciam nossas decisões, alteram nosso comportamento, fornecem a outras pessoas informações sobre nosso estado interno (o que constantemente é extremamente indesejado), além de ter papel de destaque em muitos outros momentos importantes do nosso cotidiano.

Em resumo, a emoção representa um impulso neural que move um organismo para a ação, sendo, portanto, um estado neuropsicofisiológico. Por essa razão é que recebeu esse nome, pois a origem etimológica da palavra emoção vem do latim *emovere*, onde o "e" significa "fora" e "movere" significa "movimento", descrevendo assim algo que tem uma reação a um estímulo ambiental. Fisiologicamente falando, as emoções podem ser observadas como um conjunto de respostas químicas e neurais baseadas em memórias emocionais, que surgem no momento em que nosso cérebro recebe um estímulo externo. O ser humano tem seu primeiro contato com as emoções já nos primeiros meses de sua vida intrauterina. Inclusive, já foi provado cientificamente que os bebês recebem toda a carga emocional transferida pelas mães durante a gestação, como amor e alegria, embora infelizmente também possam receber medos e tristezas. Este é um dos motivos pelo qual as mães devem evitar situações estressantes durante a gestação, buscando por paz e tranquilidade sempre que possível.

Podemos dividir as emoções em categorias para melhor entendê-las. Temos as emoções inatas (ou primárias), como tristeza, alegria, medo, nojo, surpresa ou raiva. As emoções de caráter social (ou secundárias), como ciúme, vergonha, culpa, gratidão, simpatia, desprezo, espanto, inveja, orgulho e compaixão. Além das emoções de fundo, como calma, bem-estar ou mal-estar. As emoções primárias são comuns em todos os seres humanos e independem de fatores culturais ou sociais, ao contrário das emoções secundárias que dependem de fatores e variáveis socioculturais. As emoções de fundo são induzidas por estímulos internos que têm origens em processos físicos ou mentais que podem levar nosso organismo a um estado de relaxamento, de tensão, fadiga ou energia.

6.1.1. Os diferentes tipos de emoções

Quando tentamos categorizar e estudar os diversos tipos de emoções observadas nos seres humanos, percebemos logo de início que este é um tema que está longe de obter um consenso no meio científico. Sendo assim, podemos encontrar diversas listas relacionadas às chamadas emoções básicas, por exemplo. Dada esta ampla variedade de interpretações, vamos nos limitar neste livro a descrever, genericamente, uma das listas mais conhecidas, que foi apresentada pelo psicólogo americano Paul Ekman. Através de sua teoria da universidade das emoções, ele conseguiu provar, conduzindo estudos empíricos, que existem sete tipos de emoções que podem ser identificadas por meio de expressões faciais. Embora Ekman tenha afirmado que as expressões faciais são de caráter universal, ele também deixa claro em seus artigos que, apesar de existirem expressões faciais muito semelhantes, elas podem variar dependendo da região do mundo. Isto pode ocorrer porque sempre existe a possibilidade de uma pessoa estar sentindo determinada emoção de uma maneira mais intensa do que outra pessoa que mora em uma região mais distante. Para definir os diferentes tipos de emoções, Ekman se baseou em diversas áreas da ciência, envolvendo estudos de psicologia social, antropologia e biologia, particularmente analisando os processos fisiológicos. Os sete tipos de emoções identificados por Ekman são: alegria, tristeza, medo, raiva, surpresa, nojo e desprezo.

É oportuno enfatizar, apesar de já termos essa percepção naturalmente, que independentemente das emoções terem sido categorizadas, o ser humano pode desenvolver e experimentar cada uma delas. A pesquisa de Ekman acabou comprovando a teoria de Charles Darwin, pois deixou evidente que as expressões humanas são biologicamente determinadas. Ekman também conduziu diversos estudos que se dedicavam a entender o papel da mentira nas relações humanas, tendo dedicado muitos anos ajudando o serviço de segurança norte-americano na detecção de mentiras, objetivando evitar crimes e atentados. Seu trabalho foi, inclusive, a inspiração para a série de televisão *Lie to Me*, onde o personagem Cal Lightman é baseado nele e em sua obra. O próprio Ekman atuou como consultor científico para este seriado. Seus trabalhos também inspiraram a série de documentários da BBC intitulada *A Face Humana*, apresentada em 2001.

Recentemente, pesquisadores do Laboratório de Interação Social da Universidade da Califórnia, em Berkeley, nos Estados Unidos, uma das mais importantes e prestigiadas do mundo, realizaram uma pesquisa envolvendo 853 participantes, que assistiram 2.185 vídeos de curta duração. Esses vídeos apresentavam uma variedade grande de cenas, que iam desde cenários pacíficos, como bebês dormindo, até imagens fortes, como pessoas sendo mortas. O resultado foi a identificação de mais vinte e sete tipos de emoções, descritas a seguir: adoração, admiração, anseio, ansiedade, alívio, arrebatamento, apreciação estética, confusão, calma, dor empática, desejo sexual, estranhamento, espanto, excitação, horror, interesse, inveja, júbilo, medo, nojo, nostalgia, romance, raiva, surpresa, satisfação, tristeza e tédio. Devido à grande diversidade de reações que foram observadas, essa pesquisa demonstrou que nossas experiências emocionais podem ser bem mais ricas, tendo mais nuances do que se pensava até o momento, segundo Alan Cowen, que é o responsável por ela. Além disso, a identificação destas vinte e sete emoções convergiram com recentes desenvolvimentos e publicações relacionadas às sinalizações emocionais do ser humano.

6.1.2. Convivendo com as emoções

É natural imaginarmos que, considerando a quantidade de emoções que podem se manifestar a qualquer momento, nem sempre conseguimos estabelecer a comunicação que desejamos com nossos filhos e alunos. Devemos sempre lembrar que todos nós estamos tomando decisões o tempo todo, o que muitas vezes coloca em conflito o que estamos pensando com as emoções que estamos sentindo. Isso acaba fazendo com que ambas apontem para caminhos diferentes. Por isso, devemos buscar por um equilíbrio entre nossos pensamentos e emoções. O que é mais importante observarmos, sob o ponto de vista do que pretendemos demonstrar com este livro, é que para podermos ajudar nossos filhos e alunos a administrarem suas emoções devemos dominar as nossas próprias, pois sem adquirir esta habilidade e estabilidade, não poderemos auxiliar ninguém.

Foi por essa razão que apresentamos anteriormente os diversos tipos de emoções que podemos identificar, para que possamos entender melhor quais são as suas características básicas e, consequentemente, poder reconhecê-las em nossos filhos, alunos e em nós mesmos. Conhecer a fisiologia das emoções nos permite perceber, por exemplo, que, quando uma criança comprime seus olhos, fecha sua boca ou franze o rosto, ela pode estar experimentando um sentimento de repulsa. Devemos, assim, permitir e dar atenção às emoções vividas por nossos filhos e alunos estimulando que se expressem, mostrando que entre vocês há um espaço seguro para que eles possam falar sem medo. Além disso, temos que dotar as crianças e jovens de um vocabulário emocional, que dê a eles a capacidade de dizer como se sentem. Uma pessoa emocionalmente inteligente é justamente aquela capaz de falar sobre seus próprios sentimentos e, principalmente, resolvê-los em vez de ignorá-los.

Quando dizemos coisas como "não precisa ficar com medo deste bicho" ou "para de esfregar a perna que esse tombo não foi nada", estamos na verdade enviando a mensagem de que não aceitamos a emoção que está sendo sentida por eles em dado momento. Isso ocorre porque temos uma tendência de interpretar todas as emoções que nossos filhos e alunos estão sentindo sob nosso ponto de vista, ignorando, muitas vezes inconscientemente, o que eles estão realmente sentindo. Uma maneira interessante de propiciar o aprendizado das emoções é através da arte, em suas mais variadas formas, como a pintura, a dança, a música ou o teatro. Esse tipo de atividade facilita e promove a oportunidade de expressarmos nossos sentimentos. Praticar esportes também oferece oportunidades para que solidifiquem habilidades de comunicação dentro de um grupo ou de uma comunidade. Ao praticarmos esporte, estamos também trabalhando com frustrações e a resiliência, ou seja, com a capacidade de lidar com problemas, nos adaptar a mudanças, superar obstáculos ou resistir a pressões de situações adversas. É fundamental, para pais e professores, tentarem evitar o ímpeto que temos de travar batalhas no lugar de nossos filhos e alunos, quase sempre com a intensão de poupá-los de decepções do dia a dia. Sabemos que passar por isso e principalmente pela experiência de poder superá-las são as bases para nos tornarmos resilientes. Sendo assim, temos que dar apoio sim, mas muito mais importante é deixá-los resolver por si só os problemas que a vida ou a escola impõem.

Muitas vezes, ao expressarmos nossas emoções de maneira natural, percebemos que esse comportamento não está trazendo benefícios para nós ou para quem está interagindo conosco. Por exemplo, se tiramos uma nota dez em uma prova e um amigo ao lado percebe que tirou uma nota abaixo da média, não seria um bom momento para pularmos de alegria. Isso deixa claro que podemos fazer com que nossas emoções se adaptem, dependendo do nosso interesse ou situação. Esse comportamento é comum de ver se observarmos as crianças no momento em que estão fazendo birra. Sabemos que elas agem dessa forma porque não conseguem encontrar outra estratégia eficiente para serem bem-sucedidas ao pedir coisas ou quando querem evitar fazer o que estamos pedindo. Por isso é fundamental contextualizarmos o que está acontecendo, resumindo para a criança, através de um histórico de ações, o que está ocorrendo. Esta postura irá levá-la a entender o porquê de estar sentindo o que está sentindo. A narrativa, aliada a gestos como um carinho ou um abraço, dão sentido ao que aconteceu. Comportamentos assim estimulam a aquisição de habilidades sociais como a empatia, ou seja, a maneira pela qual nos colocamos no lugar do outro, para dessa forma conseguirmos reconhecer e aceitar suas diferenças.

O filósofo suíço Jean Jacques Rousseau, citado anteriormente, disse que "a infância tem suas próprias formas de ver, pensar e sentir, nada mais insensato que tentar substituí-las pelas nossas". Através de suas palavras, chega até nós a mensagem de que a melhor educação emocional infantil é aquela adequada às necessidades individuais de cada criança, aquela que leva em consideração sua forma particular de pensar e de sentir. Os pais e professores têm um papel fundamental neste processo, porque as relações interpessoais são extremamente importantes para um estado emocional equilibrado nos seres humanos. Precisamos nos conectar com as crianças e jovens com paciência e compreensão. A inteligência emocional é um processo de construção que é influenciado diretamente pelo meio no qual as crianças e jovens vivem, reforçando o fato de que tanto os nossos lares quanto as escolas têm uma participação importante em suas formações.

Todos os sentimentos, sem exceção, oferecem a nossos filhos e alunos a chance de aprender algo. É por isso que a neurociência hoje não considera o medo ou a raiva como sendo emoções de caráter apenas destrutivos. Essas emoções têm sido classificadas como emoções defensivas, pois acabaram sendo desencadeadas por intermédio de mecanismos de autopreservação, diante de uma situação adversa. O importante é transmitir para nossos filhos e alunos que as emoções ruins pelas quais passamos são normais e fazem parte de nossa vida e que, por mais difícil que possa parecer a experiência vivenciada, elas são transitórias e não durarão para sempre.

6.1.3. Trabalhando com emoções negativas

Anteriormente, estudamos o conceito de âncoras, mas agora apresentaremos considerações complementares e características importantes dos gatilhos negativos, que por sua vez se relacionam com as indesejáveis emoções negativas. Pensando um pouco fica fácil lembrar de momentos onde experimentamos um ataque súbito de raiva ou irritação, como ocorre em situações nas quais somos ignorados por pessoas após fazermos uma pergunta ou quando um motorista fica colado no seu carro usando farol alto o tempo todo, por exemplo. O desconforto causado por esses momentos são exemplos de âncoras negativas, ou seja, é o resultado de uma reação emocional imediata e automática a uma experiência ruim pela qual passamos. Quando esse tipo de âncora é disparada, não é necessário pensar em nada para mudarmos o nosso humor, ou o nosso estado, pois essa mudança ocorre de maneira automática. As âncoras negativas são criadas quando associamos uma sensação negativa a uma determinada situação, como, por exemplo, ao sentirmos um nó no estômago toda vez que temos que falar com determinada pessoa.

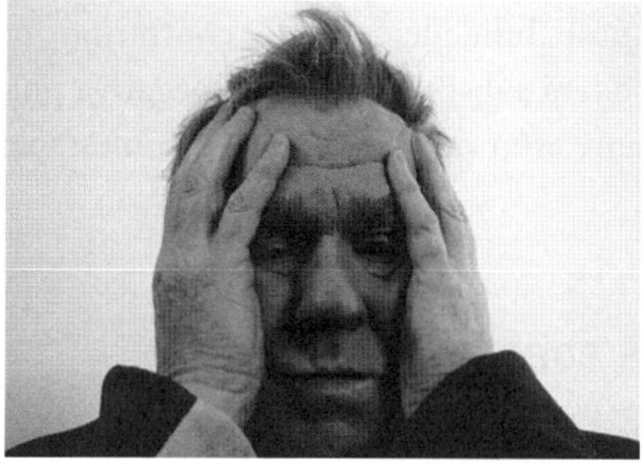

Figura 6.10: Às vezes experimentamos emoções negativas.[10]

É muito comum que essas reações ocorram nas relações entre alunos e professores ou entre pais e filhos. Nestes casos, podemos aplicar técnicas conhecidas como autoancoragem, que elimina a âncora negativa associada a uma determinada situação, ancorando em seu lugar sensações positivas que acabam se tornando mais fortes e intensas do que as negativas. Fazendo isso, criamos um gatilho positivo que responderá imediatamente ao revivermos determinada situação, que antes era desconfortável. Isso ocorre porque as emoções que demonstramos acabam sendo expostas, pois estão gravadas em nosso subconsciente, sendo que, quando realizamos a autoancoragem, acabamos por nos programar a disparar essa emoção em resposta a um determinado estímulo. Isso permite que possamos mudar nossos sentimentos, ou nossos estados, em questão de segundos. Como podemos perceber, a programação neurolinguística nos ensina como neutralizar determinadas memórias emocionais que são responsáveis por abalar nossa coragem e autoconfiança.

Acessar muitas âncoras negativas torna nosso dia muito complicado, pois mesmo que o comecemos bem-humorados e de bem com a vida, um simples olhar torto de determinada pessoa pode fazer com que seu estado mude radicalmente, te fazendo sentir que o mundo está conspirando contra você. As âncoras negativas, bem como as positivas, operam inconscientemente, ignorando nosso pensamento racional. Portanto, ter uma intensão ou pensamento positivos terão pouco impacto nas âncoras negativas, exceto se forem bem constantes durante um longo período. Existem na PNL muitas maneiras de trabalhar com elas. Independentemente da técnica utilizada, é fundamental identificar quais são suas âncoras negativas. Observar que o fato de você estar reconhecendo que tem uma âncora negativa não irá imediatamente eliminá-la, mas pode enfraquecer o poder que ela exerce sobre você.

---

10 Fonte: https://pxhere.com/pt/photo/1247149

Um comportamento que podemos ter para saber se estamos à mercê de alguma âncora negativa é fazer a seguinte pergunta: "Como eu sabia que estava na hora de agir dessa maneira? Como é que passei de um momento onde eu estava bem para outro que me fez sentir inútil?" Na verdade, toda vez que vivenciamos um estado desagradável, estamos diante de uma ótima oportunidade para reduzir drasticamente a probabilidade de nos encontrarmos neste estado novamente, pois a partir desta percepção você poderá substituir a âncora negativa por uma positiva. Esta é a verdadeira sensação de você realmente estar no controle sobre si mesmo, não se sentindo vítima de seu próprio condicionamento.

6.1.4. Considerações sobre o sentimento

O sentimento, por sua vez, é uma resposta que damos às emoções, ou seja, é a maneira pela qual determinada pessoa se sente diante de uma emoção. A palavra sentimento vem de sentir, que se originou do latim *sentire*, que significa o ato de experimentar uma sensação, quer seja por meio dos sentidos ou por meio da razão. Conseguimos perceber quais são os sentimentos que as pessoas estão experimentando observando seu estado de ânimo. Também notamos, através das reações que elas têm e que as orientam de maneira instintiva, como proceder diante de outra pessoa. O sentimento tem sido estudado desde a Grécia antiga, especialmente por Platão e Aristóteles, que fizeram famosas reflexões sobre o seu papel na identidade do homem. Os sentimentos também podem ser retratados como sendo uma emoção filtrada pelo nosso cérebro, por intermédio dos centros cognitivos, mais especificamente pelo lobo frontal, resultando em uma mudança psicofisiológica. Então, o que pode ser percebido pelo cérebro é refletido em ações que não podemos observar, pois acontecem dentro de nosso corpo, afetando nossos músculos, coração, pulmões, e também por ações que podemos perceber apenas parcialmente, como, por exemplo, a mudança de coloração da pele do rosto ou determinada manifestação de agitação.

Portanto, sob o ponto de vista da parte linguística da PNL, devemos tomar cuidado com a palavra que escolhemos para definir a emoção que estamos sentindo, pois ela acabará se tornando um sentimento que poderá ajudar ou atrapalhar quando você desejar realizar alguma coisa. Entender as diferenças entre emoções e sentimentos é muito importante porque desta forma teremos mais clareza sobre o que sentimos. A partir de então, podemos canalizar nossas sensações de maneira positiva e, principalmente, consciente. A PNL nos ensina que é possível aprimorar nossos sentimentos e emoções para desenvolvermos novas formas de pensamento, comportamentos e hábitos. Temos que buscar, então, nos libertar de emoções negativas através da busca por novos recursos, como o desenvolvimento de padrões de pensamento que não tínhamos antes ou a prática de um estilo de vida mais afirmativo.

FICA A DICA!

Sob o ponto de vista da programação neurolinguística, todo pensamento gera um sentimento, que gera um comportamento. Podemos testemunhar isso, por exemplo, observando nossos filhos ou alunos nos momentos onde não se sentem preparados para fazer uma prova. Nesta situação, eles acabam desenvolvendo um sentimento de derrota e, conforme mencionamos anteriormente, este sentimento acabará influenciando o surgimento de comportamentos relacionados a um estado de ansiedade que facilmente pode ser observado. Consequentemente, uma vez ansioso, o aluno dificilmente terá condições de fazer uma boa prova. Isso ocorre porque o cérebro percebe que o aluno está vivenciando um momento crítico, iniciando então a liberação de neurotransmissores específicos que atuarão sobre seu comportamento, causando sensações de medo e angústia. Em outras palavras, essa manifestação ocorre porque o aluno está visualizando mentalmente uma situação que poderia ocorrer no futuro associada a resultados negativos, sensação esta que não necessariamente corresponde à realidade. Neste caso, a reação do cérebro, basicamente, é a de tentar proteger o aluno deste estado crítico, buscando maneiras de evitar que ele passe por essa situação. O cérebro então encontrará meios de tornar o aluno inseguro, ansioso, nervoso e com medo de realizar a prova. É importante ressaltar que tudo isso está sendo desencadeado a partir de algo que foi criado apenas em sua mente.

A programação neurolinguística sugere diversos procedimentos que podemos usar para modificar nossos estados, alterando nossa fisiologia e representações internas. A seguir, daremos algumas dicas e observações sobre como utilizar recursos da PNL associados particularmente à ansiedade, pois este tem sido um dos estados emocionais que mais levam pessoas a buscar tratamentos com profissionais das áreas de psicologia, psiquiatria e psicanálise.

▶ A ansiedade nada mais é do que uma indicação que será necessário identificar e ajustar as percepções de determinada situação vivida por alguém, fazendo com que ela se comporte de maneira diferente. Podemos resolver este problema através de uma ressignificação da ansiedade e de seus sintomas. Uma forma de fazer isso é acessando âncoras e descobrindo possíveis distorções de alguma submodalidade que está fazendo com que a pessoa dê mais importância a determinado tipo de ameaça.

▶ Podemos ajudar a pessoa ansiosa a identificar e construir recursos internos que podem ser usados para enfrentar situações normalmente mais difíceis, como fazer uma prova, por exemplo.

> - Para construir esses recursos, nossos filhos ou alunos deverão estar fisiologicamente relaxados. Muitas vezes precisamos demonstrar como a criança ou jovem deve prestar atenção na sua respiração ou mostrar como eles conseguem parar de tensionar seus músculos.
>
> - Através do uso de técnicas de mudança de submodalidades conseguimos conceber grande flexibilidade quando desejamos remover gatilhos relacionados à ansiedade. Temos que lembrar que uma pessoa ansiosa está olhando para o futuro, portanto, mudar a submodalidades relacionada à perspectiva do tempo poderá solucionar um problema de ansiedade.
>
> Além das estratégias citadas, existem muitas outras técnicas da PNL que podem ser utilizadas para mudarmos determinadas crenças, fazendo com que certas informações saiam da neurologia das pessoas para atuar nas áreas onde a ansiedade está sendo gerada.

6.2. INTELIGÊNCIAS MÚLTIPLAS

A palavra inteligência se origina do latim *intellegentia*, que significa ação de discernir ou faculdade de compreender. Então podemos concluir, segundo a origem desta palavra, que uma pessoa inteligente é aquela que consegue perceber, compreender ou discernir. É curioso notar que muitas pessoas imaginam que o ser humano tem apenas um único tipo de inteligência, ou seja, alguém pode ser simplesmente inteligente ou não. Essa percepção, comum de ser observada, talvez tenha surgido a partir da tradicional ideia de inteligência derivada da psicometria, que é uma área da psicologia que aplica testes de avaliação psicológica em conjunto com dados estatísticos e processos matemáticos.

Um outro importante conceito oriundo destes estudos é o de quociente de inteligência, popularmente conhecido como QI, que basicamente pode ser obtido dividindo-se a idade intelectual de uma pessoa pela sua idade cronológica. Dessa forma, se uma criança com cinco anos de idade tiver uma idade mental de uma criança de sete anos, terá um quociente de inteligência de 1,4. O conceito do QI foi baseado no trabalho de diversos pesquisadores, como o psicólogo francês Alfred Binet (1857-1911), que em 1905 desenvolveu técnicas para medir habilidades mentais. Mas principalmente se baseou nos trabalhos do filósofo e psicólogo alemão William Stern (1871-1938), que em 1912 propôs a medida do quociente de inteligência propriamente dito. Em 1916, o psicólogo americano Lewis Terman (1877-1956), da universidade americana de Stanford, incluiu na fórmula de Stern a multiplicação por 100, objetivando eliminar a vírgula dos valores obtidos. Terman também foi o responsável por divulgar pela primeira vez a sigla QI.

Como podemos observar, no início do século XX, os pesquisadores acreditavam que a inteligência estava relacionada aquilo que podemos medir. Contudo, esta ideia logo foi considerada um grande erro de entendimento, uma vez que já havia a percepção de que os exames propostos para a identificação do QI não representavam todos os aspectos da inteligência humana. A interpretação deste teste acabou fazendo com que seus resultados fossem considerados um tipo de fator geral (chamado de fator g), que pode ser descrito como sendo algo similar a uma essência da inteligência. Portanto, o teste de QI nos fornece uma medida aproximada do fator g, pois para chegarmos a uma medida exata devemos levar em consideração centenas de testes relacionados aos diversos tipos de capacidade que o ser humano possui, o que é uma tarefa inviável. Outro ponto a ser observado é que, basicamente, o resultado obtido pelo teste de QI mede a capacidade que temos de dominar o raciocínio sob o ponto de vista lógico-matemático.

Muitos anos depois, na década de 1980, um psicólogo construtivista americano chamado Howard Gardner (Figura 6.11), influenciado pelas ideias do biólogo, psicólogo e epistemólogo suíço Jean Piaget, citado anteriormente, buscou analisar e descrever melhor o conceito de inteligência. Gardner, que se especializou em educação e neurologia pela universidade americana de Harvard, se uniu a uma equipe de pesquisadores que concluíram que a inteligência devia ser considerada como algo que nos leva a resolver problemas e também a criar algo de valor para determinado contexto histórico e social. Esta nova visão questionava a predominante ideia sobre ser a inteligência algo centrado em habilidades lógicas e matemáticas. Gardner percebeu que todos possuem diversos tipos de inteligência, que podem ser combinadas de formas diferentes em cada um de nós, e chamou esse fenômeno de inteligência múltipla, fazendo com que os tradicionais testes de QI não fossem mais considerados suficientes para avaliar todas as habilidades cognitivas que o ser humano possui. Segundo seus estudos, foram identificados sete tipos diferentes de inteligência: linguística, musical, espacial, corporal-cinestésica, interpessoal, intrapessoal e lógico-matemática. A seguir, faremos um breve resumo sobre as características principais de cada uma delas.

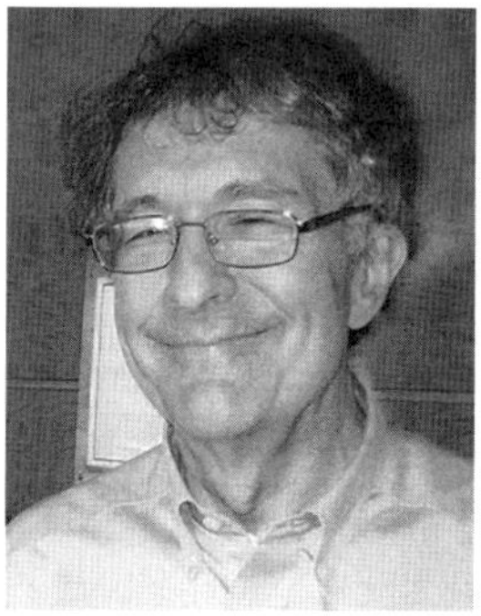

Figura 6.11: Howard Gardner.[11]

Inteligência Linguística

Está relacionada à capacidade que temos para compreender o significado das palavras. Através dela conseguimos articular as palavras e interpretar o nosso pensamento, definindo a ordem e a maneira correta de construir frases para nos expressar. Como obviamente podemos perceber, este tipo de inteligência é predominante em poetas e escritores.

---

11 Fonte: https://commons.wikimedia.org/wiki/File:Howard_Gardner_2010.jpg

Inteligência Musical

As pessoas que desenvolvem a inteligência musical são as que normalmente têm mais aptidão para tocar instrumentos ou compor músicas. Isso ocorre porque possuem a habilidade de manter ritmos e distinguir claramente timbres, intensidades e alturas dos sons.

Inteligência Lógico-matemática

Destacam-se as pessoas que conceituam símbolos e resolvem problemas de maneira lógica com mais facilidade do que outras. São, portanto, pessoas que realizam facilmente operações matemáticas e têm facilidade para fazer deduções, caracterizando o perfil presente em matemáticos e cientistas em geral.

Inteligência Interpessoal

Característica daqueles que conseguem distinguir com mais facilidade os sentimentos ou o humor das pessoas com quem convivem. São pessoas que entendem as intenções e os desejos dos outros, tendo consequentemente um bom relacionamento com todos. Como exemplo de pessoas que possuem esta inteligência destacada, podemos citar comerciantes e professores bem-sucedidos.

Inteligência Intrapessoal

São pessoas que possuem a capacidade de perceber e compreender seus próprios pensamentos, demonstrando que podem se conhecer melhor e usar essa compreensão sobre si mesmo para alcançar seus objetivos ou resultados desejados. São pessoas que direcionam seu comportamento baseado em suas experiências passadas ou sentimentos vividos. Psicólogos são um exemplo de quem exercita esse tipo de inteligência.

Inteligência Corporal-cinestésica

Traduz a capacidade que temos de usar nosso próprio corpo para nos ajudar a alcançar nossos objetivos e metas pessoais. São pessoas que demonstram mais capacidade de se locomover pelo espaço, que conhecem bem o potencial físico do seu corpo e demonstram grande coordenação motora. É o tipo de inteligência que podemos observar claramente em grandes atletas do esporte.

Inteligência Espacial

Se relaciona à capacidade que determinadas pessoas têm de observar o mundo e todas as coisas que o compõem sob diferentes perspectivas. Essas pessoas desenvolveram habilidades mentais que permitem que elas criem imagens, desenhem e identifiquem detalhes que outros têm dificuldade em perceber. Um exemplo claro de quem possui este tipo de inteligência evidenciada são os jogadores de xadrez, embora também possa ser percebida em arquitetos, designers, fotógrafos, pintores ou qualquer profissão ou atividade que exija bastante criatividade.

Outros estudos nesta área se seguiram, fazendo com que outros tipos de inteligência fossem identificados. Mas, para o contexto deste livro, queremos apenas chamar a atenção dos pais e professores para esses conceitos, para que possam observar melhor as características de seus filhos e alunos. Estudar aspectos da inteligência múltipla nos faz perceber que muitas atitudes que podemos observar não estão relacionadas apenas a aspectos racionais inerentes a cada um de nós, mas também estão relacionadas à intuição e à manifestação de diferentes tipos de inteligência que podem predominar em nossos filhos e alunos.

6.3. A IMPORTÂNCIA DO USO DE METÁFORAS

Ao longo de nossas vidas e de nosso desenvolvimento, organizamos nosso pensamento de diversas maneiras, como o uso de metáforas. Metáfora tem origem na palavra grega *metapherein*, onde "meta" significa "sobre" e "pherein" significa "transporte". Sendo assim, significa mudança, transposição ou transferência. Em um sentido mais específico, se refere a um transporte de sentido próprio para um sentido figurado. Podemos também associá-la à comparação de palavras, onde um termo pode ser substituído por outro. As metáforas são recursos usados pela humanidade há milênios, sobretudo através de contos, adágios ou provérbios populares e parábolas. Elas tinham o propósito de passar uma mensagem de teor moral ou ensinar história de antepassados, baseada em personagens míticos ou heroicos. O filósofo grego Sócrates também era famoso por fazer muito uso de metáforas, como, por exemplo, quando sabiamente disse que "a educação é a arte de acender uma chama, não a de encher um vaso". Milton Erickson, estudado anteriormente, também era um mestre no uso de metáforas durante seus transes hipnóticos, promovendo através delas importantes transformações de estado.

Elas são muito usadas porque uma boa metáfora pode ajudar a esclarecer o desconhecido através da relação que faz com algo que a pessoa já conhece. É por isso que usamos expressões como "branco como o leite", "feio como o diabo" ou "gordo como um porco". Essa maneira de nos expressar nos dá uma pista sobre como organizamos nosso pensamento. Devemos lembrar que quando sonhamos também usamos imagens e metáforas com frequência. É importante perceber que as metáforas também têm o poder de tocar as emoções humanas, como no exemplo encontrado no trecho do livro *O Pequeno Príncipe*, do autor francês Antoine de Saint-Exupéry (Figura 6.12): "Era uma pessoa igual a cem mil outras pessoas. Mas eu fiz dela um amigo, agora ela é única." A programação neurolinguística também emprega a metáfora de maneira generalizada, incluindo qualquer história que implique em uma comparação. Isso é feito porque uma história também tem o poder de revelar elementos ocultos que apenas o inconsciente pode perceber e utilizar.

Metáforas são importantes no processo de aprendizagem pois capturam a natureza essencial de uma experiência. Como exemplo, podemos citar um aluno tentando descrever a situação em que ele se encontra da seguinte maneira: "É como se eu estivesse batendo minha cabeça contra a parede." Qualquer pessoa consegue entender claramente o que ele quis dizer com isso, basta observar a mensagem transmitida por meio do sentido repetitivo, doloroso e frustrante pelo qual ele está passando em determinada experiência. A partir deste exemplo, também podemos perceber que é possível compreender de que maneira nossos alunos estão passando pelo processo de aprendizagem, apenas prestando atenção nas metáforas que eles estão usando. Prestar atenção e fazer uso de metáforas tem sido considerada uma estratégica eficiente tanto para nos conhecermos melhor quanto para conhecermos o que outros estão pensando ou sentindo.

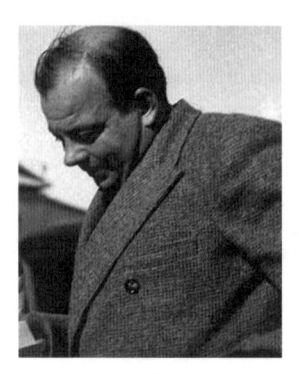

Figura 6.12: Antoine de Saint-Exupéry (1900-1944).[12]

É importante ressaltar que não precisamos limitar a metáfora a expressões verbais, pois ela pode incluir qualquer coisa que é simbólica para a pessoa, tais como uma representação imaginativa, algum objeto pertencente ao ambiente, algo produzido pela pessoa ou um comportamento não verbal. Percebemos então que as metáforas realizam um tipo de comunicação indireta, proporcionando uma linguagem que realiza substituições analógicas. Metáforas simples são usadas para fazer comparações simples, tais como "macaco velho não mete a mão em cumbuca". Metáforas mais complexas, por sua vez, podem representar histórias com diversos níveis de significado.

Pais e professores que fazem uso de metáforas são capazes de transmitir uma mensagem de maneira muito mais eficaz do que por meio de qualquer argumentação lógica. Isso ocorre porque elas conectam as experiências pessoais de nossos filhos e alunos às suas emoções e memórias, ajudando, inclusive, no processo de rapport. A eficácia da metáfora está relacionada ao fato do nosso cérebro estar constantemente combinando padrões, associando e escolhendo coisas. Quando alguém mergulha na metáfora que está sendo apresentada, experimenta um estado de relaxamento profundo, que deixa seu cérebro automaticamente responsivo a todos os padrões apresentados por ela. Elas alcançam a mente de forma involuntária de uma maneira profunda e direta, uma vez que a linguagem metafórica ou analógica faz parte do processo de comunicação da mente inconsciente. Através do uso de metáforas, pais e professores podem criar alternativas e promover soluções para seus filhos e alunos, contornando resistências e também como um poderoso instrumento de persuasão e negociação.

Professores também podem usar as metáforas para incentivar seus alunos, aumentando a atenção no que está sendo dito, tornando mais claros os conceitos que estão sendo apresentados. Através deste recurso damos mais significado à informação que está sendo apresentada, contornando também possíveis resistências. Para criarmos uma metáfora transformadora, muitas vezes precisamos descobrir qual é o estado atual e o desejado pelos alunos. Nestes casos, a metáfora representará a jornada que o aluno deve fazer para ir de um estado para outro. Para construirmos metáforas de maneira mais assertiva, precisamos desenvolver determinadas habilidades, que podem ser obtidas nos cursos de programação neurolinguística. Essas habilidades estão relacionadas a conceitos já explorados neste livro, como o de calibração, padrões de linguagem, ressignificação, entre outros.

---

12 Fonte: https://commons.wikimedia.org/wiki/File:Saint-Exupery_Tunis_1935.jpg

É fácil entendermos a importância que as metáforas podem ter, lembrando, por exemplo, que muitas pessoas conseguiram superar dificuldades ou fases ruins inspirando-se em livros ou filmes. Isso foi possível porque essas mídias certamente apresentaram linguagens metafóricas de uma forma bem intensa. Para os professores, podemos dizer que uma metáfora pode valer por muitas páginas de conteúdo. Para os pais, que representam a maior influência na formação do caráter de seus filhos, podemos dizer que é necessário desenvolver a habilidade de trabalhar com metáforas, pois elas ajudam a influenciar as crianças de uma maneira lúdica e positiva. Às vezes, os professores utilizam expressões engraçadas para expressar o que está acontecendo ou sentindo, como, por exemplo: "Minha sala é um verdadeiro zoológico", querendo passar a ideia de que sua sala de aula é agitada e barulhenta, ou "este aluno está começando a desabrochar" — quando quer ilustrar o aumento do interesse de determinado aluno pelo estudo. No primeiro exemplo citado, a opção pela associação com o zoológico foi feita porque, como a maioria de nós já teve a oportunidade de visitar um, fica mais fácil usar essa analogia em vez de descrever diversas particularidades que ocorrem na sala de aula. As metáforas que as pessoas escolhem para usar têm o propósito maior de enfatizar a atenção que elas querem dar para determinado aspecto de uma experiência ou conceito, ignorando outros que consideram irrelevantes. Portanto, precisamos nos acostumar a ouvir as mensagens, muitas vezes ocultas, que a linguagem metafórica transmite, pois esse relevante componente de nosso pensamento é um importante recurso que, como vimos, pode ser usado tanto pelos pais quanto pelos professores.

6.4. FLEXIBILIDADE COMPORTAMENTAL

A flexibilidade comportamental é considerada um dos grandes pilares da programação neurolinguística. Ela parte da premissa de que quanto mais escolhas tivermos, mais chances de sucesso teremos. A ideia básica é que devemos mudar nosso comportamento até obtermos o que desejamos. Isso pode parecer óbvio, mas a maioria das pessoas geralmente não modifica facilmente o seu comportamento, tendendo a repetir o anterior inúmeras vezes, sem mesmo se dar conta do que está fazendo. Consequentemente acabam fazendo com que não alcancem o que desejam, pois é inevitável que obterão resultados previsíveis e indesejados. Percebemos que as crianças fazem uso de muita flexibilidade, de maneira natural. Basta observarmos como brincam de faz de conta ou modelam comportamentos dos adultos ou de outros colegas.

Desta forma, uma vez que nós, adultos, já fizemos isso quando criança, podemos fazer novamente, modelando comportamentos desejados, só que de uma maneira consciente. Às vezes, isso se torna necessário para que possamos interromper padrões de comportamento antigos, objetivando nos equilibrar e assim, poder auxiliar nossos filhos e alunos. Se queremos ajudar alguém, ou alcançar determinado objetivo pessoal, temos que usar todos os meios que dispomos para chegar cada vez mais perto destes resultados. Por isso é importante termos à disposição o maior número de escolhas possíveis e dar a devida importância ao fato de as pessoas, desde crianças, adaptarem seus comportamentos às circunstâncias ou cenários nos quais estão inseridas.

As pessoas agem de certa forma com determinada pessoa em um contexto específico, do mesmo modo que podem agir de um jeito diferente com outro alguém no mesmo contexto ou em contextos diferentes. Observando esta interação, percebemos que esta flexibilidade comportamental se baseia, entre outras coisas, na perspectiva que temos de outra pessoa, contribuindo para o sucesso que queremos ter nas nossas relações sociais. Temos ainda que estar atentos e saber diferenciar essas atitudes porque essa flexibilidade de comportamento pode representar eventuais dificuldades que as crianças ou jovens estão tendo para gerenciar suas emoções. Muitas vezes observamos nossos filhos agindo de maneira contrária de como fazem em casa quando estão na escola, e vice-versa. Também podem apresentar comportamentos agressivos na escola, não observados em casa, ou mesmo muito pacíficos em determinadas situações adversas na escola, diferente da postura que teriam em casa. Nestes casos, o ideal é desenvolver competências nas crianças e jovens que os ajudem a ter um comportamento mais equilibrado.

Percebemos também que pessoas com posicionamentos inflexíveis, muito rígidas em suas ideias, tendem a ser bastante críticas, adotando elevados padrões internos de comportamento e desempenho, que acabam se refletindo em sentimentos de pressão ou dificuldade para relaxar. O que pode fazer com que crianças, jovens, pais e professores que experimentam essas sensações passem por constantes picos de pressão em relação a si mesmo e aos outros. Observamos facilmente estas características em crianças e jovens que são perfeccionistas e manifestam, de maneira exagerada, intolerância a outras opiniões, querendo sempre que a sua opinião prevaleça. Baseado nestes conceitos e percepções, concluímos que a inflexibilidade distorce significados, interferindo na nossa adaptação e prejudicando, muitas vezes de maneira profunda, as nossas relações interpessoais, gerando desentendimentos e conflitos.

6.5. A ARTE DE FORNECER E RECEBER FEEDBACK

A palavra feedback é de origem inglesa, sendo formada pela junção de "feed" (alimentação) e "back" (atrás ou retorno). Significa, portanto, realimentar, retroalimentar ou retroação. Ela pode ser utilizada em vários cenários e contextos, sendo que em todos eles sempre remete a um sentido de resposta ou reação, independentemente de trazer algo positivo ou negativo. Essa palavra também é muito usada na área de administração de empresas, normalmente usada quando desejamos dar um parecer, fazer uma análise ou emitir uma opinião sobre aspectos inerentes a administração de uma empresa. Pode ser utilizada também para expor como foi o resultado de um trabalho, como foi o desempenho de determinada pessoa, e em muitas outras situações encontradas no cenário corporativo.

O campo da psicologia também considera o feedback uma retroação, que pode servir para contemporizar ou minimizar conflitos entre pessoas, em uma situação de comunicação interpessoal. Já na comunicação propriamente dita, o feedback é considerado um importante elemento deste processo, uma vez que, após enviar uma mensagem, há sempre a expectativa do receptor fornecer o feedback ao emissor. No estudo da fisiologia, a palavra feedback é extremamente importante, pois nomeia um conjunto de respostas promovidas pelos sistemas biológicos do corpo humano diante de algum desequilíbrio. Como exemplo, podemos citar o mecanismo de regulação hormonal, o controle da pressão arterial, o controle da temperatura corporal, entre outros. Assim como nestes exemplos, também existem outras áreas onde esta palavra é usada com frequência.

As pessoas, quando interagem, esperam receber ou fornecer feedback umas para as outras, sendo este um componente bastante comum. Mas por que fazemos uso deste recurso com frequência? Inicialmente, precisamos entender que a principal razão de darmos nossa opinião para outra pessoa é termos a esperança de que elas acabem mudando seus comportamentos ou pensamentos. Desejamos isso por muitos motivos, mas normalmente queremos que isso traga algum benefício para quem nos ouve ou para nós mesmos. Mesmo sendo uma prática comum, não significa que somos bem-sucedidos todas as vezes que damos um feedback. Muitas vezes não surte o resultado esperado porque a pessoa com quem falamos pode não estar aberta para receber ou considerar nossa opinião, ou seja, elas não estão ouvindo o que estamos falando.

Por isso, precisamos compreender os principais aspectos deste recurso, para que possamos aplicá-lo da melhor forma possível, porém antes precisamos entender em que momento ele deve ser utilizado. Em uma empresa, por exemplo, podemos usar o feedback para corrigir o comportamento de determinado colaborador. De maneira análoga, podemos querer elogiá-lo por sua performance ou resultado. Geralmente, quem está dando um feedback está sendo bem-intencionado. No entanto, pode ser que o mecanismo, ou estratégia, que foi utilizado não tenha sido o mais adequado para a ocasião, sendo capaz de gerar um resultado oposto ao que se desejava.

Muitas vezes nos antecipamos em dar um feedback, sem conhecer profundamente o contexto do que estamos observando. Como exemplo, podemos citar uma situação hipotética onde um engenheiro mecânico se esforçou para construir um carro de corrida potente, compacto e com apenas um único assento. Posteriormente, alguém vendo o resultado do seu trabalho poderia dizer para o engenheiro que o carro é ruim, uma vez que não serve para sua família. Como podemos observar, este feedback foi dado para o engenheiro sem que a pessoa conhecesse o contexto todo e, principalmente, qual era a sua intenção inicial quando construiu o carro. Este feedback, portanto, não teve nenhuma utilidade para quem o recebeu. É por isso que antes de darmos o feedback para nossos filhos e alunos devemos determinar seu contexto ou finalidade. De uma maneira geral, temos que focar possíveis contribuições que melhorem o que estamos observando, em vez de querer apenas criticar.

A programação neurolinguística pode nos ajudar a desenvolver a arte de fornecer e receber feedback através do estudo dos níveis neurológicos apresentados anteriormente. Sendo assim, quando pensamos no nível neurológico de ambiente, podemos refletir se estamos no local, na hora ou com o grupo apropriado de pessoas para dar o feedback. No nível de comportamento, podemos refletir o que, de maneira bem específica, a pessoa realmente fez ou não. No nível das estratégias e capacidades, podemos focar as estratégias que foram usadas pela pessoa ou se falhou ou não em demonstrar determinada capacidade ou habilidade para realizar o que fez. No nível das crenças e valores, encontramos dificuldade para dar feedback, a menos que a pessoa tenha dito claramente quais são seus valores ou crenças. Mas sempre há a possibilidade de perguntarmos sobre eles para, em cima das respostas que ela forneceu, darmos nosso feedback. No nível de identidade, devemos evitar os feedbacks negativos e procurar comentar sobre os comportamentos que levaram a pessoa a chegar em determinado resultado. Já no nível de espiritualidade ou propósito, podemos nos manifestar sobre os propósitos de determinadas ações observadas e a conexão que elas têm com algum sistema maior.

De uma maneira geral, quando damos feedback devemos expressar o que de fato consideramos verdade, buscando sempre sermos claros quanto aos nossos propósitos. Por isso que, antes de decidirmos fazer isso e, principalmente antes de nos envolvermos em um assunto mais delicado, convém fazer a seguinte pergunta: "Com que propósito estarei dando este feedback?" É muito importante porque, se você chegar à conclusão de que está fazendo isso apenas para provar que tem mais conhecimento do que a outra pessoa, acabará desmotivando-a ou deixando-a em um estado emocional pior do que já devia estar. Mas, se seu propósito for nobre, assegure-se de que a pessoa esteja aberta para receber o feedback e vá em frente. No cenário corporativo, esse recurso tem sido reconhecido como uma das mais importantes ferramentas usadas no desenvolvimento de equipes de alta performance. O maior objetivo, nestes casos, é identificar os pontos fortes e os que precisam de ajustes, focando sempre a constante busca pelo desenvolvimento pleno dos colaboradores.

Já nas escolas, ou em nossas casas, usamos o feedback quando nossos filhos ou alunos tentam aprender a fazer alguma coisa nova, justamente para verificar o seu progresso e ver se algum ajuste precisa ser feito. Ele é, portanto, uma parte importante do processo de aprendizagem, mas apenas se for dado ou recebido de maneira adequada. As crianças e jovens, quando desempenham seus papéis de alunos ou filhos, podem interpretar o feedback como algo de caráter pessoal, tendendo a imaginar que são pessoas fracassadas, quando suas notas na escola estão baixas, por exemplo. Isso afeta diretamente o seu sentimento sobre a experiência vivida e também a sua autoestima, podendo fazer com que isso se torne parte de sua identidade ou personalidade.

Portanto, se bem utilizado, o feedback pode trazer grandes transformações positivas para qualquer um que o experimenta. No caso das crianças, o escritor e palestrante americano Marc Prensky (que ficou conhecido como o inventor dos termos nativo digital e imigrante digital), tem uma tese interessante sobre o efeito do recurso nas crianças e jovens. Segundo ele, um dos motivos de muitas crianças e jovens se viciarem em jogos se deve a constante e elevada quantidade de feedbacks que eles recebem enquanto jogam. Isso faz com que acabem aprendendo o que funciona ou não em determinada fase, para só assim poderem superar as dificuldades e seguir em frente, até terminar. Segundo essa percepção, torna-se fácil imaginarmos o que poderíamos obter se conseguíssemos transferir esse mesmo entusiasmo e dedicação para outras áreas de suas vidas.

FICA A DICA!

O feedback é algo muito importante para o aluno durante seu período escolar, devendo ocorrer durante todo o processo de aprendizagem. A maioria dos alunos costuma recebê-lo principalmente de seus colegas de classe, mas este retorno geralmente não representa uma contribuição muito significativa para aumentar seu desempenho na sala de aula. Um ponto de vista que tem que ficar bem claro é que o feedback não pode ser comparado a uma avaliação que está sendo feita do aluno, ou mesmo a um conselho de determinado professor. O feedback representa uma informação valiosa, demonstrando que tanto professores quanto alunos estão se esforçando no cumprimento de seus papéis, enfatizando, inclusive, que não são adversários, pois estão trabalhando juntos para atingirem os objetivos que têm em comum. Portanto, quando usarem o recurso do feedback, os professores devem observar as seguintes posturas:

- Mesmo que o feedback seja para apontar uma falha durante a aprendizagem, o professor deve iniciar abordando pontos positivos, mencionando os acertos que ocorreram, para deixar o aluno mais fortalecido e encorajá-lo a continuar estudando.

- Quando o feedback objetivar apontar um erro, não se esquecer que é necessário orientar o aluno sobre onde ele pode encontrar outros recursos para aprender mais sobre o erro cometido. Não adianta simplesmente dizer que ele não foi bem-sucedido.

- O professor deve procurar enfatizar todos os aspectos de aprendizagem ou de caráter comportamental que devem ser melhorados, sem maquiar ou omitir eventuais pontos que devem ser melhorados. Portanto, serem sempre honestos.

- Durante o processo de aprendizagem, os alunos devem sempre ser orientados sobre seus acertos e erros. Por essa razão é que o feedback não pode ser encarado como um evento único, mas contínuo.

- O professor também deve se preparar para receber a devolutiva do aluno. Percebemos que o impacto causado quando é o professor quem recebe o feedback pode gerar um resultado muitas vezes mais eficiente do que ocorre com os alunos.

6.6. MOTIVAÇÃO E AUTOESTIMA

As palavras motivação e autoestima têm sido, já há muito tempo, o foco de diversas publicações em artigos e livros, bem como temática principal de cursos e treinamentos. Isso se explica pelo fato de tais qualidades estarem intrinsicamente relacionadas ao desenvolvimento humano e com a conquista dos desejos e resultados que esperamos obter. Para os propósitos deste livro, evidentemente direcionaremos a motivação e a autoestima para o cenário educacional. Porém, antes disso, vamos lembrar o que de fato representam estas palavras, para que possamos observar suas diferenças, verificando, inclusive, se existe algum relacionamento entre elas. De uma maneira resumida, podemos dizer que a autoestima é uma qualidade, ou seja, é algo que pertence a um indivíduo que está satisfeito com o sentimento ou opinião que ele tem de si mesmo. Sendo assim, se estamos com a nossa autoestima elevada, é porque estamos aprovando nosso valor pessoal e a relação que temos conosco. Em outras palavras, a autoestima reflete a opinião que as pessoas têm sobre si mesmas, refletindo a consciência que temos sobre a maneira pela qual nos respeitamos e confiamos em nossa capacidade de fazer o que tem de ser feito. É curioso notar que a ela também exerce influência sobre nossos relacionamentos, pois pessoas com autoestima elevada atraem outras com as mesmas características, possibilitando uniões harmoniosas e saudáveis. Por outro lado, pessoas com baixa autoestima podem atrair outras que deixarão o relacionamento muito ruim, causando muita dor ao longo desta convivência.

Se por um lado a autoestima está relacionada a uma qualidade humana, a motivação se relaciona com um impulso, que via de regra nos leva a atingir nossos objetivos, inclusive sob o ponto de vista profissional. Ela se relaciona ao fato de acordarmos bem cedo para estudar ou trabalhar e, particularmente em nosso caso, com a vontade que nossos filhos e alunos demonstram sobre as tarefas que desempenham em casa ou na escola. É através deste impulso que nos sentimos desafiados a vencer obstáculos e a melhorar nossa performance em qualquer área de nossas vidas. Pessoas que têm comportamentos de alta performance são pessoas motivadas, pois fazem o possível para conquistar o que desejam, dando sempre o melhor de si. Saber o que deixa alguém motivado e também o que acontece com quem não se motiva, tem sido uma grande preocupação da psicologia e, particularmente, dos pais e professores, que obviamente têm grande interesse no sucesso de seus filhos e alunos.

Sob o ponto de vista da programação neurolinguística, podemos associar a autoestima baixa ou alta com o que chamamos de mudança de estado. Quando passamos por qualquer processo de mudança, estamos na verdade nos transportando de um estado atual para um estado desejado. Uma importante questão que pode nos ajudar nesta mudança é garantirmos que sabemos exatamente qual é o estado em que nos encontramos atualmente, que chamamos de estado atual. Esse aspecto é fundamental para que uma transformação eficaz possa ser promovida na direção que queremos estar ou conquistar, ou seja, para o estado desejado. É importante ressaltar que essas mudanças podem ocorrer tanto sob uma perspectiva interna como externa. Muitas vezes percebemos com mais clareza mudanças externas, ao observarmos, por exemplo, pessoas que querem mudar de trabalho, de cidade, de salário etc. Mas existem diversos exemplos de mudanças internas que são mais difíceis de serem percebidas, como o desejo de sair de um quadro depressivo, por exemplo.

Se pararmos para pensar, tanto a conquista de uma autoestima elevada, quanto a busca por motivação, nos obrigam a passar por uma situação que, para muitos, se mostra desafiadora: mudar. Preocupações e reflexões acerca da necessidade ou dificuldade que o ser humano enfrenta para mudar de comportamento quando deseja alcançar um objetivo tem feito parte de nossa história há milênios. Como exemplo, podemos citar Heráclito de Éfeso (Figura 6.13), um dos primeiros pensadores pré-socráticos, nascido em Éfeso, cidade da antiga Jônia — atual Turquia. Heráclito costumava dizer uma frase que acabou ficando muito conhecida até nos dias de hoje: "Você não pode tomar banho duas vezes em um mesmo rio." Esta frase, que aparentemente se mostra sem sentido, uma vez que todos nós sabemos que qualquer um pode tomar banho mais de uma vez em um mesmo rio, trazia na verdade uma importante mensagem metafórica. Segundo Heráclito, o homem de ontem já não é mais o mesmo homem de hoje (pois adquiriu experiência de vida), da mesma forma que o rio de hoje já não tem as mesmas águas que o rio de ontem, pois elas já passaram e foram embora. É admirável pensar que uma frase que foi dita há mais de 2.500 anos ainda tenha o poder de nos fazer refletir sobre aspectos importantes da nossa vida. Através desta frase, Heráclito nos ensina que tudo muda, tudo está em permanente mudança ou transformação. Inclusive há outra famosa frase, também atribuída a Heráclito, que resume este pensamento: "Nada é permanente, exceto as mudanças."

No fundo, as palavras de Heráclito sobreviveram até os dias de hoje porque elas nos trazem um sentimento de esperança, um sentimento de que podemos acreditar que a mudança é sempre possível. Todos nós percebemos que mudar não é fácil para a maioria das pessoas. Isso ocorre porque grande parte delas têm medo da mudança, medo este que está principalmente relacionado ao medo do desconhecido. Mas qual é a origem deste medo? Ele se baseia no fato de as pessoas constatarem que, por mais difícil que seja a situação em que ela se encontre, de um jeito ou de outro ela já sabe como lidar com o cenário atual. Quando ela decide mudar, surge um grande desconforto relacionado à possibilidade de não conseguir lidar com a situação que virá. Percebemos claramente esse mecanismo quando recordamos das grandes mudanças que ocorreram em nossas vidas. Se pararmos para pensar, elas estavam relacionadas aos momentos de superação, conquistados, não raro, por atos audazes e de coragem, que nos fizeram sair de nossa zona de conforto.

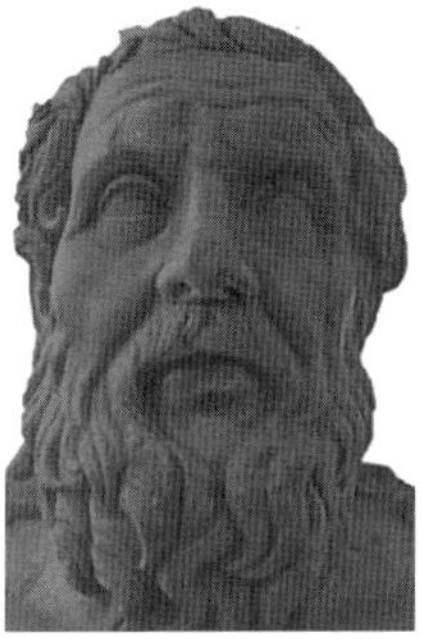

Figura 6.13: Heráclito de Éfeso (540 a.C.–470 a.C.).[13]

Então, será que promover a autoestima, motivar e oferecer recursos para nossos filhos e alunos mudarem, seria a chave para que eles alcancem seus objetivos e resultados desejados? Certamente isso tudo irá ajudá-los, mas não podemos esquecer de um detalhe importante: antes de querermos ajudar nossos alunos e filhos, devemos pensar inicialmente em nós mesmos, em nossos papéis de pais e professores. Podemos dizer que todos os pais buscam, basicamente, compor uma família, atuando neste cenário para que seus filhos se transformem em adultos equilibrados. Os pais fazem isso através da transmissão de informações que são passadas, principalmente, através de sua conduta. Portanto, eles valorizam, apoiam, orientam e sobretudo transmitem amor. Já os professores têm como premissa básica cumprir a sua missão, que começa com o pré-requisito principal: amar o que fazem. Se um professor escolheu esta profissão de maneira consciente, e não porque era apenas uma alternativa disponível em determinado momento de sua vida, certamente sua conduta na sala de aula também fará diferença na vida de seus alunos. É importante ressaltar que esta é uma vocação que nasce do amor, rompe obstáculos e multiplica esperanças.

---

13 Fonte: https://upload.wikimedia.org/wikipedia/commons/archive/b/b2/20190704024316%21Heraclito%281%29.jpg

6.6.1. Atitudes devastadoras para a autoestima de nossos filhos e alunos

Uma estratégia eficiente para nos ajudar a entender como podemos preservar ou construir a autoestima de nossos filhos e alunos é começar entendendo como podemos acabar com ela. Então, vamos imaginar, hipoteticamente, que um pai procura um determinado professor na escola e, na presença do seu filho (que é aluno deste professor), começa a dizer mais ou menos o seguinte: "Estou vendo que as notas do meu filho estão baixas. Por mais que eu chame a atenção dele, ele não faz as lições de casa nem os trabalhos que você pede." Então, após se virar para o filho, que está ouvindo tudo constrangido, o pai continua: "Meu filho, você tem que parar de ser preguiçoso! Por que você não é igual ao seu irmão mais velho? Ele sempre faz a lição e tira notas altas. Veja como você só me decepciona! Desse jeito você não vai para a faculdade e nunca vai ter um bom emprego!" Ao presenciar essa conversa, ninguém tem dúvida das intenções positivas do pai ou até mesmo de professores que também podem dizer coisas deste tipo. Sabemos que todos estão desejando que este aluno melhore sua performance na escola e, consequentemente, seja uma pessoa melhor. Contudo, o resultado que tanto pais quanto professores poderão obter com este tipo de abordagem, ao contrário do que imaginam, pode ser incrivelmente devastador para a autoestima de seus filhos e alunos. Quando dizemos esse tipo de coisa continuamente, a criança ou jovem acaba acreditando que isso realmente é verdade, fazendo com que esses julgamentos negativos transformem quem está dizendo em verdadeiros espelhos negativos.

Todo mundo, principalmente crianças e jovens no período escolar, se sente muito mal quando enfatizamos publicamente seus comportamentos negativos. Igualmente ruim é não prestarmos atenção nos seus comportamentos positivos. Como exemplo, podemos imaginar um filho que chega em casa com o boletim indicando que ele tirou um dez em uma determinada disciplina e um quatro em outra. Se os pais os censurarem devido à nota quatro e não disserem nada com relação a nota dez, também estarão ruindo a autoestima de seus filhos. Sob o ponto de vista dos professores, pode ser que alguns percebam o fracasso escolar de determinados alunos que acabam sendo rotulados de preguiçosos ou desligados, chegando a serem deixados de lado. Se o aluno se sentir o único responsável pela sua incapacidade em aprender, acabará realmente ficando indiferente ao que se passa ao seu redor no ambiente escolar. Por isso, não devemos transformar as falhas de nossos filhos e alunos em fracassos pessoais, pois entendemos que qualquer erro pode ser corrigido, mas um fracasso pode atingir a identidade e a autoestima de quem experimenta essa sensação.

Outra postura inadequada é falar o tempo todo para as crianças ou jovens que eles são inteligentes. Ouvir isso pode fazer com que eles acabem pensando que ser inteligente é uma característica que eles têm e que ela não mudará ao longo da vida. Acabarão acreditando, então, que a inteligência é um atributo, ou seja, algumas crianças são inteligentes porque nasceram dessa maneira e outras nunca serão. Sendo assim, a criança que em determinado momento manifestou a sua inteligência e foi abordada dessa maneira pelo pai poderá fazer do discurso que a proclamou "muito inteligente" seu objetivo de vida, tentando evitar o tempo todo demonstrar que em alguns momentos podem ter atitudes não tão inteligentes. Ao acreditarem que seus pais a valorizam com base em um determinado padrão de inteligência, poderão desenvolver um significativo medo de errar, tendo dificuldades quando precisarem tentar acertar novamente, afetando assim a sua autoestima. Também não podemos deixar de prestar atenção em outros fatores que podem prejudicá-la, como, por exemplo, uma situação de perda, decepção, frustração ou situações que nos deixam muito aborrecidos e estressados.

6.6.2. Identificando a autoestima de nossos filhos e alunos

Como pudemos perceber, a autoestima reflete a imagem ou a opinião, tanto positiva quanto negativa, que alguém tem de si mesmo. Todos nós formamos esta opinião baseados, principalmente, nas nossas experiências pessoais, na percepção de nossos comportamentos, em nossas crenças, na imagem que as outras pessoas têm de nós, e outros fatores. Curiosamente, a autoestima é formada por experiências passadas que influenciam nossos comportamentos atuais, os quais, por sua vez, determinarão como serão nossos comportamentos futuros. Para sabermos identificar em nossos filhos ou alunos como está sua autoestima, analisaremos algumas características comportamentais que podem nos ajudar nesta tarefa. Começaremos por aquelas crianças que se encontram com a autoestima elevada. Normalmente, crianças e jovens que são seguros e se sentem bem consigo mesmos, não costumam se apoiar em determinada conquista ou feito para se autoafirmarem. Eles confiam em si mesmos e não levam em consideração o julgamento alheio. São pessoas de atitude, buscam ter sempre um comportamento justo. São aqueles que raramente ficam em cima do muro, pois são bem decididos e reconhecem o caminho que devem trilhar. Percebemos que crianças e jovens com autoestima elevada também conseguem lidar bem com seus pontos fracos, não se deixando vitimar por suas fraquezas ou defeitos, pois encaram esses problemas como aspectos que podem ser melhorados e superados.

Crianças e jovens com baixa autoestima também apresentam algumas características específicas, que podem ser identificadas se prestarmos atenção em determinados comportamentos, tais como timidez em excesso, dificuldades em receber críticas, problematizar suas limitações e ter muita falta de confiança, pois não acreditam no potencial que possuem para executar as tarefas que lhe são atribuídas. Eles também têm o hábito de se fazerem de vítima, tentando se justificar pelo seu fracasso ou até apontando outras pessoas como as responsáveis pelo que deu errado. Outra característica marcante da baixa autoestima é a procrastinação, ou seja, adiam ou prolongam uma situação que tem que ser resolvida agora. Essa procrastinação pode potencializar sensações de culpa, perda de produtividade, estresse e também vergonha pelo fato de não terem conseguido ter a mesma performance positiva que os outros apresentam. Neste estado, eles têm medo de serem rejeitados e precisam muito de elogios ou reconhecimentos para que se sintam satisfeitos consigo mesmos. Crianças e jovens com baixa autoestima também podem ter dificuldades em dizer não, pois se sentem inferiores e incapazes. Outros sintomas fisiológicos que podemos observar são derivados deste estado, como a compulsão alimentar, obesidade, bulimia, anorexia, entre outros. É por esta razão que tanto pais quanto professores devem estar atentos a estes sinais para que possam, o quanto antes, tomar providências específicas relacionadas a esses problemas.

6.6.3. Desenvolvendo a autoestima

Existem vários fatores que devem ser considerados quando buscamos desenvolver a autoestima de nossos filhos e alunos, uma vez que a estratégia que melhor se adequa deve levar em conta as características pessoais de cada criança ou jovem. Além disso, temos que ter consciência que o desenvolvimento da autoestima é um processo longo, que normalmente começa na infância. O que podemos apresentar aqui são considerações gerais que podem ajudar nossos filhos e alunos a se sentirem bem consigo mesmos, até mesmo quando falham. É importante percebermos que, quando uma criança ganha um prêmio qualquer, isso só contribuirá para aumentar sua autoestima se ela entender o esforço que foi necessário para ganhá-lo. Isso nos mostra que o desenvolvimento da autoestima está associado às experiências vividas e a percepção do esforço que foi realizado durante este percurso, que é o grande responsável por fazer a criança se sentir capaz e aceita.

Quando não desempenham bem uma tarefa escolar, por exemplo, tendem a tornar esse fracasso muito pessoal e acabam presumindo que há algo de errado com elas. A estratégia mais comum para tentar melhorar a autoestima de alguém é explorar o momento em que determinada pessoa teve um bom resultado ao fazer alguma coisa. Escolhemos este momento porque queremos que o comportamento que ela teve sirva de exemplo no futuro. Isso pode ser facilmente observado quando parabenizamos um filho após ele ter estudado muito para fazer uma prova, obtendo a nota dez. Portanto, o ideal é que a autoestima seja construída por intermédio de um elogio que represente a realidade, mesmo porque as crianças e os jovens conseguem perceber quando o elogio não é sincero ou realista.

A autoestima também pode ser conquistada através de um sentimento de capacidade, combinado com um sentimento de ser amado ou aceito. Isso pode ser constatado quando observamos uma criança que acabou de ficar feliz por uma conquista, mas que devido ao fato de não se sentir amada, acabou desenvolvendo uma baixa autoestima. Por outro lado, se uma criança se sente amada, mas tem dúvidas sobre suas próprias capacidades, também poderá desenvolver uma baixa autoestima. Também elevamos a autoestima quando colaboramos com o desenvolvimento de habilidades que ajudam as crianças e jovens a resolver problemas, simulando possíveis soluções e colaborando com a percepção das etapas necessárias para chegar à solução do problema. É importante ressaltar que a autoestima é um dos fatores muito importantes para que o aprendizado seja motivado, portanto, é um pilar importante que deve ser considerado na educação de nossos filhos. Por isso, tanto os pais quanto a escola, devem ser parceiros e promover um ambiente positivo que permita o reconhecimento das qualidades existentes em todas as crianças ou jovens. Neste caso, tanto pais quanto professores devem prezar pelo desenvolvimento de suas capacidades afetivas, para que possam perceber com facilidade o que seus filhos e alunos estão sentindo.

FICA A DICA!

Quando percebemos a necessidade de aumentar a autoestima de nossos filhos e alunos, muitas vezes recorremos a especialistas, atitude correta frente ao nosso desconhecimento sobre o que fazer diante deste desafio. Contudo, existem muitas dicas básicas que podem ser usadas como apoio ao desenvolvimento da autoestima. Mas, antes de buscarmos recursos para ajudar quem está ao nosso redor, precisamos começar com nós mesmos, como está resumido a seguir:

Devemos sentir que é possível nos tornarmos pessoas melhores e que estamos de bem com a pessoa mais importante da nossa vida: nós mesmos.

- Temos que focar o autoconhecimento, compreendendo nossas limitações e suas origens, bem como nossos pontos fortes e fracos.

- Devemos evitar o perfeccionismo, pois isso pode nos paralisar e diminuir nossa autoestima devido ao medo constante de cometermos erros.

- Também temos que reconhecer nossas qualidades e conquistas, bem como evitar o mal hábito de nos compararmos com outras pessoas, principalmente considerando o que vemos nas redes sociais.

Vamos observar agora algumas ações que somos capazes de fazer que podem apoiar o desenvolvimento da autoestima de nossos filhos e alunos:

- Uma delas é o simples exercício do saber ouvir, escutando com atenção o que as crianças ou jovens estão dizendo, além de sempre os motivar para se expressarem.

- É importante criarmos um ambiente de afeto e confiança onde se sintam aceitos e amados, evitando o autoritarismo e a rigidez.

- Devemos valorizar suas qualidades e atitudes positivas, ajudando-os a sentirem-se orgulhosos da sua família ou da sua escola.

- Dar independência, oportunidade de decisão, e realçar constantemente seus pontos positivos, ajudam nesta tarefa, lembrando também que nunca devemos comparar uma criança com outra.

- É importante, ainda, observar que o desenvolvimento de uma autoestima positiva, tanto em casa quanto na escola, não está pautado apenas em aspectos cognitivos, mas sobretudo em aspectos afetivos.

Sabemos que o ser humano tem uma grande necessidade de ser ouvido, valorizado e acolhido, sendo que a forma pela qual ele vive essas experiências contribui de maneira direta para a imagem que tem de si mesmo. É por essa razão que dizemos que a afetividade está diretamente relacionada ao desenvolvimento da autoestima. Os professores já perceberam há tempos que crianças e jovens aprendem melhor quando estão satisfeitos consigo mesmos. Por isso, precisam estar sempre atentos no sentido de garantirem uma boa autoestima para seus alunos, em conjunto com a base familiar proporcionada pelos pais, que deve ser segura e permitir que eles superem as dificuldades da vida com menos dor e mais facilidade.

6.7. ESTABELECENDO E MANTENDO LIMITES

Atualmente, os casais enfrentam um frustrante diálogo relacionado à maneira pela qual devem educar seus filhos. Esse desconforto acontece, principalmente, quando decisões que envolvem questões simples e complexas precisam ser tomadas, porque existem muitas dúvidas e pontos de vista diferentes referentes à forma com que devemos educar nossos filhos e manter limites necessários. O mesmo acontece no ambiente escolar, onde os professores enfrentam diariamente o desafio de manter a disciplina na sala de aula para que o processo de ensino e aprendizagem não se prejudique. Tanto pais quanto professores reconhecem a importância de impor limites, mas muitas vezes não sabem se suas posturas estão corretas e não percebem onde estão errando. Este tema é relevante pois existe uma queixa predominante na sociedade atual relacionada ao que chamamos de falta de limites, que vem ocorrendo especialmente na área da educação, tanto sob o ponto de vista familiar como escolar. Quando falamos de estabelecer limites não estamos apenas nos referindo a aspectos comportamentais relacionados ao trato direto com nossos filhos e alunos. Também existe a preocupação com os livros que eles estão lendo, com os filmes que estão assistindo, com os jogos, revistas e outras mídias que despertam preocupações clássicas.

Para compreendermos melhor este tema, iniciaremos refletindo sobre qual é o significado da palavra limite, uma vez que, como vimos, ela pode ser aplicada em diversas conotações. O primeiro uso desta palavra é quando queremos proibir ou restringir a liberdade, impondo limites relacionados diretamente a coisas que não podem ser realizadas. O uso do limite para proibir nossos filhos e alunos frente a alguma ação que estão realizando ou que desejam realizar é muito utilizado por pais e professores, pois através dele podemos definir as fronteiras que não desejamos que sejam ultrapassadas. Contudo, também usamos a palavra limite no sentido de superação, ou seja, quando constatamos que a pessoa foi vitoriosa ou realizou um esforço que a conduziu, como diz a expressão popular, "a superação de seus próprios limites". É curioso observar que quando nos referimos à superação de limites não estamos falando da ausência deles, e sim de sua existência, que por terem sido superados foram alvo de admiração. O limite também pode ser usado como função protetora, normalmente ao tentarmos evitar situações de perigo ou risco, como quando pedimos para uma criança tomar cuidado com uma panela quente no fogão ou não chegar perto da piscina, caso não saiba nadar.

Antes de mencionarmos algumas abordagens que podem nos ajudar a nos comportar melhor diante destes desafios, temos que entender um pouco as características dos principais envolvidos neste cenário, que podem ser classificados através de suas próprias gerações. Podemos começar com a geração dos avós de nossos filhos e alunos. Um avô ou avó sempre tem uma forte relação com seus netos, influenciando-os de maneira significativa; temos também a geração dos pais e dos professores, que interagem diretamente no cotidiano deles; além da própria geração de nossos filhos e alunos, que possuem, como já foi analisado, características próprias e distintas das demais gerações envolvidas. É importante lembrar que a geração dos avós de nossos filhos e alunos tiveram uma educação patriarcal, onde o pai era o topo da pirâmide e os filhos a base, normalmente sendo obrigados a cumprir tudo o que o pai determinava.

Por essa razão, os atuais pais e professores foram vítimas deste autoritarismo, mas para nosso bem decidiram com o tempo se rebelar contra esse tipo de sistema, proporcionando novas estratégias educacionais. Contudo, durante a tentativa de quebrar o forte paradigma patriarcal sob o qual foram educados, muitos pais acabaram assumindo uma postura extremamente oposta, exagerando na permissividade. Parece então que houve uma certa confusão sobre o emprego da autoridade e sobre a definição de autoritarismo. A autoridade é o direito que temos de poder ordenar, de decidir, de se fazer obedecer, enquanto o autoritarismo está relacionado a um conjunto de princípios ou procedimentos evidentemente autoritários, normalmente associado a um abuso de poder.

As mudanças que ocorreram a partir da estrutura vertical e patriarcal para uma estrutura mais horizontal, onde os pais e filhos deveriam ter o mesmo direito, acabaram sendo muito rápidas, influenciando, portanto, na maneira como tentamos educar a atual geração de crianças e jovens. Podemos observar, em muitos casos, que houve uma perda de padrões de comportamento e noções básicas de limites, onde a ideia de que eles devem ter mais direitos do que deveres parece predominar na cabeça de crianças e jovens. Este estilo de comportamento, que muitas vezes é vivenciado em nossas casas, acaba passando a impressão que também pode ser vivido no mundo lá fora, ou seja, na sociedade e nas escolas.

Mas como a dinâmica social e escolar, com suas regras rígidas de convivência, é muito diferente do que as crianças e jovens encontram em suas casas, acabam se frustrando ou se revoltando. As próprias instituições de ensino muitas vezes se veem reféns destes comportamentos, dificultando uma de suas tarefas, que é a de apresentar aos seus alunos as normas de nossas sociedades. Muitas vezes nos encontramos diante de discussões intermináveis sobre de quem é o papel de educar os filhos. Porém o fato é que, apesar de estarem em contextos diferentes, a escola também é parte importante na construção de limites nas crianças e jovens, em especial na educação infantil, cujos propósitos estão diretamente relacionados ao desenvolvimento integral do ser humano. No geral, o mais importante a ser feito é nos esforçarmos para distinguir o papel da educação em nossos lares da realizada no ambiente escolar, pois nos ajuda a identificar o que cada um de nós (pais e professores) deve procurar melhorar.

6.7.1. Considerações sobre os limites dentro de nossos lares

Percebemos que cada vez mais os limites e regras dentro dos lares estão difíceis de serem evidenciados, o que reforça o discurso que, de fato, os pais têm grande parcela de culpa sobre a indisciplina observada nas escolas. É um erro conceitual grave achar que podemos delegar somente à escola a tarefa de passar valores éticos e comportamentais às crianças e aos jovens. Sabemos que muitos pais têm a tendência de flexibilizar comportamentos indesejados dos seus filhos. Muitas vezes por medo de serem autoritários demais, outras devido à exaustão causada por este processo. Atualmente, os pais têm à sua disposição um recurso valioso, não disponível nas gerações anteriores, que é o acesso fácil à informação. Através de uma consulta feita por intermédio de um telefone celular, podemos buscar referências ou mesmo analisar, sob um ponto de vista mais embasado e crítico, determinados comportamentos que estamos adotando.

Outra característica desta geração é o fato do pai estar participando mais da educação de seus filhos, tarefa que antes era delegada principalmente às mães. Grande parte desta mudança de comportamento se deve à inserção das mães no mercado de trabalho, promovendo uma educação mais compartilhada, dividindo assim essa responsabilidade. Hoje, também existe uma maior compreensão de que ações corretivas devem ser estabelecidas por meio do diálogo, que tem como preferência buscar fazer com que as crianças e jovens entendam o motivo pelo qual estão sendo repreendidos. Até as famosas palmadas estão sendo cada vez menos utilizadas, inclusive por força de lei. Este é um cenário claramente diferente do vivido pela geração dos avós, que ainda são capazes de lembrar das palmatórias e ajoelhadas no milho.

Sendo assim, é importante ressaltarmos que, ao contrário do que muitos acreditam, a imposição de disciplina ou limites não é, e nem deve ser, considerada sinônimo de agressão física. Duas universidades americanas, do Texas e de Michigan, realizaram diversas pesquisas ao longo dos últimos cinquenta anos relacionadas a aspectos da violência corporal e verbal. Essas pesquisas, que envolveram mais de 160 mil crianças, são consideradas umas das mais abrangentes já realizadas sobre as consequências negativas destes tipos de violência. Através dos resultados obtidos, os pesquisadores chegaram à conclusão de que, quanto mais as crianças apanham, mas tendem a desafiar os pais, ficarem agressivas, se tornarem antissociais, podendo, inclusive, passar a apresentar problemas de caráter cognitivo. Portanto, devemos priorizar o diálogo, enfatizando as consequências das ações que são indesejadas, mas todos nós sabemos que nem sempre é tão simples assim e, muito menos, proporciona resultados imediatos. É necessário, sobretudo, ter paciência e procurar realizar um trabalho consistente e repetitivo. Não devemos nos deixar desanimar pelas repetições de postura manifestadas por nossos filhos e alunos, porque em geral crianças e jovens nos desafiam e testam nossos limites o tempo todo. Entretanto, com persistência e foco por parte dos pais e professores, em um determinado momento acabarão internalizando o que está sendo combinado por meio da repetição. Por isso, principalmente no caso dos pais, é necessário reservar momento diários de contato com os filhos, mesmo que sob a pressão da correria do dia a dia.

FATOS INTERESSANTES!

Uma pesquisa realizada por cientistas do departamento de psicologia da University of British Colúmbia, no Canadá, sugere que a participação do pai em atividades domésticas faz com que as filhas do casal tenham mais ambição profissional. Presenciar o pai realizando tarefas como lavar louça, ir à reunião da escola ou levar os filhos para o médico pode se mostrar bem mais efetiva do que ensinar nossos filhos sobre igualdade de gênero. A pesquisa foi feita com 167 meninas e 196 meninos com idade entre 5 e 11 anos. Quando as crianças foram questionadas sobre trabalho remunerado e a divisão de tarefas em seus lares, a maioria ligou a responsabilidade pelos filhos e pelos serviços da casa à mãe. Mas, após categorizar os dados obtidos na pesquisa, essa percepção demonstrou ser bem menor entre as crianças que presenciavam uma divisão mais igualitária de tarefas dentro de suas casas. Considerando os resultados apresentados por essa pesquisa, devemos prestar atenção nas seguintes constatações, que podem inspirar a adoção de posturas mais assertivas por parte dos pais:

▶ A pesquisa demonstra que as meninas se baseiam no pai quando procuram entender o que é esperado das mulheres. Então, se um pai brinca tanto de bonecas quanto de carrinhos, as filhas que observam esse comportamento terão mais chance de trabalhar em atividades diferentes daquelas tradicionalmente presentes em famílias que continuam a manter os estereótipos tradicionais.

▶ Filhas de casais que mantém essa estrutura tradicional de divisão de trabalho doméstico se tornam mais propensas a se imaginarem, em seu futuro profissional, executando funções que tradicionalmente são realizadas por mulheres, como, por exemplo, dona de casa, professora, bibliotecária ou enfermeira. É importante ressaltar que apenas observar o pai lavando os pratos não é suficiente para gerar essa grande mudança, nem os pesquisadores estão sugerindo isso.

▶ O estudo nos mostra que esse tipo de comportamento revela apenas uma pequena parcela da contribuição que um pai, com este tipo de postura, pode exercer sobre sua família. Além dos aspectos cognitivos mencionamos, é bom lembrar que o singelo ato de lavar um prato demonstra um sentimento de cumplicidade e consideração pelos demais membros da família, sejam eles mulheres ou homens.

Estes são outros exemplos de que é no lar que se formam os padrões de interação e de escolhas pessoais que servirão de base para nossos filhos quando se tornarem adultos.

6.7.2. Os limites praticados no ambiente escolar

Sabemos que a família é o primeiro grupo de pessoas no qual nos inserimos, representando a primeira instituição social com a qual a criança tem contato. É neste primeiro ambiente que ela começa a ser educada, sendo informada sobre regras relacionadas: ao que deve comer, quando e como; a que horas deve dormir, acordar ou ir para a escola; às regras básicas de convivência; às noções sobre ética e valores; aos direitos e deveres; e, é claro, às primeiras noções sobre responsabilidades, limites e respeito pela autoridade dos pais — perceba o uso da palavra respeito, não da palavra medo. Quando a criança começa a frequentar a escola, passa por outro importante processo de socialização, mas que pode desenvolver frustrações, pois percebe que neste ambiente ela não é mais o centro das preocupações dos adultos, como ocorre em seus lares. Na escola, a criança deve seguir outras regras, e muitas vezes abrir mão de brinquedos, além de ter de compartilhá-los com os colegas. Sem contar que deve seguir uma rotina diferente da que está acostumada na sua casa. Ao estimular essas atividades, que essencialmente são baseadas em regras, a escola acaba fazendo com que as crianças entendam o senso de coletividade, além de promover a percepção de que o motivo pelo qual seguem regras é para que todos possam conviver de maneira harmônica.

É importante observar que, quando falamos de disciplina nas escolas, estamos nos referindo a um conjunto de regras que deve ser seguido tanto pelos alunos quanto pelos professores. Esse detalhe evidencia a importância da qualidade do relacionamento entre professores e alunos. Como em qualquer relacionamento não podemos deixar de levar em consideração as características de cada professor e aluno, somadas às características presentes no ambiente em questão. Os professores não devem esquecer que além da obrigação básica de transmitir o que sabem, eles representam a instituição escolar. É por esta razão que não devem se comportar como acham que devem, sobretudo quanto a ações de caráter disciplinar. Se uma instituição de ensino possui professores que agem como bem entendem, certamente estimulará um clima de discórdia entre o corpo docente, com constantes casos de comportamentos conflitantes, que certamente chamarão a atenção dos alunos. São nestes momentos que percebemos que os alunos se aproveitam das desavenças para, entre outras coisas, jogarem um professor contra o outro.

Por isso é aconselhável haver um padrão consensual de atitudes diante do desafio de disciplinar e impor limites. Quando todos agem da mesma maneira, a individualidade do professor fica protegida. Sendo assim, no momento em que um aluno decide desrespeitar um professor ou ultrapassar determinado limite, ele vai perceber que não está desrespeitando um professor em particular, mas as regras da escola.

6.7.3. Estabelecer limites é uma habilidade que pode ser aprendida

Considerando a grande quantidade de pontos de vista e proposições acerca deste tema, este livro não tem a pretensão de esgotar esse assunto. Mesmo porque, para tentar chegar perto disso, seria necessário dedicar um livro todo, a exemplo dos muitos que podemos encontrar que também abordam esse tema com muita propriedade. No nosso caso, estamos apenas chamando a atenção para esta preocupação, objetivando, sobretudo, dar uma boa notícia aos desalentados: independentemente de nos sentirmos limitados, obtendo recorrentes resultados negativos relacionados ao comportamento de nossos filhos e alunos, esta é uma habilidade que pode ser aprendida. Neste item, então, passaremos algumas informações resumidas, com o propósito de auxiliar em momentos nos quais se faz necessário usar nossa autoridade para estabelecer e manter limites. Essas sugestões foram baseadas principalmente nos trabalhos publicados pelo professor de matemática, reitor norte-americano e PhD Don A. Blackerby (1938-2009), que conduziu muitos estudos relacionados ao uso de estratégias e processos baseados na PNL, que podem ajudar estudantes com dificuldades no aprendizado ou com déficit de atenção.

Segundo Blackerby, uma das preocupações importantes que temos que ter se relaciona ao comportamento que devemos adotar diante de uma situação de confronto. É interessante observarmos que muitas vezes deixamos de impor limites justamente para evitar a confrontação ou reações de raiva diante do limite imposto. Ocorre também que muitos pais ou professores tendem a querer manter a paz diante de qualquer ameaça de confronto ou briga, nos levando instintivamente a tomar qualquer medida de forma que tudo se apazigue. Mas o fato é que temos que buscar uma maneira segura e saudável para encarar esse problema, o que pode ser conseguido através de algumas regras que resumiremos a seguir.

a) Coisas que não devemos fazer

- **Não atacar:** Quando decidimos "atacar" nossos filhos ou alunos, sabemos que vamos obter basicamente dois tipos de resposta: ou eles vão brigar ou fugir. Só que nenhuma dessas opções são úteis para sermos bem-sucedidos no estabelecimento de limites, além do fato de que este confronto pode evoluir para agressões físicas ou comportamentos emocionais importantes. Não é difícil imaginarmos que este cenário também não contribui para o estabelecimento de um diálogo franco e aberto.

- **Não humilhar:** A humilhação atinge diretamente a identidade ou o caráter da criança ou do aluno, fazendo com que muitas vezes eles a associem a fracassos que já experimentaram no passado ou com outra humilhação que já tenha sido resolvida. A humilhação deixa a criança ou o jovem em uma situação de embaraço tão grande que o tornará incapaz de negociar qualquer limite com seus pais ou professores. O cuidado com este tema é importante e pertinente, pois, mesmo não tendo passado por essa experiência de maneira recorrente, as crianças ou jovens podem se tornar pessoas amargas e ressentidas no futuro.

- **Não rejeitar:** Quando rejeitamos o ponto de vista de nossos filhos e alunos estamos diminuindo o seu caráter ou o seu valor. Podemos observar essa rejeição quando simplesmente dizemos "não", sem nos importarmos com o que estão pensando ou sentindo. Tomar decisões unilaterais, sem consultá-los, também causa esse sentimento, pois sob o ponto de vista deles não estamos nos importando com o que pensam ou sentem.

- **Evite dar explicações, se desculpar ou se defender:** Se ficarmos repetindo as razões pelas quais determinados limites devem ser impostos, estaremos impedindo nossos filhos e alunos de manter o limite com consciência. Quando os limites são estabelecidos, já estamos tendo a oportunidade de apresentar as razões dele, antes de entrarmos em um estágio de confrontação. É por isso que as razões não devem ser repetidas.

- **Evite usar as palavras "mas", "porque", "só", "tentar" ou "sinto muito":** O motivo é simples: essas palavras ou expressões são um convite para que a confrontação se prolongue, podendo também convidar os filhos ou alunos a se manterem distantes de seus limites.

- **Não blasfeme:** Quando blasfemamos, corremos o risco de potencializar as argumentações que estamos ouvindo, porque a blasfêmia é sempre algo aviltante e de natureza provocadora. Quando alguém ouve uma blasfêmia vai retaliar ou se recolher, sendo que em qualquer um desses casos você poderá até ganhar a batalha, mas perderá a guerra. Isso fará com que provavelmente você perca a concentração e, consequentemente, se torne incapaz de sustentar seu limite.

- **Não afague:** Em uma situação de confronto, quando afagamos alguém estamos na verdade nos ocupando com nosso diálogo interno. Apesar de ser um importante e valioso recurso de nosso processamento interno, se não soubermos controlá-lo estaremos nos prejudicando. O mesmo ocorre neste caso, onde acabaríamos apenas lamentando sobre "como tudo isso é triste" ou "que não temos sorte nesta vida". Se estivermos nos alimentando de piedade antes de qualquer confronto, poderemos dar margem ao aparecimento de emoções que podem ser facilmente fisgadas pelo estado de raiva da outra pessoa. Isso derrubará a sua concentração e certamente contribuirá para que a confrontação não seja produtiva.

- **Não faça ensaios:** O termo ensaio neste caso se refere à possibilidade de estarmos imaginando o próximo confronto, praticando o que poderíamos dizer estando nesta situação, por exemplo. É um momento onde podemos imaginar que resposta a outra pessoa daria, ou o que diríamos para contrapor o que ouvimos. O problema de ficarmos ensaiando é que isso pode estimular sentimentos de raiva, fúria ou indignação, que muitas vezes podem não se justificar, e também podem ser fisgados durante a confrontação, caso a pessoa não reaja da maneira como você imaginou que ela reagiria. Este é mais um exemplo de situações que nos impedem de ficar concentrados e firmes na imposição de nossos limites.

- **Não reprima:** Neste contexto, reprimir está relacionado ao bloqueio do problema que estamos enfrentando, deixando de tratá-lo. Quando reprimimos emoções ou problemas, existe uma tendência de fazer com que eles apareçam, no futuro, de uma maneira inesperada. Costuma-se dizer que reprimir um problema é o mesmo que manter uma panela de pressão no fogo, com a válvula fechada. Em algum momento, algo desagradável com certeza acontecerá.

b) Coisas que devemos fazer

- **Dizer "eu quero" ou "eu não quero":** Essas são típicas afirmações que impõem limites, que podem ser usadas tanto após a explicação das razões pelas quais o limite precisa ser imposto ou no começo de uma confrontação.

- **Nos expressar dentro de 24 horas:** *Timing* é uma palavra de origem inglesa que pode ser traduzida como cronometragem, mas que normalmente é usada quando devemos organizar nosso tempo para responder a algo no momento certo, nem antes, nem depois. O conceito de *timing* é muito importante e usado na hora de estabelecermos limites. É como se estivéssemos usando a tradicional estratégia do "contar até 10", uma vez que sabemos que queremos resolver a questão, mas temos que esperar que as condições estejam ótimas para obtermos os resultados desejados.

- **Nos expressarmos para a pessoa apropriada:** É comum muitos pais e professores acabarem compartilhando confrontos que tiveram com seus filhos ou alunos, para amigos ou colegas. Embora isso permita que ocorra um desabafo, muitas vezes necessário para liberar a nossa frustração, não resolverá o problema que você está tendo com seu filho ou aluno. Conversar sobre esses assuntos pode acabar com a paciência de quem nos houve e gerar novas divergências, principalmente se os pontos de vista sobre o problema que você estiver enfrentando forem diferentes. Temos, portanto, que estabelecer critérios para compartilhar esse tipo de aborrecimento e escolher as pessoas e momentos certos para isso, caso seja realmente necessário fazê-lo.

- **Mantenha-se concentrado:** O ideal é que nos preparemos para uma possível confrontação, nos mantendo concentrados e focados no problema. Durante a conversa, se começarmos a ficar confusos sobre o que dizer ou ficarmos emocionados, o ideal é dizer algo do tipo "preciso de um tempo para pensar no que você acabou de dizer". Esse tempo é necessário para que possamos juntar nossos pensamentos e sentimentos, procurando nos concentrar novamente, para então prosseguir com a confrontação.

- **Elimine de sua mente, desculpe, mas não se esqueça:** Após, ou durante uma confrontação, muitas vezes acabamos sendo maltratados pela outra pessoa. Nestes casos, o ideal é que compartilhemos essas emoções negativas que ela nos proporcionou, mas só após estabelecermos o limite que estávamos querendo. Terminado o confronto, é importante nos esforçarmos para eliminar essa situação de nossa mente e de nosso coração. Temos também que desculpar a pessoa envolvida, pois este ato irá liberar muita energia para gastarmos com questões mais produtivas. Contudo, mesmo tendo resolvido o confronto, sempre é bom manter este fato na lembrança, pois, caso a situação volte a ocorrer, temos condições de evitar que novos abusos repetitivos comecem. Observe que guardar um episódio ruim na memória é diferente da pressão que o excesso de bagagem emocional associada a ele pode causar.

6.7.4. A busca por um equilíbrio

Ao considerar o desafio vivido por pais e professores, é natural constatarmos que devemos cada vez mais estreitar a comunicação entre as famílias e a escola. Isso é importante para que os professores possam entender o comportamento da criança ou jovem em suas casas, para em seguida poderem discernir com mais propriedade sobre como isso está refletindo no comportamento deles dentro das salas de aula. Também é importante que os pais estejam de acordo e, sobretudo, apoiem as decisões tomadas pelos professores com relação à imposição de limites nas salas de aula. Sendo assim, tanto pais quanto professores devem buscar por um equilíbrio entre os limites impostos, não se furtando em esclarecer todas as dúvidas que surgirem, de ambos os lados.

Como dito anteriormente, independentemente da medida ou estratégia adotada, devemos sempre garantir que a criança ou jovem compreenda o porquê de poder ou não fazer determinada coisa, bem como quais seriam as consequências, evitando, evidentemente, castigos humilhantes. Aquela clássica postura, muito mencionada no cenário corporativo e popularizada pelo filósofo, professor, escritor e educador Mário Sérgio Cortella, quando diz: "Elogie em público e corrija em particular. Um sábio orienta sem ofender e ensina sem humilhar." Tudo isso está relacionado ao respeito que sempre temos que prezar por nossos filhos e alunos, buscando também manter a integridade de sua autoestima.

Quando estamos em um estado de confronto com nossos filhos e alunos, é muito importante deixar claro que isto está sendo causado por comportamentos inaceitáveis e não devido a sentimentos que temos por essa pessoa ou pelos valores que ela possui como ser humano. Essa percepção deve ser passada de uma maneira gentil e amorosa, mas sempre buscando manter o limite desejado enquanto é demonstrado. Portanto, o limite que estamos tentando estabelecer diz respeito ao comportamento que nossos filhos e alunos estão apresentando. Na condição de pais e professores, temos que deixar absolutamente claro para eles que, apesar do confronto, os estimamos como pessoas. Para isso, podemos usar frases do tipo: "isso não é sobre quem você é como pessoa, pois gosto muito de você", "isso é sobre um comportamento que você está tendo que eu acho inaceitável" ou "esse comportamento não corresponde com o tipo de pessoa que você é, da qual eu gosto muito". Praticar esse tipo de padrão de linguagem promoverá uma maior consistência em seus discursos com todos os membros de sua família ou com todos os seus alunos.

6.8. DESENVOLVENDO NOSSAS DECISÕES POSSIBILITADORAS

Quanto mais nos aprofundamos no estudo da programação neurolinguística, mais percebemos que trabalhar com nosso lado inconsciente é uma maneira extremamente eficaz de promovermos mudanças positivas e duradouras em nossas vidas. Por isso, precisamos aprimorar o conhecimento relacionado aos nossos sistemas de crenças, pois são fundamentais para determinar o sucesso ou fracasso das pessoas. O leitor já deve ter se deparado com pessoas que sempre enxergam oportunidades em tudo que experimentam, mesmo que elas estejam em situações adversas. Elas demonstram ter muitas crenças possibilitadoras. São pessoas, portanto, que perceberam que essas crenças favorecem o sucesso ou o alcance do que desejam. Já demonstramos neste livro que convivemos com uma realidade que é percebida somente por você, sendo que é você quem também escolhe como percebê-la. Assim como entendemos que muito do que pensamos não é nosso, tendo sido transmitido devido ao convívio que temos com nossos pais, cônjuges, amigos e pela sociedade na qual estamos inseridos. O ser humano tem a tendência de permitir que pensamentos e hábitos que nos limitam se solidifiquem de uma maneira inconsciente, fazendo com que passemos a acreditar que essas limitações sejam normais, prejudicando dessa forma as nossas decisões.

Atualmente, é compreensível que as pessoas estejam mais hesitantes e indecisas, talvez pelo fato de serem constantemente apresentadas a informações de toda natureza, causando uma consequente necessidade de escolher melhor antes de tomar decisões. Mesmo sendo um cenário compreensível, o fato é que quando estamos indecisos nossa posição diante um determinado momento de nossa vida não é positiva, podendo se mostrar, muitas vezes, destrutiva. Um bom começo para desenvolvermos a capacidade de tomar decisões possibilitadoras, ou seja, decisões que iluminam o caminho rumo ao que desejamos, é definir quais são os nossos valores e prioridades. Conseguiremos perceber que, uma vez que nossos valores estejam definidos para cada uma das áreas de nossas vidas, nossas escolhas serão muito mais óbvias quando tivermos que tomar uma decisão. O mundo de hoje faz com que nós tenhamos muito mais respeito pelo pensamento analítico e a mente consciente, ocasionando, consequentemente, que nossas intuições ou mente inconsciente tenham menos prioridades na hora de tomarmos nossas decisões. Todos nós certamente já passamos por um momento na vida onde, mesmo após termos analisado todos os dados, números e refletido sobre todos os prós e contras, ainda continuamos nos sentindo confusos sobre algo que devemos fazer ou decidir. São nesses momentos que devemos prestar atenção ao nosso inconsciente, que também é chamado de intuição.

A intuição pode ser definida como sendo uma faculdade ou ato que nos permite perceber, discernir ou pressentir coisas, independentemente de raciocínio ou análise. Ela representa, portanto, uma forma de conhecimento que está disponível dentro de nós. A palavra intuição se origina do latim *intueri*, "in" (em, dentro) e "tuere" (olhar para, considerar), e já era estudada pelo filósofo, matemático, físico e inventor francês Blaise Pascal (Figura 6.14), que se referia a ela como um produto da capacidade que nossa mente tem de fazer muitas coisas ao mesmo tempo, devido às infinitas conexões inconscientes que possibilitam a mente consciente a fazer escolhas. O grande físico Albert Einstein também considerava o potencial intuitivo que nós temos, o mesmo ocorreu com o psiquiatra Carl Jung (Figura 6.15), quando disse certa vez que "cada um de nós tem a sabedoria e o conhecimento que necessitamos em nosso próprio interior".

Outro elemento que é grande influenciador do nosso processo de tomada de decisões é o medo. Quem nunca pensou antes de tomar uma decisão na seguinte frase: "Mas se eu escolher errado e estragar tudo?" Acontece que a maior parte das pessoas acha que não ter que escolher entre uma ou mais alternativas (ação esta que por si só já é uma escolha), será muito mais seguro do que ter escolhido uma alternativa que, de acordo com seu ponto de vista, pode ser errada. São nesses momentos que perguntas como "qual seria a pior coisa que poderia acontecer?" se tornam valiosas, fazendo com que as pessoas enxerguem melhor seus medos e saibam lidar com eles. Quando estudamos e modelamos pessoas de sucesso percebemos que elas sabem que mais cedo ou mais tarde cometerão erros, mas entendem que o fracasso momentâneo não é o oposto do sucesso, mas um componente importante dele. É natural as pessoas aprenderem a fazer boas escolhas após terem feito muitas escolhas ruins. É importante lembrar que, após passarmos por um processo de tomada de decisão e a escolha ter sido feita, devemos seguir em frente. Temos que assumir que a escolha está certa, dando a essa escolha, independentemente de qual seja, a chance de se provar por si mesma. Mesmo que não tenhamos sido bem-sucedidos, certamente aprenderemos muitas coisas com esta experiência.

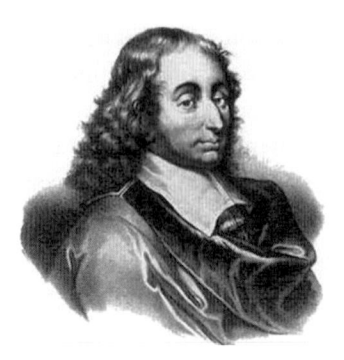

Figura 6.14: Blaise Pascal
(1623-1662).[14]

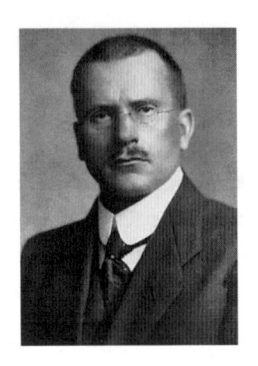

Figura 6.15: Carl Jung
(1875–1961).[15]

FICA A DICA!

Nossos filhos e alunos precisam continuamente de limites, por isso muitas vezes acabam nos confrontando ou desobedecendo. Este comportamento faz parte de um sistema biológico responsável por testar a força do cuidador. Sendo assim, observe as seguintes dicas:

- Pesquisas têm apontado que quando somos permissivos demais acabamos prejudicando a personalidade da criança ou do jovem que ainda está em formação.

- Sabemos que pais e professores que exercem sua autoridade frequentemente através de maneiras controversas, são menos prejudiciais à cabeça dos seus filhos ou alunos do que os que têm um perfil mais permissivo.

- Muitas vezes a austeridade consegue transmitir a sensação de proteção que eles precisam, mesmo que tenha sido feita de forma inadequada. Por isso, a atenção com a maneira pela qual estamos buscando estabelecer limites é extremamente importante.

---

14 Fonte: https://commons.wikimedia.org/wiki/File:Blaise_pascal.jpg
15 Fonte: https://commons.wikimedia.org/wiki/File:CGJung.jpg

Capítulo 7

A PNL NA SALA DE AULA

OBJETIVO DESTE CAPÍTULO

Dadas as particularidades que envolvem a relação entre professores e alunos, dedicamos este capítulo para ressaltar de que maneira as ferramentas proporcionadas pela PNL podem contribuir para o cenário da educação formal.

7.1. CONSIDERAÇÕES INICIAIS SOBRE A APRENDIZAGEM

Antes de ressaltarmos o ponto de vista da PNL sobre a questão da aprendizagem, lembraremos aqui algumas contribuições fundamentais, com as quais os professores estão mais familiarizados. O intuito não é esgotar o tema sobre elas, mas apresentar suas características principais objetivando servir de subsídios para as proposições complementares oferecidas pela programação neurolinguística. Podemos iniciar conceituando o que vem a ser aprendizagem, que basicamente representa um processo através do qual determinada pessoa adquire ou modifica determinados conhecimentos, habilidades ou competências. Esse resultado é obtido através de estudo, experiências vividas durante este processo, observação, formação e uso do raciocínio. É importante observar que a aprendizagem pode ser observada e estudada de maneiras diferentes, dependendo do domínio de aplicação ao qual ela está relacionada. Maneiras estas que surgiram porque, além dos seres humanos, também temos o interesse de estudar a aprendizagem de animais e, como tem sido cada vez mais comum nos dias de hoje, de sistemas artificiais representados pelos diversos paradigmas da inteligência artificial, como as redes neurais artificiais, raciocínio baseado em casos, agentes inteligentes e tantos outros.

7.1.1. Estágios de aprendizagem segundo a PNL

A programação neurolinguística observa a aprendizagem como um processo através do qual as pessoas podem alterar o seu comportamento para modificar os resultados que estão obtendo. O foco está no comportamento do indivíduo, porque é por meio das ações que realizamos, que geramos nossos resultados. A aprendizagem sob a ótica da PNL ocorre quando conseguimos construir mapas cognitivos que são conectados com o ambiente observado e respostas comportamentais. É natural tentarmos encaixar uma nova informação que recebemos nas diversas categorias que já possuímos. Isso pode ser percebido quando observamos alguma coisa e pensamos: "Isso me lembra..." Tentamos com frequência incluir e organizar novas informações atribuindo a elas um significado mais familiar, porque isso nos faz sentir mais seguros e diminui o grau de possíveis imprevisibilidades. Contudo, apesar desta tendência ser natural e predominante, a PNL sugere que é melhor deixar que as novas informações que obtemos se organizem por si mesmas, evitando organizar de forma sistemática cada nova informação que conseguimos obter.

É importante observar que o aprendizado não está relacionado a um evento único e rápido. Ele ocorre em etapas e, quando uma dessas etapas é concluída, cada vez mais nos damos conta da importância do que estamos aprendendo. Para a PNL, o processo de aprendizagem se divide em quatro estágios:

a. Inconsciente incompetente;
b. Consciente incompetente;
c. Consciente competente;
d. Inconsciente competente.

O primeiro é chamado de inconsciente incompetente porque as pessoas que se encontram neste estágio de aprendizado, além de não estarem entendendo determinado assunto, não sabem que não estão entendendo, ou seja, elas não têm consciência que não sabem. Neste estágio, as pessoas não têm a menor ideia da falta de habilidade que possuem para desempenhar determinada tarefa ou atividade, ou seja, elas são incompetentes e inconscientes deste fato. Por exemplo, se uma pessoa não sabe cozinhar, ela não fará a menor ideia de como essa ausência de habilidade pode influenciar ou fazer falta para a vida dela. Ela só corromperá esse estágio, isto é, passará por ele, a partir do momento em que conhecer o que é cozinhar, seguindo o exemplo apresentado. Depois de passar pelo primeiro estágio, entramos no segundo, que é denominado consciente incompetente. Neste estágio as pessoas têm consciência de que não podem realizar determinada tarefa, admitindo para si e muitas vezes para os outros que são incompetentes em alguma coisa. Portanto, neste estágio elas têm conhecimento que não sabem, o que pode estimular a curiosidade para aprender a fazer o que não sabem. Considerando o exemplo anterior, nessa fase a pessoa sabe que precisa praticar para aprender a cozinhar, repetindo as tarefas diversas vezes. Ela tem em mente de que para aprender a nova habilidade desejada terá que se esforçar.

Após passar pelo segundo, entramos no estágio denominado consciente competente, onde as pessoas têm noção que sabem, ou seja, elas têm consciência que aprenderam determinada habilidade que estavam precisando, sendo que todo o seu lado consciente está voltado para a execução desta habilidade. Neste estágio, a pessoa que aprendeu a cozinhar se sente segura para realizar os procedimentos necessários, mas ainda depende de muita concentração para conduzir o processo de elaboração de um prato de forma que fique bom. Ao contrário do que foi imposto nos estágios anteriores, neste momento não é exigido tanto esforço para realizar a tarefa. Passamos então para o quarto e último estágio, o inconsciente competente. Nele passamos a realizar as atividades aprendidas de maneira inconsciente, da mesma forma que observamos nos músicos, artistas, esportistas profissionais, entre outros. É o estágio onde a pessoa não sabe que sabe, ou seja, a habilidade que ela adquiriu está sendo utilizada de modo inconsciente e automática. Observamos agora a pessoa que aprendeu a cozinhar desempenhando este papel com segurança, rapidez e sem nenhum esforço adicional.

Os estágios de aprendizagem, aqui apresentados de forma resumida, nos fazem refletir sobre a consciência de os gerenciarmos. Acredito que muitas pessoas já se depararam com outras que querem passar a impressão de que já sabem de tudo. Mesmo que ela disponha de bastante conhecimento, evidentemente não podemos generalizar todo o aprendizado que obtemos, porque sempre existirá alguma área que podemos nos desenvolver melhor. Da mesma forma que existem os arrogantes com excesso de confiança, podemos observar o igualmente indesejado perfil daqueles que se comportam de maneira contrária a essa, ou seja, aqueles que ao se depararem com algo que pode ser aprendido dizem a si mesmos: "Eu jamais aprenderei isso."

Tanto um comportamento quanto outro bloqueiam os processos de novos aprendizados. Para fechar e resumir este conceito, podemos dizer que o leitor que acabou de se deparar com os conceitos de estágio de aprendizagem, isto é, o que não sabia de sua existência, estava no estágio de incompetência inconsciente. A partir do momento que começou a ler e entender seus objetivos, ou o que representam, passou para o estágio de incompetência consciente. Ao se esforçar para entender melhor as características de cada estágio e como eles se desenvolvem, chegarão ao estágio de competência consciente. Só após reforçarem este conhecimento com a prática, repetindo diversas vezes, é que alcançarão estágio da competência inconsciente.

7.1.2. Níveis neurológicos de aprendizagem

No item 2.3.1, pudemos compreender os princípios que regem os chamados níveis neurológicos. Agora, demonstraremos como podemos encontrar o que está inibindo uma boa atuação do aluno, identificando em que nível neurológico está o problema. É importante que o professor perceba que se estiver atento a estrutura de linguagem dos alunos é possível perceber, através da compreensão desses níveis, onde está a dificuldade apresentada. Da mesma maneira que o estudo dos níveis neurológicos nos ajuda, também pode ajudar aqueles com quem interagimos. O seu entendimento nos faz perceber que todo o processo de mudança, seja ele simples ou complexo, está subordinado a mudanças muito maiores, associadas a outros níveis. Essa compreensão permite que possamos focar aquilo que é importante, trazendo mais clareza sobre quem de fato somos, o que podemos fazer, quais as melhores estratégias que devem ser usadas para vencermos os obstáculos e alcançarmos o que desejamos, entre outras importantes percepções.

Sob o ponto de vista do processo de aprendizagem, podemos ressaltar algumas considerações acerca da aplicação do conceito de níveis neurológicos sobre a aprendizagem. Para isso, podemos começar com o nível neurológico de ambiente, que representa a base da pirâmide. Pelo ponto de vista de um professor, ou dos pais, a percepção do uso da linguagem referente a este nível afeta os limites externos dentro dos quais os alunos ou filhos vivem e reagem. Devemos estar atentos a expressões que são ditas por eles que estão relacionadas a lugares (onde) e ao tempo (quando). Prestando atenção em sua linguagem podemos perceber o que eles estão pensando sobre o ambiente vivido na escola e o familiar, deixando claro qual é a importância que estão dando para cada um dos contextos em que se enxergam atuantes. Acima do nível neurológico de ambiente, está o de comportamento, que representa o comportamento do nosso cotidiano, as ações que realizamos em nosso dia a dia. Este segundo nível é influenciado pelos limites e oportunidades proporcionados pelo ambiente externo no qual estamos inseridos. É onde devemos exercer o papel de treinador, estimulando filhos e alunos por meio da liderança inerente aos nossos papéis.

O terceiro nível neurológico é o de capacidades e habilidades, que representa como fazemos as coisas. É aqui que professores e pais exercitam o estímulo intelectual aos seus alunos e filhos. Convém lembrar que até aqui estamos trabalhando no nível consciente, sendo que a partir do próximo, o das crenças e valores, passamos a trabalhar em um nível inconsciente. É a partir deste quarto nível que passamos a nos preocupar com os porquês de tudo que observamos. Além disso, tem o importante papel de guiar todas as nossas ações diárias. Uma coisa importante de ser observada é que tudo que fazemos é para satisfazer nossos valores pessoais, além do fato de que o que acreditamos está relacionado às nossas crenças, lembrando que o conceito de três anos remete a uma realidade pessoal não universal. É importante que pais e professores estejam atentos ao entendimento deste nível neurológico para que possam atuar como mentores de seus filhos e alunos para que atinjam novas posições em suas vidas. Neste nível, o estilo comportamental mais adequado é o inspiracional, ou seja, nossas atitudes devem inspirar as crianças e os jovens que nos observam.

O quinto nível neurológico é o de identidade, que está relacionado àquelas conhecidas perguntas que muitas vezes nos afligem: "Quem eu sou?", "Qual é a minha missão?", "Que papéis devo desempenhar?" É nele que nos questionamos sobre como somos quando exercemos o papel de professor, pai, mãe, filho ou aluno. No nível da identidade, pais e professores devem atuar como apoiadores, sendo que a postura de liderança mais adequada é a chamada consideração individualizada, ou seja, responder as necessidades de cada um de nossos alunos ou filhos em separado. Isso é necessário pois, ao reconhecermos a individualidade de cada um, podemos oferecer o apoio adequado para que nossos filhos e alunos não se sintam somente mais um no meio de tantos outros, mas se sintam também valorizados por suas individualidades.

O próximo nível é o de afiliação, que se relaciona quando perguntamos, genericamente: "Com quem?", "A que grupo pertenço?", "Com quem posso compartilhar meus problemas, meus momentos de sucesso, minhas intimidades?", "Com quem posso contar para me dizer quais os pontos que posso melhorar?", "Com quem tenho confiança de compartilhar meus sonhos?" Este nível neurológico está relacionado à questão do "eu" dentro do grupo ou grupos aos quais pertencemos e é um importante elemento que proporciona a sensação de pertencimento. Nele, pais e professores devem desempenhar um papel de aglutinador, ou seja, devem convidar seus filhos e alunos a participarem de diferentes contextos nos distintos papéis que desempenham em suas vidas. Neste caso, assumimos o estilo de liderança colaborativa, uma vez que nosso papel está na conexão de nossos filhos e alunos com os grupos aos quais pertencem, reforçando a relação que têm com as pessoas, para que seus relacionamentos sejam seguros.

O último nível neurológico é o espiritual, ligado ao seu propósito, ao seu eu mais profundo, trazendo à tona a sensação de fazemos parte de algo maior e que deixaremos um legado. Representa a nossa ligação com o que se encontra fora de nossa existência, a algo que traz significado a nossa vida. Professores e pais deverão atuar neste nível sempre com uma visão holística e a visão ampliada do todo, observando de fora para dentro, exercendo um importante papel de patrocinador de um foco positivo, convidando nossos filhos e alunos a refletirem sobre suas missões, ajudando-os a entenderem os diferentes cenários e contextos. Aqui, devemos adotar um estilo de liderança mais carismático e visionário, ou seja, que estimule o olhar para o amanhã com outros olhos, considerando pontos de vista diferenciados, encorajando o crescimento de cada um para que alcancem seus resultados. Através de uma liderança carismática, conseguimos estabelecer valores e apresentar novas ideias, motivando e contagiando nossos filhos e alunos.

FATOS INTERESSANTES!

Precisamos aprender a separar nossas habilidades de armazenamento da memória das de recuperação da memória. A maioria das pessoas não têm ideia de como é possível nos lembrarmos das coisas ou de como nosso cérebro organiza as nossas memórias. Sob o ponto de vista da programação neurolinguística, detalhes sobre como é o nosso processo de armazenamento de informação podem ser obtidos através do estudo dos metaprogramas, abordados no capítulo 5. Os metaprogramas podem ser considerados filtros, cujo entendimento pode nos ajudar a compreender melhor como acessamos e armazenamos nossas memórias, conforme resumido a seguir:

- Algumas pessoas têm mais facilidade de armazenar e acessar suas memórias através de uma linha do tempo.
- Existem aquelas que armazenam e acessam suas memórias relacionando-as às pessoas que elas conhecem.
- Outros preferem armazenar e acessar suas memórias baseando-se em gatilhos (âncoras) emocionais.
- Há também aqueles que armazenam e acessam suas memórias baseados na associação com algum local, cidade ou determinado ponto de referência.
- Ainda temos os que preferem armazenar e acessar memórias baseado em coisas que ganharam, compraram ou guardaram.

Embora as pessoas possam preferir determinados recursos de armazenamento e recuperação de memória citados, convém lembrar que todos eles podem se manifestar simultaneamente.

7.1.3. Estratégias de aprendizagem

Toda busca por um objetivo tem uma estratégia relacionada a ela ou pelo menos deveria ter. Essa percepção é fácil de ser observada analisando os casos de sucesso, ou seja, o mérito daqueles que alcançam o que desejam mesmo diante das adversidades que se apresentaram. O que é possível porque eles têm a percepção prévia do caminho que deveria ser percorrido. Além da estratégia, o planejamento é uma ferramenta essencial, pois consiste no estudo e na escolha de alternativas consideradas eficientes e eficazes para atingir nossos objetivos. Por essa razão é que os professores também se dedicam a elaborar seus planos de ensino e de aula. Considerando que este livro pode estar sendo lido por pais e pessoas que não estão familiarizadas com estes termos, resumiremos o que estes dois tipos de planejamento representam.

Basicamente, os planos de ensino são responsáveis pelo planejamento de determinada disciplina, tendo por objetivo interligar a ementa da mesma, oriunda do projeto pedagógico do curso, com os objetivos, os conteúdos programáticos, metodologias, critérios de avaliação e referências bibliográficas. Já os planos de aula são elaborados para nortear a realização das atividades durante determinada aula, especificando tudo o que o professor executará, considerando sua prática pedagógica e objetivando encontrar a melhor maneira de fazer com que os alunos assimilem o conteúdo. O plano de aula de uma disciplina ou matéria é composto pela descrição do conteúdo que será abordado, os objetivos ou a intenção que desejamos alcançar com ele, o desenvolvimento, materiais ou equipamentos utilizados, definição tanto do método de avaliação (para checar se o aluno de fato aprendeu o que foi ensinado) quanto do tempo de duração das atividades.

Este tipo de planejamento encoraja os professores a pensar sistematicamente no que está acontecendo e no que acontecerá, levando a uma melhor coordenação de seus esforços, melhorando seu desempenho e alcançado consequentemente o resultado esperado. Este tópico pretende focar um pouco mais as possíveis estratégias de aprendizagem que podemos utilizar, associando-as a conceitos da programação neurolinguística. Para isso, vamos conceitualizar o que entendemos por estratégia, que para o cenário de ensino-aprendizagem representa um conjunto de técnicas utilizadas pelos professores que ajudam os alunos a construírem o seu conhecimento baseado no conteúdo que foi ministrado. As estratégias adotadas nos diversos momentos do curso são registradas nos planos de aula.

O uso de estratégias tem sido explorado há milhares de anos pelo ser humano, sendo que um dos primeiros registros deste termo pode ser encontrado no livro *A Arte da Guerra*, do general, estrategista e filósofo chinês Sun Tzu (Figura 7.1). As contribuições do legado de Sun Tzu têm sido utilizadas até hoje não só sob o ponto de vista militar, mas principalmente no cenário corporativo, considerando as devidas analogias e adaptações. Sobre a questão da estratégia, ele dizia: "Todos os homens podem ver as táticas pelas quais eu conquisto, mas o que ninguém consegue ver é a estratégia a partir da qual grandes vitórias são obtidas."

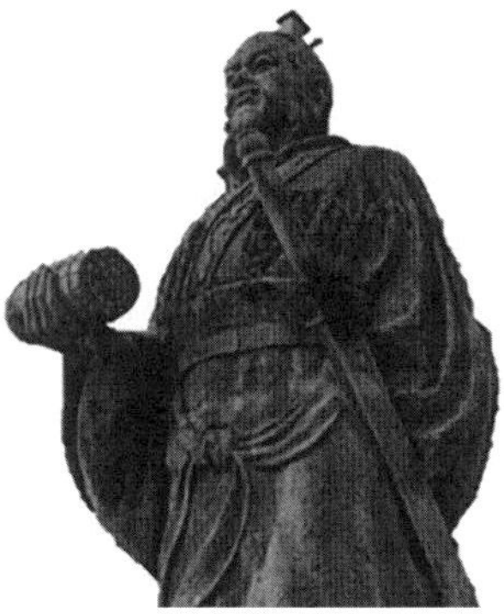

Figura 7.1: Sun Tzu (544 a.C.-496 a.C).[1]

---

1 Fonte: https://pt.wikipedia.org/wiki/Sun_Tzu#/media/Ficheiro:Enchoen27n3200.jpg

Existem diversas outras definições para a palavra estratégia, que são direcionadas aos mais variados domínios de aplicação. O importante é perceber que, independentemente de como podemos defini-la, a escolha da estratégia ideal dependerá dos objetivos que se pretende atingir. Para a programação neurolinguística, as estratégias são formas que usamos para pensar no futuro de maneira integrada ao nosso processo decisório e com foco no resultado que queremos. Portanto, a PNL define a estratégia de uma maneira particular, diferente da visão tradicional na qual estratégias são elaboradas através de planos de médio ou longo prazo. As estratégias estão associadas às representações internas, combinando sistemas representacionais com resultados. Como vimos anteriormente, usamos constantemente nosso sistema representacional para pensar e planejar nossas ações cotidianas. Dessa forma, podemos dizer que, sob o ponto de vista da PNL, as estratégias basicamente são sequências de pensamentos que utilizamos para alcançar nossos objetivos.

De uma maneira resumida, pode-se afirmar que as estratégias possuem três componentes básicos: um resultado; uma sequência de sistemas representacionais; as submodalidades dos sistemas representacionais — para rever estes conceitos consulte o capítulo 3. Um exemplo clássico para ilustrar estes componentes está na realização da receita de um bolo: o bolo precisa de ingredientes para ser feito (sistemas representacionais), também nos preocupamos com a quantidade e qualidade dos ingredientes (submodalidades), depois usamos tudo isso para obter o delicioso resultado final (o resultado propriamente dito). As estratégias também podem ser categorizadas nos seguintes tipos:

- **Estratégias de aprendizagem:** Relacionadas à maneira pela qual aprendemos algo novo.
- **Estratégias de memória:** Envolvem a forma com que conseguimos nos recordar de algo.
- **Estratégias de decisão:** Relacionadas à maneira pela qual escolhemos uma determinada ação partindo de várias outras possibilidades de escolha.
- **Estratégias de realidade:** Compreende os mecanismos que envolvem as decisões sobre o que é real e no que, ou em quem, podemos acreditar.
- **Estratégias de motivação:** Envolvem o modo como conseguimos nos motivar para tomar determinada atitude.

Conseguimos perceber através da compreensão destas categorias de estratégias que uma ou mais delas encontram-se mais desenvolvidas que outras, dependendo da pessoa. Isso inclusive é uma das razões que explicam as diferenças existentes entre as pessoas. É importante sabermos identificar se há uma predominância de alguma dessas estratégias em nossos filhos e alunos, pois nos ajudará a desenvolver uma maneira melhor de fazê-los assimilar conhecimentos. Para não fugir do foco deste livro, faremos algumas considerações complementares sobre a estratégia de aprendizagem. Uma das estratégias recomendadas pela PNL é a própria maneira como usamos a linguagem, que como já vimos tem o poder de influenciar quem nos ouve e, consequentemente, ajudar no processo do aprendizado. Temos que prestar atenção nas palavras que estamos usando, pois elas podem dificultar o estabelecimento de uma lógica cognitiva no raciocínio de nossos filhos e alunos. Até mesmo o processo de leitura das crianças e jovens pode ser otimizado. Devemos avaliar se conseguiram entender determinado texto ou se são capazes de generalizá-lo aplicando-o em outros exemplos. Isso fará com que tenham um olhar mais críticos sobre o que estão estudando, e que repensem os seus hábitos.

O aspecto mais importante a ser ressaltado no que diz respeito às estratégias de aprendizagem é que aprender está diretamente relacionado a uma técnica muito pessoal. Além disso, o fracasso no aprendizado de determinado assunto não precisa necessariamente estar associado à necessidade de realizar uma grande mudança nas crianças ou jovens. Muitas vezes o que precisamos é fazer apenas um pequeno ajuste. Por não conhecermos a estratégia pessoal de aprendizado de nossos filhos e alunos, acabamos empreendendo muita energia com poucos resultados satisfatórios. Por meio da programação neurolinguística podemos observar quais estratégias mentais estão sendo utilizadas ou são necessárias para que o aprendizado seja concretizado de forma mais fácil.

Muitas crianças e jovens não sabem dizer ou perceber a origem do estresse que podem estar experimentando na escola, muito menos se sua baixa performance no aprendizado pode estar relacionada a um problema de comunicação entre eles e seus professores. Sem essas percepções, acabam se autorrotulando com atributos como burro, fracassado ou incapaz, sendo que na verdade não tem nada a ver com isso. Eles correm o risco de generalizar determinada situação pela qual estejam passando, fazendo com que um momento de insucesso se torne uma referência de uma "verdade" e com que acabem repetindo essa estratégia equivocada em outros momentos da sua vida.

Por meio da PNL, compreendemos que a aprendizagem, ao contrário do que muitos pensam, não está relacionada exclusivamente a nossa capacidade intelectual. Ela tem muito mais a ver com nossa disposição para o aprendizado, somada ao envolvimento emocional experimentado. Temos, portanto, que estimular quem aprende a se encontrar em um estado adequado, que considera todos os nossos processos intelectuais, físicos e emocionais que podem se manifestar em uma determinada situação de ensino-aprendizagem. A PNL oferece ao professor recursos para levar os alunos a um estado de relaxamento apropriado, de uma maneira rápida e sem resistência.

> **FATOS INTERESSANTES!**
>
> As crianças e jovens que experimentam uma grande carga de estresse no seu dia a dia podem desenvolver problemas comportamentais e também relacionados à aprendizagem. Quando a origem do estresse está relacionada ao convívio com a sua família, promovendo conflitos nas relações de comunicação, pode afetar o desenvolvimento do cérebro da criança ou do jovem, inclusive desde o período intrauterino. Nestas condições, o estresse familiar pode chegar a fazer com que as crianças ou jovens esqueçam de determinados conhecimentos que estão aprendendo no presente, que serão importantes quando precisarem tomar decisões no futuro. Isso ocorre porque certas funções superiores do cérebro ficam sequestradas, diminuindo significativamente a capacidade de seu pleno funcionamento. Tanto pais quanto professores precisam se informar melhor e buscar minimizar a ocorrência de estresse tanto em casa quanto na escola. Observamos que alunos que possuem dificuldade de aprendizagem têm uma tendência maior de abandonar a escola e fazer uso de drogas. Portanto, é fundamental desenvolvermos habilidades que promovam comunicação e aconselhamentos mais adequados para apoiar de maneira mais efetiva nossos filhos e alunos.

7.2. PNL: UM NOVO PARADIGMA PEDAGÓGICO?

Já mencionamos ao longo deste livro que tanto pais quanto professores concorrem com a tecnologia. A mesma tecnologia que chegou para facilitar nossa vida, mas que também tem a capacidade de nos distrair e consumir um tempo de dedicação à ela muitas vezes excessivo, tirando a atenção de nossos filhos e alunos sobre atividades que deveriam estar fazendo. Também já exploramos a relevância da motivação e autoestima, importantes de serem usadas a favor da educação e aprendizagem. Considerando esses desafios e necessidades, percebemos claramente que as ferramentas propostas pela programação neurolinguística também têm grande utilidade em nossas salas de aula. Através de seus princípios, pressupostos e técnicas, os professores podem entender melhor como são formados os mais diversos tipos de comportamentos ou mecanismos de atenção, permitindo desta forma que desenvolvam novas estratégias didáticas, adequadas para cada perfil de aluno. O propósito deste tópico é refletir sobre o fato de a PNL poder se encaixar em algum tipo de paradigma pedagógico, mas para isso precisamos rever a evolução dos atuais paradigmas.

A palavra paradigma vem de um conceito científico relacionado à epistemologia, ou seja, do estudo da natureza de determinado conhecimento, que define o modelo ou exemplo típico de alguma coisa. Portanto, representa um padrão que pode ser seguido ou uma possibilidade de aplicação em determinada situação de nossa realidade. Paradigma passou a ser um termo frequentemente utilizado após a publicação do livro *A Estrutura das Revoluções Científicas*, pelo físico e filósofo americano Thomas Kuhn (1922-1996), que se tornou um grande marco da história da epistemologia e da própria ciência ao propor questionamentos sobre o que realmente é a ciência.

A maioria dos paradigmas adotados por diversas áreas sociais foram inspirados nos paradigmas advindos da ciência. Os paradigmas científicos tiveram início a partir do século XVI, quando as bases da ciência começaram a se formar influenciadas pela contribuição de grande personagens da ciência, tais como: o físico, matemático e astrônomo italiano Galileu Galilei (1564-1642), que foi considerado um mestre das deduções teóricas; do filósofo, político, estadista e ensaísta inglês Francis Bacon (1561-1626), um dos fundadores do método indutivo de investigação científica baseado no empirismo; do filósofo, físico e matemático francês René Descartes (1596-1650), um dos criadores da geometria analítica; e, evidentemente, o astrônomo, alquimista, teólogo e cientista inglês Isaac Newton (Figura 7.2), que além de ter descoberto várias leis da física é considerado um dos criadores dos princípios da mecânica clássica.

Newton consolidou o método racional e dedutivo proposto por Descartes por meio do chamado paradigma newtoniano-cartesiano, que influencia até hoje todos os campos de conhecimento da ciência, inclusive os relacionados à educação. Contudo, no decorrer do século XX, novas descobertas científicas acabaram revelando um nível de realidade diferente do contexto mecanicista apresentado anteriormente, levando os cientistas a perceberem que as descobertas feitas por Newton se aplicavam a eventos de grandes dimensões, como o movimento dos planetas, por exemplo, mas não à luz do que é muito rápido ou pequeno. Foi a partir dos trabalhos do físico teórico alemão Albert Einstein que começou a ser possível nos aprofundarmos nos fenômenos que ocorrem na natureza e reconhecermos partículas subatômicas com padrões de energia.

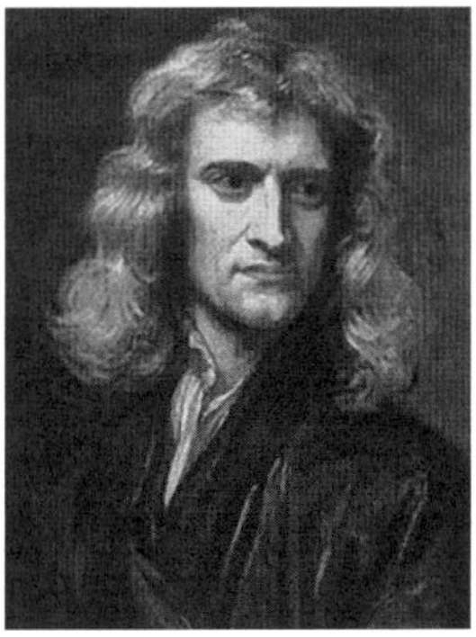

Figura 7.2: Sir Isaac Newton (1643-1727).[2]

Então, a famosa teoria da relatividade apresentada por Einsten em conjunto com outras descobertas e teorias, como a teoria quântica (que é um conjunto de ideias matemáticas que descrevem quanticamente sistemas físicos), acabaram colocando em descrédito muitos conceitos relacionados à visão do mundo, antes sustentados pela visão cartesiana e mecânica newtoniana. A partir destas fusões de teorias, surgiu um novo paradigma que considera o seguinte: partindo da percepção de que todas as teorias têm um caráter limitado, podendo ser contestadas ou complementadas,

---

2 Fonte: https://commons.wikimedia.org/wiki/File:GodfreyKneller-IsaacNewton-1689.jpg

inferimos consequentemente que não podem haver certezas científicas, pois estamos sempre concebendo novas teorias a partir de novas observações. Estamos então vivendo um momento de teorias transitórias que nos permitem estar cada vez mais próximos da realidade.

Quanto aos paradigmas educacionais, observamos que foram evoluindo ao longo do tempo. Para permitir um melhor entendimento dos caminhos por onde a educação circulou, resumiremos este cenário a seguir.

- **Paradigma pedagógico tradicional:** Baseado no modelo de escola tradicional desenvolvido no século XIX, que por sinal ainda é encontrado em muitas instituições de ensino nos dias atuais, principalmente relacionado às práticas pedagógicas. Se caracteriza devido ao fato de o conhecimento depender quase que exclusivamente do professor e pela rígida disciplina imposta aos alunos, onde o silêncio, a ordem, a obediência e a atenção predominavam.

- **Paradigma pedagógico da nova escola:** Conforme citado anteriormente, este paradigma se desenvolveu no final do século XIX até a década de 1920, para reagir ao paradigma pedagógico tradicional vigente. A escola nova buscou valorizar as interações com o meio social, enriquecendo as vivências dos alunos, partindo da visão inovadora de que o aluno é o protagonista do processo de ensino-aprendizagem. Portanto, é em torno dele que todas as atividades e programas curriculares deveriam se desenvolver.

- **Paradigma pedagógico da escola ativa:** Está fundamentado nos princípios da escola nova, tendo surgido na década de 1920 influenciado pelas reformas educacionais brasileiras. Nesta proposta, os professores já se posicionam como facilitadores do processo de aprendizagem, que é considerado uma iniciativa do aluno. Como há uma forte orientação baseada nos interesses dos alunos, a grade curricular acaba sendo muito aberta e pouco estruturada.

- **Paradigma pedagógico conducionista:** Surgiu inspirado na psicologia behaviorista ou comportamentalista, discutidas anteriormente, baseado na pedagogia por objetivos, padronizada, tecnicista e linear. É uma tentativa de recuperação de alguns princípios utilizados pela pedagogia tradicional. Nesta proposta, o professor trabalha em uma escola altamente disciplinada, sem margens para críticas ou inovações tanto por parte dos professores quanto dos alunos. O foco do professor era seguir os objetivos definidos pelo estado e verificar se os alunos estavam atingindo-os ou não.

- **Paradigma pedagógico construtivista:** Começou a ficar mais conhecido a partir da década de 1960, baseado nas contribuições da psicologia cognitiva de Jean Piaget e outros colaboradores. É um modelo que busca ensinar os alunos a aprender, ou seja, a definir o processo de sua própria aprendizagem, enfatizando aspectos de uma construção social. Os professores começaram a se preocupar em adotar estratégias cognitivas, sem esquecer das normas e valores inerentes ao processo de aprendizagem, exercendo o papel de verdadeiros mediadores durante o processo de ensino-aprendizagem.

- **Paradigma pedagógico pós-construtivista:** Esta abordagem tenta superar as limitações do construtivismo de Piaget, pois ele não incorporou profundamente aspectos culturais e sociais na construção dos conhecimentos. Leva, portanto, a dimensão social em que ocorrem os processos de aprendizagem. Este paradigma apoia-se na psicogênese (origem dos processos mentais), estimulando que o processo de construção do conhecimento se dê através da interação do conteúdo científico e circunstâncias envolvendo o cotidiano dos alunos. O pós-construtivismo também alerta para a ideia de que os livros didáticos podem estar equivocados, pois muitos se baseiam em pressupostos do empirismo ou do inatismo, que parte da concepção de que existem alguns conhecimentos que já fazem parte do conteúdo mental das pessoas desde o seu nascimento, não podendo ser, portanto, aprendidos.

O potencial da PNL na sala de aula

Pelo que foi exposto até o momento neste livro, acredito que já podemos ter uma clara percepção do grande potencial que o uso de ferramentas oferecidas pela programação neurolinguística pode ter na interação professor-aluno. Uma vez que o professor passe a entender os elementos principais relacionados à formação de um determinado comportamento, poderá desenvolver estratégias didáticas que, sobretudo, motivarão seus alunos a se interessarem mais pelas atividades escolares. Não existem livros ou cursos que sejam capazes de revelar todas as estratégias ou verdades sobre o cenário educacional. É justamente por isso que os professores são formados através de um processo construtivo constante e ininterrupto, baseado nas percepções que cada um tem de seu cotidiano em sala de aula, uma vez que sempre surge algo que precisamos resolver ou aprender. Essa formação contínua também se justifica porque o ato de ensinar não pode ser resumido a escolha de uma determinada metodologia. Como vimos em inúmeros exemplos ao longo deste livro, ensinar está muito mais relacionado ao ato de compreender o aluno e a melhor maneira que faz com que ele aprenda.

A PNL beneficia, de fato, os professores pois também os ajuda a se manter em um estado de abertura, de aumento de atenção ao que ocorre a sua volta, de acolhimento e percepção de conexão, permitindo assim que eles utilizem as melhores ferramentas para serem usadas nos desafios que enfrentam diariamente. Conforme veremos de maneira complementar no item seguinte, técnicas como a calibragem e o rapport podem fazer com que os alunos entrem no mesmo estado em que o professor se encontra, possibilitando que o que há de melhor em cada aluno seja estimulado. Convém ressaltar também que a cada dia surgem novas mudanças nos cenários nacional e internacional, que automaticamente se refletem nas organizações, na economia, no campo tecnológico e, principalmente, em aspectos sociais e culturais. Essas alterações podem, portanto, implicar em mudanças na maneira pela qual pensamos e vemos o mundo. Sendo assim, o surgimento de novos paradigmas de gestão social do conhecimento é um processo consequente e natural. Esta é mais uma razão que comprova o fato de que vivemos em uma era na qual devemos valorizar mais o processo de aprendizagem do que a instrução.

Considerando o atual cenário e as poderosas intervenções que as ferramentas da PNL podem realizar, os professores têm agora a possibilidade de deixar de apostar no antigo perfil disciplinador, que muitas vezes monopoliza a relação que têm com seus alunos e desestimula a interpretação dos fatos, pois esta postura costuma impor e induzir respostas. É possível, então, ter um comportamento mais mediador, ouvindo e observando mais seus alunos. O exercício constante da observação permite que o professor possa perceber quais são os sintomas das dificuldades de aprendizagem de seus alunos, para buscar uma maneira de superá-las. A PNL pode trazer à tona o melhor de cada professor e, consequentemente, o melhor de cada aluno, despertando neles a vontade de colaborar e ser bem-sucedido. Qualquer professor consegue perceber, a partir do momento em que passa a conhecer melhor cada membro de sua turma, que muitos são carentes de atenção e de autoestima. Mas não é raro encontrar tanto professores quanto alunos que estão despreparados emocionalmente, dificultando uma ação mútua em prol de desenvolver o autoconhecimento de ambas as partes.

A PNL permite que possamos identificar como os alunos estão no seu processo de aprendizagem, nos mostrando qual é o caminho a ser seguido para auxiliá-los. É importante que os professores desenvolvam cada vez mais esta habilidade, pois muitas vezes os alunos se encontram em uma situação onde são obrigados a descobrirem sozinhos qual é a melhor estratégia para aprender. Podemos identificar diversos e importantes benefícios que a programação neurolinguística pode proporcionar ao professor, sendo que um dos mais significativos é o fato de ela fornecer um modelo claro de percepção sobre como os seus alunos aprendem, dando mais opções na hora de escolherem abordagens pedagógicas. Outro recurso importante é a possibilidade de desenvolver habilidades que permitam aos seus alunos entrarem em um estado de calma e relaxamento, evitando que se distraiam e assimilem melhor o conteúdo. Isso pode ser obtido através da técnica de ancoragem, discutida no capítulo 3. A possibilidade de saber quais distinções sensoriais estão sendo utilizadas pelos alunos, permite instalar uma nova estratégia de aprendizagem mais eficaz. Professores devem perceber, sobretudo, que a partir do momento em que dão às suas mentes mais chances de melhorar processos de aprendizado, também estão dando oportunidade aos seus alunos de descobrirem que, em muitos casos, uma mudança de abordagem simples pode produzir resultados espetaculares.

FICA A DICA!

Os professores devem oferecer aos seus alunos avaliações de qualidade, para que possam ajudá-los a melhorar sua experiência durante o processo de aprendizagem. Devemos perceber que, quando alguém é avaliado, existe a tendência de fazer com que a pessoa transporte o resultado da avaliação para um nível de identidade, ou seja, ela pode inconscientemente se perguntar: "O que isso significa a respeito da minha pessoa?" Muitas vezes a conclusão que ela chega é negativa, fazendo com que presuma que deve ter algo de errado com ela. Isso ocorre porque a maioria das avaliações acaba enfatizando coisas que elas fizeram de errado, por mais que o professor tenha sido bem-intencionado ao elaborá-la. Segundo o professor de matemática Don Blackerby, citado no capítulo 6, as avaliações devem ser elaboradas seguindo as seguintes recomendações:

▶ Antes de iniciar a elaboração da avaliação, o professor deve se concentrar nos objetivos e resultados esperados pelos alunos, além da visão e missão superior a que serve este objetivo. Se elas se encontrarem em um nível neurológico

> espiritual ou identidades (estudados inicialmente no capítulo 3), a avaliação é expressa como estando a serviço dos objetivos e da missão do aluno.
>
> ▶ É importante deixar claro qual é a intenção do exercício proposto na avaliação. Entender a intenção faz com que a experiência do aprendizado seja melhorada de diversas maneiras: ajuda os alunos a entenderem os passos do processo usado na avaliação, deixa claro que é algo útil e que contribui para seu processo de aprendizagem, entre outros.

7.3. CALIBRAGEM E RAPPORT NA EDUCAÇÃO

No capítulo 5, estudamos os conceitos básicos de calibragem, que resumidamente nos mostra como podemos perceber diferenças sutis de expressão enquanto determinada pessoa está vivenciando recordações ou experimentando variados tipos de estado. Quando calibramos alguém, estamos de certa forma decifrando sinais sutis, mas que conseguem nos mostrar como ele está reagindo. Para isso, observamos diversas pistas relacionadas ao comportamento corporal, vocal ou sensorial de quem observamos. A respiração, cor da pele, movimentos oculares, tom da voz, tônus muscular, movimentos da boca, entre muitos outros, são exemplos de pistas que podem revelar o estado interno pelo qual determinada pessoa está passando. A importância desta técnica para o professor é a possibilidade de conhecer melhor seu aluno, ajudando-o em algum processo de mudança que está sendo necessário. O emprego da calibragem junto com o rapport são recursos muito usados pela programação neurolinguística quando desejamos fazer com que alguém saia do seu estado atual e vá para o estado desejado, incorporando eventuais mudanças necessárias.

A técnica do rapport, também apresentada no capítulo 5, é considerada um pré-requisito para estabelecermos uma comunicação mais afetiva, tanto no âmbito de nossa vida pessoal quanto profissional. Ela retrata um sentimento de compreensão mútua, muitas vezes construído por bons amigos ou colegas de trabalho. Uma forma de entender facilmente o sentimento de rapport é lembrar dos momentos em que você se sentia bem e divertia-se nas aulas de um professor que admirava. Se pararmos para pensar, provavelmente acabamos nos interessando por muitas coisas que esse professor se interessava, além de nos sentirmos altamente motivados a seguir as sugestões que ele nos passava na sala de aula.

Quando o professor busca igualar o seu comportamento com o dos seus alunos, ele está criando rapport. É claro que não estamos nos referindo aos comportamentos negativos, mas sim ao desenvolvimento de atividades em conjunto ou usando exemplos que fazem parte do estilo de vida deles. Conseguimos perceber que o rapport está se estabelecendo quando ensinamos usando determinadas posições corporais ou gestos que são usados pelos alunos, ajustando também a nossa voz para um tom semelhante ao deles. Essas atitudes podem parecer estranhas, porém, se pararmos para pensar, fazemos exatamente a mesma coisa quando estamos interagindo com familiares ou amigos mais íntimos.

Mas por que o professor deve se preocupar em calibrar seus alunos e buscar construir rapport para que seu comportamento se iguale ou se assemelhe ao deles? Porque só quando o professor estiver em um mesmo nível de sintonia com seus alunos é que poderá começar a exercer a liderança sobre eles. A liderança é desejada porque este processo fará com que os alunos sigam as sugestões dos professores. Portanto, o ponto de vista sobre um tradicional aluno que demonstra resistência deveria ser mudado para um aluno que simplesmente não está seguindo uma liderança. E essa liderança não é obtida, sobretudo, porque um rapport não foi estabelecido entre ele e o professor. Mas ainda bem que isto pode ser mudado.

7.4. A ESTRUTURA DO INTERESSE

Estamos no século XXI, que como sabemos é uma era da história da humanidade caracterizada pelo uso intensivo da tecnologia por quase toda a população que tem acesso a ela. Uma das consequências é que, de um modo geral, as pessoas desenvolveram uma maior dificuldade quando é necessário prestar atenção por um tempo determinado em algum assunto que está sendo exposto oralmente por alguém. Isso pode ser observado em uma sala de aula, mas também ocorre na sociedade como um todo, uma vez que o ritmo imposto pela dinâmica atual faz com que a maioria de nós esteja sempre envolvida com muitos compromissos, tendo que resolver diversos problemas simultaneamente e alegando, com frequência, falta de tempo disponível para dar conta de tudo. Considerando este cenário, aprender como podemos despertar o interesse de alguém se torna muito importante para vários profissionais, como professores ou vendedores, sendo que neste último exemplo despertar o interesse de alguém é fundamental antes de iniciar um processo de persuasão para comprar algo. O mesmo ocorre quando estamos tentando fechar algum acordo comercial ou até mesmo quando pretendemos iniciar um relacionamento amoroso.

Estudos no campo da neurociência buscaram entender como nosso cérebro funciona quando a curiosidade é despertada, estimulando o interesse das pessoas por determinado assunto. O objetivo era compreender de que forma ocorre o aprendizado nestas condições, para que professores possam entender melhor o comportamento do sistema de retenção de informações de seus alunos. Estas pesquisas revelaram que há uma melhor compreensão de conteúdo quando estão relacionados a temas que, antes de serem apresentados, não despertavam interesse nos estudantes. Um termo foi então cunhado para representar essa situação, que é o estado de curiosidade. De acordo com o que foi constatado, se o cérebro do estudante se encontrar neste estado, o aprendizado será facilitado, permitindo que ele retenha qualquer tipo de informação. Portanto, se o professor conseguiu despertar o interesse ou a curiosidade do aluno sobre determinado conteúdo, já será suficiente para beneficiá-lo cognitivamente sobre sua disposição para aprender o resto do conteúdo de uma determinada disciplina.

Sob o ponto de vista dos mecanismos cerebrais, os pesquisadores descobriram que quando estamos interessados em algo utilizamos um sistema de recompensa cerebral, que funciona a partir da liberação do neurotransmissor chamado dopamina, também apelidado de hormônio do prazer. Ocorre então a interação deste sistema de recompensa com o hipocampo, que é uma estrutura localizada em nossos lobos temporais considerada a principal sede da memória e um importante componente do sistema límbico — responsável por nossas emoções e comportamentos sociais. Essa interação coloca o cérebro em um estado que possibilita maior retenção de informação, mesmo considerando temas que normalmente não despertariam a curiosidade dos alunos. Além deste aspecto fisiológico, observado através de estudos semelhantes aos descritos anteriormente, se desejarmos despertar o interesse de nossos alunos, temos que considerar também a importante atenção que devemos dar a maneira pela qual nos comunicamos. Quando iniciamos qualquer tipo de comunicação, em especial com nossos alunos, é preciso que demonstremos muito interesse no que eles também têm a dizer, pois isso aumentará a confiança. Ouvir atentamente, sem menosprezar a iniciativa de interação que parte do aluno e fazendo com que ele perceba que você está tentando realmente entender seu ponto de vista, fará com que ele enxergue o professor de uma maneira diferente, aumentando, consequentemente, o interesse pela sua aula.

Praticando o espelhamento

Além de estimular um estado de curiosidade, para demonstrar que estamos interessados no que os alunos estão falando devemos também emitir alguns sinais corporais, através de gestos simples tais como mover as sobrancelhas, balançar a cabeça em sinal de concordância e, sobretudo, sorrir. Quando os alunos percebem esses sinais ao conversarem com o professor, passam a ter certeza de que ele realmente está atento ao que estão dizendo. Uma técnica interessante que pode ser usada nessas situações é a técnica da programação neurolinguística conhecida como espelhamento. Essa técnica fará com que o aluno encontre algum tipo de similaridade com o professor, se identificando com ele. Através deste recurso, acabamos copiando o comportamento de determinada pessoa enquanto ela fala, mas de uma maneira discreta.

Basicamente, o espelhamento é quando você se propõe a assumir determinado estilo de comportamento, crenças, ou valores de outras pessoas, com o objetivo de criar um rapport. É como se estivéssemos usando o mesmo canal de comunicação que a outra pessoa. Obviamente temos que fazer isso de maneira elegante e discreta, prestando atenção em determinados comportamentos, tais como a velocidade, tom e volume da fala, expressões verbais, frequência da respiração, pausas na fala etc. Não precisamos incorporar todos os aspectos comportamentais da outra pessoa, podemos começar e até permanecer em um deles, como, por exemplo, sua postura. Quando isso for estabelecido, podemos tentar um outro, como os gestos de suas mãos e assim por diante, de maneira gradativa, até você continuar fazendo isso inconscientemente.

Um ponto importante é que, quando incorporamos em nosso discurso a linguagem corporal de outra pessoa, adotando gestos, posturas, respiração, entre outros, temos que tomar cuidado para que isso seja feito de maneira gradual, principalmente porque não queremos que os outros pensem que estão sendo copiados ou mesmo sendo alvo de algum tipo de deboche, o que traria um resultado oposto ao que desejamos. Esta é uma linha muito tênue pois todos nós temos facilidade de perceber quando outra pessoa não está sendo sincera. Na prática, costumamos dedicar os primeiros minutos da conversa para fazer este tipo de observação e estabelecer o rapport, para depois entrarmos no piloto automático, comandado pelo nosso inconsciente. Quando espelhamos alguém estamos na verdade encontrando uma forma de nos ligarmos diretamente à maneira pela qual ele está vivenciando o mundo.

Portanto, o espelhamento permite que o aluno se identifique com o professor através de suas similaridades. Quando o professor repete determinadas palavras ou expressões usadas pelos alunos, mas de uma maneira diferente de como foi dita, irá gerar um sentimento de compreensão e conforto por parte deles. De um ponto de vista mais prático, seria algo do tipo: quando uma pessoa cruza a perna, você espera um pouco e cruza a sua também; quando ela cruza os braços, você também fará isso um tempo depois; se você vê que a pessoa está passando a mão na cabeça, passe na sua, tudo isso de uma maneira diferente, natural, sutil e tranquila. Além dos gestos, podemos espelhar diversos aspectos de nosso comportamento, como ao observar o tom de voz e a respiração, por exemplo. Quando uma pessoa está falando baixo, falamos baixo também, além de acompanharmos a sua respiração. Existem outras alternativas que não remetem necessariamente a cópia fiel de determinado comportamento. Imagine uma pessoa que está sentada e você observa que ela tem o costume de balançar muito uma das pernas, elevando o joelho ou os pés para cima e para baixo de uma maneira rápida e ritmada. Para espelharmos esta pessoa, não precisamos necessariamente movimentar nossa perna do jeito que ela está fazendo. Podemos, por exemplo, bater com o nosso dedo indicador sobre o braço de uma cadeira ou sobre a mesa, no mesmo ritmo e velocidade que a pessoa está usando em sua perna. Com o tempo, isso dará a essa pessoa a sensação de identificação que queremos estabelecer com ela. Usando o mesmo princípio, se uma pessoa estiver com a respiração ofegante ao conversar com você, comece a fazer algum tipo de movimento rápido e, à medida que sua respiração começar a ficar mais lenta, diminua seus movimentos de maneira proporcional.

A razão principal para que isso funcione se deve ao fato de as pessoas terem a tendência de gostar de quem é parecido com elas. Provavelmente já encontramos alguém durante a nossa vida que, devido a algumas características ou comportamentos, achamos parecidos conosco. Se pararmos para pensar, em um encontro deste tipo provavelmente pensamos algo como: "Nossa! Gostei dessa pessoa!" Quando o espelhamento é bem feito, conseguimos alcançar resultados de uma maneira quase imperceptível. Mesmo que alguém note que seu comportamento está parecido com o desta pessoa, ela fará essa identificação de maneira agradável e aceitável, aumentando consequentemente o rapport. Com o tempo, um passará a acompanhar o outro em qualquer tipo de mudança, se mantendo em harmonia e conectados, permitindo dessa forma que um consiga exercer maior influência em suas sugestões. Isso é um dos grandes objetivos que um professor busca quando se comunica com seus alunos.

7.5. DISPARANDO ÂNCORAS PARA OBTER MELHORES RECURSOS

O conceito de âncora e as técnicas de ancoragem foram estudados no capítulo 3. O que destacaremos agora é que de que maneira o processo de estabelecimento de âncoras, ou de disparar âncoras, pode ser eficaz em uma sala de aula. As âncoras são conhecidas na programação neurolinguística como importantes ferramentas que ajudam a criar estados positivos. Basicamente, são um estímulo externo capaz de causar uma reação ou mudança de estado interno bem específica. Existem muitos exemplos desse tipo de ocorrência, que nós todos estamos sujeitos a qualquer momento. Como exemplo podemos citar quando as vezes em que ficamos emocionados ao sentirmos o cheiro do pão fresquinho da padaria e lembrarmos da falecida avó gostava de fazer essa iguaria pela manhã; ou então quando estamos sentados na frente da televisão assistindo um anúncio de alguma comida apetitosa, que nos fez ir para a geladeira em busca de algum petisco. Neste último exemplo, o anúncio representa o estímulo que disparou um gatilho, que foi a busca pelo petisco — resposta ao estímulo.

Os professores podem e devem usar a técnica da ancoragem pois através dela é possível fazer com que os alunos passem a se sentir mais confiantes, curiosos ou motivados, o que mantém seu interesse no que está sendo apresentado. Podemos fazer uma experiência conosco, basta nos concentrarmos e tentar nos lembrar de quando estávamos na escola. Ao nos recordarmos daquele ambiente, conseguimos sentir o que era estar naquele local, ouvir e sentir sons e cheiros ao nosso redor. Inclusive, sons e cheiros são maneiras eficientes para disparar âncoras e nos fazer lembrar de memórias que vivemos na infância, independentemente de serem boas ou ruins.

Conforme observado no exemplo anterior, as âncoras são compostas de duas partes principais: a âncora propriamente dita, que representa o gatilho ou estímulo, e a reação do sujeito, que pode ser obtida de forma automática e a um nível inconsciente. É bom lembrar que, ao mesmo tempo que existem âncoras que nos levam a estados e sensações boas, existem aquelas que são desagradáveis, gerando desconforto. Um exemplo é uma determinada interpretação que damos a comentários que recebemos que conseguem eliminar, quase que instantaneamente, a sensação de alegria que estávamos sentindo. Mesmo sem saber, os professores estão usando âncoras o tempo todo. Imaginem, por exemplo, aqueles que antes de dizer alguma coisa importante durante a aula, fazem um gesto diferente ou mudam sua expressão de um jeito particular. Ainda tem aqueles que, conscientes do bom resultado que esta ação promove, sempre entram na sala de aula com uma recepção bem calorosa e um largo sorriso no rosto.

A PNL também estuda a técnica da chamada ancoragem de palco, ou seja, a associação de determinada sensação quando o apresentador se encontra em determinado local do palco. Os professores também podem usar esse recurso, ao se movimentarem para certo ponto da sala de aula e promoverem o acesso a determinadas sensações em seus alunos, através do disparo deste tipo de âncora. Por exemplo, quando o professor quer chamar a atenção da classe sempre se dirige a um determinado local; da mesma forma que, quando quer enfatizar algo importante, vai para outro local diferente. Depois de repetir esse comportamento algumas vezes, os alunos mudarão o seu estado automaticamente só pelo fato de o professor se dirigir aos locais ancorados.

7.6. ALUNOS VISUAIS, AUDITIVOS E CINESTÉSICOS

No capítulo 5, estudamos os nossos sistemas representacionais, que são responsáveis pela codificação do que observamos no mundo por intermédio de diversos canais de comunicação, como o visual, o auditivo ou o cinestésico. Compreendemos, através do exposto, que todos nós temos preferência sobre um dos sistemas representacionais, que é escolhido para processar as informações que recebemos em torno de determinado contexto. Através de técnicas proporcionadas pela programação neurolinguística, conseguimos detectar qual é o sistema representacional mais utilizado pelos nossos filhos e alunos, o que faz uma diferença enorme na escolha da melhor maneira de nos comunicarmos com eles. Professores que identificam os sistemas representacionais de seus alunos adaptam seu comportamento, passando seus conteúdos de uma maneira mais adequada. Se tornam, então, profissionais bem-sucedidos em salas de aula porque conseguem quebrar as barreiras de aprendizado por intermédio de uma comunicação mais assertiva. É importante ressaltar que, conforme já estudamos, o nosso conceito de realidade está diretamente relacionado à nossa percepção da realidade, o que evidentemente não é a mesma coisa. Portanto, a importância de estudar os sistemas representacionais se dá a partir do momento que eles nos fazem entender que todos nós agimos de acordo com nosso modelo de realidade (ou modelo de mundo), e não sobre a realidade em si. Isso ocorre porque todas as nossas percepções passam por aqueles famosos filtros, que podem generalizar, distorcer ou apagar determinadas informações.

Os estímulos externos que nossos alunos recebem são capazes de mudar completamente seu estado interno, e isso pode ser feito simplesmente através do uso de palavras. No meu tempo de estudante, era muito comum usar o recurso de provas orais. Neste caso, quando um professor simplesmente diz: "Vamos iniciar a prova", pode ser que grande parte dos alunos não experimente uma sensação tão boa. Pode ser que muitos fiquem nervosos, apreensivos ou em qualquer estado indesejado, demonstrando que processos internos estão se manifestando antes mesmo de efetivamente começarem. Devido a essa diversidade de sistemas e percepções, preferencialmente os professores devem preparar uma aula que atenda a todos os sistemas representacionais, objetivando atingir a todos os seus alunos. Além dos tradicionais recursos utilizados, como quadro, giz, lousas, canetas, transparências, projetor multimídia, cartazes, entre outros, o professor também deve prezar pela forma como se comunica e utiliza sua voz, bem como pela maneira como se movimenta na sala e usa seus braços e mãos. Vamos então resumir algumas características dos sistemas representacionais que podem ser observadas em uma sala de aula, com o objetivo de ajudar os professores a identificá-las e se posicionarem diante de cada necessidade observada.

Alunos Visuais

Os alunos que têm preferência pelo sistema visual aprendem melhor através da observação de imagens, diagramas, gráficos ou pela leitura de textos. Eles normalmente têm facilidade de construir uma imagem interna sobre o que estão estudando ou que devem realizar na sala de aula, ou seja, suas ações são antecipadas ao "visualizarem" o pedido que foi feito pelo professor. Os alunos visuais também gostam de se vestir bem, se preocupando com sua aparência e higiene, tendo também o hábito de colorir o seu material didático. Falam bastante e têm o costume de usar expressões ou termos relacionados às características visuais, tais como: "isso está parecendo", "olhe", "veja", "estou vendo", "não está claro", entre outros. Nestes casos, devemos, além de fornecer material para leitura, usar nossa linguagem corporal, dando preferência para instruções por escrito em vez de orais, evitando ou reduzindo ruídos. Para identificar esses alunos, basta observar aqueles que costumam olhar para a frente e para cima, com as sobrancelhas levantadas e piscando os olhos com mais frequência do que os outros. Costumam memorizar as coisas por meio de atalhos ou pistas visuais, preferindo ler os textos de maneira silenciosa (embora não se distraiam facilmente com barulhos), para só depois discutir em voz alta, normalmente se saindo bem em tarefas de leitura extraclasse. Consequentemente, se expressam bem em trabalhos escritos, sendo bastante imaginativos e com grande capacidade de planejamento.

Alunos Auditivos

Os alunos com características mais auditivas demonstram dificuldades quando precisam fazer leituras silenciosas. Percebemos isso quando observamos seus lábios se movendo ou murmurando baixinho enquanto estão lendo. Fazem isso porque preferem repetir para si o que estão lendo para ajudar a reter o conteúdo. Também podem fazer uso do dedo ou algo que aponte para o texto enquanto leem, evitando se perderem ou pular de linhas. Os professores devem estar atentos a estes casos porque a qualidade de sua voz durante a aula, além da entonação utilizada, pode influenciar diretamente na manutenção das informações recebidas por esses alunos. Normalmente se beneficiam da leitura de textos em voz alta, participando de uma discussão ou mesmo ouvindo histórias através de áudios. Nestes casos, é recomendável disponibilizar audiobooks ou histórias gravadas online, de forma que intercalem com leituras em voz alta. Para reconhecer um aluno auditivo, basta observar aqueles que gostam muito de falar, discutir, criar polêmicas, argumentar, muitas vezes contando fatos ou situações que podem não estar relacionadas ao conteúdo específico da aula que estão assistindo. Note o uso de expressões como: "não estou ouvindo", "ele fala", "eu falo", "isso não soa muito bem", que são fortes indicações deste tipo de sistema representacional. Também se distraem facilmente com conversas paralelas ou com qualquer outro ruído durante as aulas. No geral, são alunos que se dão muito bem com música instrumental, quando se dedicam a ela.

Alunos Cinestésicos

Alunos que são bem agitados, realizam muitos movimentos e demonstram dificuldades para ficar ouvindo ou lendo instruções possuem características cinestésicas. São aqueles que aprendem melhor com abordagens mais práticas, quando têm a oportunidade de tocar ou fazer alguma coisa colocando a "mão na massa". Eles se identificam mais com dinâmicas, experimentos de laboratório ou aulas de campo, ou seja, qualquer coisa relacionada ao movimento corporal. Para identificar um aluno com esta característica, observe aqueles que estão fazendo movimentos com as mãos enquanto leem um texto, muitas vezes interrompendo esta leitura para fazer gestos de forma a entender melhor os conhecimentos que estão absorvendo. Normalmente estão mexendo em alguma coisa, como se fosse necessário para liberar sua energia motora. Balançam as pernas e sentem vontade de rabiscar ou manipular algum objeto enquanto assistem a aula. Para estes alunos, os professores precisam proporcionar trabalhos que sejam feitos em um curto período de tempo, com frequentes pausas durante os estudos. Também possuem tendência de precisarem de espaço para fazerem suas atividades, como, por exemplo, deitar na cama ou no chão para lerem ou escreverem, em vez de usar uma mesa. Alunos com esta característica costumam usar expressões como: "estou sentindo", "pegar o sentido", "isso me toca", entre outras. Gostam de ficar perto das pessoas, falando com um tom de voz mais lento, às vezes mais baixo, e também gostam de tocar as pessoas enquanto falam.

Considerações Complementares

Como pudemos observar ao estudar o comportamento dos alunos frente aos diversos tipos de sistemas representacionais que podem predominar, o ideal é que os professores combinem ações de modo que possam atender a todo seu público. Recursos como atividades lúdicas, metáforas, contar histórias, brincadeiras, abordagens artísticas ou associação do conteúdo com coisas perceptíveis no mundo ao nosso redor, são exemplos de posturas que podem ser adotadas pelos professores. A ideia é promover a apresentação de um conteúdo novo trazendo algo diferente, de forma a despertar o interesse dos alunos. Portanto, é necessário diversificar as estratégias e desenvolver uma metodologia adequada de trabalho para cada classe em que atua. Aquele tradicional mix de atitudes docentes deve ser cada vez mais explorado, mix este que é composto de gestos, caminhadas pela sala, uso da lousa, explicar algo oralmente, mostrar imagens, solicitar ao aluno que resolva algo na lousa ou comente o que entendeu. Afinal, todos reconhecem que quando a aula é diversificada acabará sendo mais interessante e atraente para os alunos e, consequentemente, mais eficaz para os professores.

FATOS INTERESSANTES!

Além de entender a maneira pela qual nossos filhos e alunos percebem, compreendem e criam interpretações próprias da realidade observada, temos que estar atentos a outros fatores que podem prejudicar o seu aprendizado. Existe, por exemplo, uma condição que apesar de rara pode se manifestar, chamada de aphantasia. Esta palavra se originou do termo "phantasia", criado pelo filósofo Aristóteles em seu livro "De Anima" (ou "Da Alma"). Aristóteles criou este termo para descrever o poder que nossa mente tem de visualizar imagens. Portanto, "a" (que significa "não") + "phantasia" (fantasia), é um termo usado quando alguém demonstra ter dificuldades para criar uma imagem mental. Existem pesquisas que apontaram que adultos que são acometidos de aphantasia, ou demonstram ser mal visualizadores, têm uma tendência de encobrir as suas dificuldades ao longo de suas vidas. Alguns acabam desenvolvendo estratégias alternativas para resolver seus problemas com a visualização de imagens. É importante que os pais e professores tenham ciência destas possibilidades, pois a maioria assume, naturalmente, que tanto seus filhos quanto seus alunos são capazes de ver as imagens mentais da mesma forma que eles. Apesar de ser uma condição que pode afetar as crianças e jovens de alguma forma, ela não parece inibir o sucesso que eles podem alcançar na vida, haja vista que a aphantasia já foi detectada em engenheiros, doutorandos e outros profissionais bem-sucedidos.

7.7. SUGESTÕES PARA MELHORAR A DISCIPLINA

Quando conversamos com qualquer pessoa a respeito de nosso período na escola, ou mesmo com nossos filhos, perguntando sobre suas experiências, é muito comum nos lembrarmos de ao menos um professor que admirávamos muito e, por outro lado, daquele que, mesmo tendo sido bem-intencionado, deixou marcas negativas em seus alunos. Afinal, o que fazem os notáveis professores em suas aulas, além do óbvio carisma que têm? Sabemos que um professor de sucesso se caracteriza não só pelo conhecimento que detém, mas pelo seu comportamento. Em sua grande maioria, eles encontraram uma maneira de personalizar seu modo de transmitir o conhecimento, com consciência, interesse pelos alunos e entusiasmo. O professor atua, sobretudo, na orientação dos caminhos que os alunos devem percorrer para que atinjam determinado conhecimento.

Portanto, só a atuação dos professores durante este processo não é suficiente, pois esperamos que os alunos também façam sua parte dando sua contribuição. Atualmente, nos deparamos com diversos depoimentos ou vídeos divulgados em redes sociais, mostrando salas de aula repletas de alunos desinteressados e não raro extremamente desrespeitosos, que evidentemente não estão aproveitando o que o professor tem a oferecer. Este triste cenário fará com que o professor acabe se desestimulando, deixando de oferecer o trabalho que certamente está capacitado a fazer.

Atitudes inteligentes para vencer a indisciplina

Esta indisciplina e desinteresse observados muitas vezes perdura devido a estratégias de repressão utilizadas pelas escolas, as quais, não raro, se mostram imediatistas, pontuais e ineficazes. Quando um cenário problemático se estabelece e a falta de sucesso dos filhos na escola chega aos ouvidos dos pais, parece que todo mundo começa a apontar os dedos para alguém. Muitas vezes os pais acabam culpando os professores ou o sistema adotado pela escola. Por outro lado, professores também alegam a falta de apoio dos pais. Mas, no meio desta discussão, a única convergência é que ambos acabam também culpando o aluno, acusando-o de ser preguiçoso, não se esforçar ou não ligar para os estudos. Só que enquanto isso o aluno continua indisciplinado e a frustração geral continua crescendo. Quando analisamos a indisciplina na sala de aula, temos que tomar cuidado para não focarmos apenas os alunos, pois existe a possibilidade de a indisciplina também ser causada pelo comportamento do professor.

Sendo assim, é fundamental analisarmos as causas da indisciplina antes de tomarmos qualquer atitude, mesmo porque já sabemos que intervenções que causam medo, ameaças ou algum tipo de castigo, podem até surtir algum efeito em alunos que tendem a ser mais obedientes, porém essas estratégias acabam os inibindo de questionar, refletir ou argumentar, atitudes estas mandatórias na educação contemporânea.

Uma das causas apontadas para o surgimento da indisciplina na sala de aula se deve a própria estratégia adotada pelos professores, que são repetitivos, desatualizados e não trazem elementos inovadores que despertem o interesse dos alunos. Com o advento dos cursos pré-vestibulares, principalmente a partir da década de 1980, surgiram professores que apostaram em soluções diferentes e divertidas, com posturas distintas dos professores tradicionais. Por estarem em um ambiente diferente, com salas lotadas, tais professores foram dotados de autonomia para inventar novas estratégias metodológicas, aplicar atividades inovadoras, desenvolvendo assim uma forma de ensino fora dos padrões.

Estes professores possuem algumas características em comum, tais como: a didática diferenciada, incluindo aspectos teatrais, vídeos e músicas; descontração, prendendo a atenção dos alunos e mostrando ao mesmo tempo que determinado conteúdo pode ser interessante, se observado de outro ângulo; amizade, uma vez que esses professores são vistos como amigos pelos alunos; cobrança, pois, curiosamente, no cursinho o professor acaba não cobrando dos seus alunos, pois subentende-se que a obrigação de aprender é do próprio aluno que, caso não se prepare e estude, não atingirá seu objetivo de passar no vestibular. O fato é que, independentemente destes professores serem queridos ou odiados pelas turmas, são considerados pela maioria os responsáveis pelo sucesso conquistado.

Apesar do sucesso da abordagem utilizada nos cursinhos, os professores não precisam necessariamente criar verdadeiros espetáculos na sala de aula, usando fantasias ou contando piadas. Todos esses são, de fato, diferenciais interessantes e fatores de engajamento dos alunos, mas um aspecto igualmente importante é buscar desenvolver um relacionamento de amizade e respeito. Muito professores acreditam que se estabelecerem vínculos de amizade com seus alunos estarão perdendo sua autoridade. Mas não é o que acontece, pois, tais vínculos fazem com que o professor conheça melhor o seu aluno, podendo ajudá-lo melhor a alcançar seus objetivos, além de gerar um clima mais agradável na sala de aula.

Uma das grandes causas da indisciplina é quando o professor é visto como um inimigo, ou aquele que está tentando fazer com que ele aprenda coisas que ele não deseja. Para quebrar essa barreira e buscar conhecer melhor seus alunos, conversar com eles durante o intervalo pode ser uma boa estratégia, dado que agora ambos estão em um ambiente mais informal. Como podemos perceber, o combate à indisciplina pode seguir outros caminhos, diferentes do ato indisciplinar propriamente dito. Quando mudamos nosso comportamento em determinado local, estamos influenciando quem está neste ambiente. Por isso, a mudança do comportamento do professor é um aliado às intervenções punitivas tradicionalmente aplicadas.

As histórias como agente de mudanças de estado

Com o propósito de servir de inspiração para que os professores adotem posturas mais assertivas, que por sua vez combaterão casos de indisciplina, vamos observar alguns aspectos comportamentais que podem auxiliar nesse desafio. Conforme o leitor pôde observar ao longo deste livro, a programação neurolinguística dá muita importância ao conceito de estado, que está relacionado aos procedimentos mentais e também físicos que experimentamos em qualquer momento de nossos dias. O estado que cada um de nós pode se encontrar dependerá da nossa interação com o ambiente externo e também de quão bem os nossos pensamentos e corpos estão funcionando. Observe que, quando nos referimos aos nossos pensamentos, devemos incluir também as nossas emoções. Os estados acabam se comportando como se fossem filtros das interpretações que fazemos das experiências que vivemos, interpretações essas que afetam diretamente nossas escolhas e comportamentos em determinado ambiente. Sabemos que o professor é um dos principais influenciadores da comunicação na sala de aula, portanto, ao iniciar uma aula, comece a chamar a atenção logo nos primeiros momentos, pois isso criará uma expectativa sobre o que virá a seguir.

Outro excelente modo de manter o interesse durante as aulas é fazer uso de uma linguagem que contenha características sensoriais, dando preferência por transmitir as informações contando histórias. Em algumas matérias, contar histórias pode parecer mais confortável, mas podemos usar este recurso mesmo em disciplinas mais técnicas ou da área de exatas, remetendo, por exemplo, a situações já vividas pelo professor em ambientes corporativos ou mesmo relacionadas ao seu passado enquanto estudante, quando tentava aprender o que hoje está ensinando. Contar histórias usando uma linguagem que desperte o uso de nossos sentidos é uma das melhores maneiras para transmitir qualquer informação. Como exemplo, podemos citar a seguinte narrativa: "Quando eu caminhava pelo bosque, reparei nos raios de sol e no vento que soprava sobre as árvores." Poderíamos melhorar essa frase usando recursos sensoriais, ou seja, incorporar palavras que remetam aos nossos sentidos (visual, paladar, auditivo, cinestésico, olfativo). No exemplo mencionado, a frase com ênfase sensorial poderia ficar da seguinte forma: "Quando eu caminhava tranquilo pelo bosque úmido, reparei nos brilhantes raios de sol e no vento refrescante que soprava sobre as árvores."

Contar histórias é uma excelente estratégia para manter a atenção dos alunos e também de nossos filhos, como certamente já pôde ser percebido. Elas envolvem nossa imaginação, atraindo quem ouve para o assunto, criando uma expectativa natural em saber o que acontecerá a seguir. É por essas razões que lembramos com facilidade das histórias que nos contam e por isso que em uma sala de aula elas podem fazer com que o conteúdo ministrado se torne inesquecível. Convém lembrar aqui da maneira pela qual Milton Erickson, estudado anteriormente, utilizava histórias durante o trabalho terapêutico que fazia com seus pacientes.

Estratégias úteis

Em qualquer tipo de comunicação, sobretudo em uma sala de aula, usar nossa voz da maneira correta é tão importante quanto o conteúdo que está sendo dito. Isso é explicado porque, quando o som de determinada palavra se mostra congruente com o seu significado, ficamos mais propensos a recordar o que ouvimos. Portanto, a variação de nossa voz durante a aula, concebendo maior variedade de tons, contribui para manter o interesse dos alunos. Percebam que nossa maior proposição, em um item que aborda questões relacionadas à disciplina, não está focado no efeito, que é a indisciplina propriamente dita, mas em possíveis causas, relacionadas particularmente a posturas de caráter preventivo, que podem por sua vez inibir a indisciplina. Uma atenção especial deve ser dada ao clima predominante na sala de aula, que deve ter como componentes principais a liberdade e a tolerância. Quando proporcionamos mais autonomia, estimulamos também a autodisciplina e a ideia de que a escola funciona impondo certo autoritarismo. A escola deve ser vista como um local onde o aluno tem prazer em estar, proporcionando inclusive atividades que eliminam o estresse, como gincanas ou campeonatos. Essas atividades esportivas fazem com que os alunos se sintam incentivados a estarem em constante interação com a escola e com os adultos envolvidos.

A indisciplina nas escolas está associada evidentemente a transgressão de regras que podem ser classificadas em duas categorias: as de natureza moral que, por serem baseadas em princípios éticos, valem para qualquer instituição de ensino, como, por exemplo, quando os alunos sabem que não devem bater em ninguém, mentir ou xingar quem quer que seja; e regras convencionais, que podem variar de acordo com a instituição de ensino, como o uso de uniformes específicos ou políticas quanto ao uso de aparelhos celulares. O que muitas vezes ocorre é que os regimentos escolares colocam essas duas categorias em um único patamar, sendo importante distingui-las. Percebemos que às vezes alguns alunos agem de maneira indisciplinada apenas para tentar provar que determinada regra não funciona ou se aplica a ele. Mas, se o ambiente estimular o respeito, os estudantes podem se sentir mais à vontade para compartilhar suas próprias ideias de negociação de normas. Isto fará com que professores e gestores sejam vistos como autoridades intelectuais e morais, pois em vez de ações autoritárias, estão abertos para negociações justas.

Impor disciplina através do autoritarismo sempre irá gerar revolta. Observamos que na maioria das vezes há uma preferência por tentar evitar qualquer distúrbio do que buscar entender qual é o problema e qual seria a melhor maneira de lidar com ele. Os professores devem estar conscientes e atentos, buscando cultivar cada vez mais seu vínculo com cada aluno e entender qual é o seu processo motivacional, que é diferente em cada um deles. Temos que sempre ter em mente que o aluno é um ser afetivo, relacional, emocional e espiritual, que vê o mundo sob um ponto de vista exclusivo, justamente por ter tido uma experiência de vida única. Para que tenham motivação para o estudo, os alunos devem ter suas necessidades e sonhos atendidos. Sob o ponto de vista da formação familiar, não temos dúvida de que ela é fundamental para a formação social do indivíduo.

É por isso que crianças ou jovens que não possuem disciplina nos seus lares, provavelmente se tornarão alunos indisciplinados. Por essa razão, a parceria entre as famílias e a escola é tão importante. Também não podemos negligenciar o ponto de vista que os alunos têm sobre a indisciplina. A grande maioria atribui a causa da indisciplina na influência negativa que outros colegas transmitem. Grande parte também acredita que não ter o acompanhamento dos pais é um importante fator motivador. Alguns ainda acham que a falta de organização da escola ou metodologias adotadas por professores contribuem para a indisciplina. O importante é perceber que ela pode ser gerada por vários fatores e que devemos estar atentos a todos eles.

7.8. A PNL PODE COLABORAR COM A DIMINUIÇÃO DA VIOLÊNCIA

Indicadores que monitoram a violência nas escolas recentemente apontaram que o Brasil, infelizmente, é o país que promove mais violência contra os professores. Para se ter uma ideia, em 2013, a Organização para a Cooperação e Desenvolvimento Econômico (OCDE) observou através de suas pesquisas que 12,5% dos professores ouvidos foram vítimas de intimidações, ou agressões verbais por parte de alunos, pelo menos uma vez por semana. É o percentual mais alto entre os 34 países que foram pesquisados, sendo que o índice médio global é de 3,4%. Com o mesmo objetivo, o Sindicato dos Professores do Ensino Oficial do Estado de São Paulo (APEOESP) revelou, em 2017, que 51% dos professores que trabalham na rede estadual de ensino já sofreram algum tipo de violência, lembrando que três anos antes o percentual era de 44%. É um triste cenário que tem sido alvo de diversos estudos e propostas que objetivam reverter este quadro o quanto antes. Sabemos que a solução para este tipo de violência não reside apenas na educação, envolvendo diversas outras áreas como a de segurança pública, saúde e também ações para que ocorra uma mudança de cultura. É uma questão estrutural de nossa sociedade que afeta diretamente o ambiente escolar.

Mas o que promove, de fato, este tipo de violência? Existem diversos fatores que estão sendo avaliados por muitos setores e segmentos da sociedade. Um dos motivos é de caráter comportamental, restrito às decisões pessoais dos alunos em serem violentos em determinado momento.

Quando um aluno agride, ele experimenta uma sensação equivocada de superioridade, ou seja, ele se vê superior perante o agredido, quer seja porque a vítima não tem a capacidade de responder a agressões ou talvez por contar com o apoio de cúmplices. Quando observamos o âmbito familiar tentando buscar a origem de determinados comportamentos, podemos encontrar aqueles que se comportam assim porque convivem com um pai violento ou mesmo com a ausência dele.

Uma má organização dos lares, em conjunto com tensões matrimoniais, ou uma situação econômica desfavorável, também podem originar condutas agressivas nos alunos. Olhando para dentro da escola, também temos que estar atentos ao tratamento que está sendo dado a eles. Situações de falta de respeito, ameaças, humilhação ou exclusão envolvendo professores e alunos também podem estimular a agressividade e aumentar o clima de violência dentro das escolas. Isso reforça a tese de que as escolas não têm somente a função de ensinar e não devem se limitar a ela, pois têm um propósito maior que é o de promover e desenvolver habilidades sociais, possibilitando reflexões e mudanças de comportamento.

Uma das possibilidades para melhorar esta situação é o uso da programação neurolinguística aplicada a solução de conflitos nas salas de aula. Como vimos anteriormente, desenvolver habilidades como o reconhecimento dos sistemas representacionais, rapport, ancoragem de recursos, além de outras capacidades que podemos desempenhar melhor, contribuem para uma comunicação mais assertiva e transformadora. Para solucionar conflitos, devemos também melhorar nossa habilidade em ouvir bem e nos expressar de maneira mais assertiva, garantindo os direitos e expressão dos pensamentos, sentimentos e crenças dos alunos de uma maneira direta, apropriada e honesta. Quando professores buscam entender melhor essas técnicas, conhecendo os mecanismos que regem os comportamentos de seus alunos e de si mesmos, acabam promovendo mudanças no relacionamento pessoal entre eles, com seus pares e, consequentemente, com eles mesmos. Acabam ficando mais confiantes, mais conscientes daquilo que querem e como podem alcançar seus objetivos, além de se sentirem mais positivos na maneira como veem as coisas.

Os professores devem ser encorajados a desenvolverem habilidades de relacionamento cooperativo na sala de aula. Quando se sentem com mais recursos, enfrentam com mais tranquilidade as situações de desafio, deixando seus alunos mais confiantes a respeito da ajuda que seus professores podem proporcionar tanto para os problemas educacionais quanto para os não relacionados diretamente a este tema. Os professores têm que perceber cada vez mais que a maneira pela qual nos comunicamos, por ser inconsciente e não ser controlada o tempo todo, pode seguir um caminho violento, muitas vezes indesejado, que nos afasta do relacionamento saudável que queremos ter com nossos alunos.

Um grande recurso que nos ajuda a eliminar a violência de nossos atos está em saber o momento de aguardar. Frequentemente nos precipitamos em responder rapidamente e nos esquecemos que temos que nos dar a chance de conhecermos toda a história, ouvindo pacientemente tudo o que o outro tem a dizer. Só depois deste importante exercício é que podemos formular um juízo sobre a situação, expressando nossa opinião ou decidindo tomar alguma atitude. Nós somos responsáveis por aquilo que sentimos, e aceitar nossos sentimentos é essencial para que possamos lidar com eles e, principalmente, saber como nos comportar diante da pessoa que os despertam em nós. A violência que podemos experimentar nas escolas, sendo ela física ou psicológica, acaba deixando marcas invisíveis devido à intimidação ou à humilhação sofridas. Independentemente de terem ocorrido episódios de caráter traumático no passado, temos sempre que verificar se nossos pensamentos e sentimentos atuais estão limitados por alguma coisa que, na verdade, já deixou de fazer sentido há muito tempo. Essa limitação pode fazer com que deixemos de evoluir e de nos adequar a novos cenários.

FICA A DICA!

Considerando o aumento da violência nas escolas, uma alternativa que há muito tempo tem sido utilizada é promover nas crianças e jovens um comportamento apaziguador. Isso envolve ações que têm como foco estimularem os alunos a aprender a cooperar em vez de competir uns com os outros. O simples fato de um professor de educação infantil desenhar ou colar estrelinhas nos cadernos dos alunos que se destacaram em suas tarefas, já é um estímulo à competição. Temos que dar atenção a isso pois sabemos que crianças que não têm esperança de "ganhar" quando realizam uma avaliação ou tarefa podem perder sua autoconfiança e autoestima, desistindo de tentar. Conseguimos identificar crianças que possivelmente experimentam essa sensação de fracasso observando aquelas que estão quietinhas em um canto ou não saem da frente de uma televisão ou celular. Crianças que estão se alimentando pouco ou muito também podem estar inseridas neste cenário. Considerando essa possibilidade de mudança de postura, seguem algumas dicas sobre o que professores e pais podem fazer:

▶ Tanto os pais quanto os professores podem promover jogos e competições do tipo ganha-ganha, ou seja, jogos onde todos os participantes possam se beneficiar de alguma maneira. Essa estratégia dá mais importância para a cooperação, compartilhamento e fraternidade, considerando o sucesso de um grupo em vez de passar uma mensagem de egoísmo, dominação ou ganho pessoal.

▶ Tanto os pais quanto a escola devem encorajar seus filhos e alunos a obterem uma recompensa através da cooperação. Isso pode ser feito estimulando a participação em projetos comunitários, envolvendo atividades como recolher alimentos e agasalhos para necessitados ou limpar a vizinhança e seu espaço de lazer. Participar de movimentos infanto-juvenis como o escotismo também é excelente para o desenvolvimento de uma cultura de não violência, pois ajuda na promoção de princípios morais, cívicos e organizacionais.

▶ Devemos enfatizar desde cedo a busca pelo autoconhecimento, a empatia pelos seus amigos e colegas de classe e a alegria proporcionada pelo aprendizado.

▶ Não esquecer, sobretudo, que, conforme descrito aqui, o aprendizado cooperativo acaba suportando a pacificação tanto em casa quanto nas salas de aula.

7.9. OUTROS RECURSOS IMPORTANTES

Um dos propósito deste livro é focar as possíveis contribuições da programação neurolinguística nos processos de educação formal e informal. Contudo, considerando ser este um capítulo que pode despertar um maior interesse dos professores, abordaremos alguns temas de caráter complementar, pois também estão relacionados a diversas questões de caráter cognitivo, mencionadas nos capítulos anteriores, sendo que alguns também têm relação com os princípios da programação neurolinguística. Escolhemos três temas que vêm sendo alvo de interesse por muitas pessoas, sobretudo professores que buscam se reciclar e aprender cada vez mais sobre novos paradigmas educacionais. Apresentaremos, então, aspectos importantes sobre o uso da técnica de *storytelling* aplicada a educação, exploraremos o conceito de *coaching*, enfatizando de que maneira tem sido utilizado no cenário educacional, além de considerações interessantes sobre o uso de aprendizagens colaborativas e metodologias ativas.

7.9.1. STORYTELLING APLICADO A EDUCAÇÃO

A narrativa é uma estratégia educativa que remonta a tempos ancestrais. Existem evidências de que em nossa pré-história, os homens já contavam histórias nas suas cavernas, abrigos ou comunidades. De lá até a nossa história antiga, nos tempos áureos de Roma, Grécia ou Egito, este costume estava mais vivo do que nunca. Nesta época, poucos se importavam em registrar eventos históricos ou histórias que eram contadas oralmente, embora alguns registros fossem comuns de serem encontrados em grandes monumentos, basicamente porque os governantes gostavam de contar vantagem sobre seus feitos. Os registros históricos mais comuns eram aqueles realizados através de narrativas, testemunhos, crônicas ou épicos, caracterizando uma tradição oral que perdurou por muitas eras. Também foi na Grécia Antiga que Aristóteles, através da poética, fez um dos primeiros registros teorizando questões sobre narrativas.

Este texto é composto por um conjunto de anotações das aulas que Aristóteles ministrava sobre temas como poesia e dança. Uma das primeiras pessoas que se preocupou em começar a registrar a história foi o famoso geógrafo e historiador grego Heródoto (Figura 7.3), que cresceu em uma colônia grega chamada Halicarnasso — atual península de Bodrum, no sul da Turquia. Ele viajou para muitos lugares, recolhendo informações preferencialmente de pessoas que julgava serem fontes confiáveis. Registrou tudo que viu em sua obra mais famosa, chamada *História*.

Apesar de ter tido um importante papel por muito tempo na história da humanidade, o elemento narrativo com o tempo passou a ser combatido por novos paradigmas da história. Até antes do século XIX, o historiador era, sobretudo, um narrador de acontecimentos. O que começou a incomodar determinados pesquisadores e cientistas foi a presença de uma característica retórico-narrativa, ou seja, as etapas do processo argumentativo que eram utilizadas para passar a informação.

De acordo com essa percepção, os historiadores, na sua busca por objetividade e verdade, acabavam omitindo elementos básicos previstos pela ciência. Muitos buscavam, portanto, uma certa pureza da linguagem utilizada pela ciência, que preferencialmente não deveria se aproximar da narrativa literária. A narrativa começou a ser alvo de interesses novamente a partir da década de 1980, principalmente com a publicação de um artigo por Lawrence Stone, intitulado *The Revival of Narrative* (ou *O Renascimento da Narrativa*, em português), que apesar de ter sido criticado, causando polêmica na época, contribuiu para transformar a narrativa histórica em um tema a ser debatido novamente.

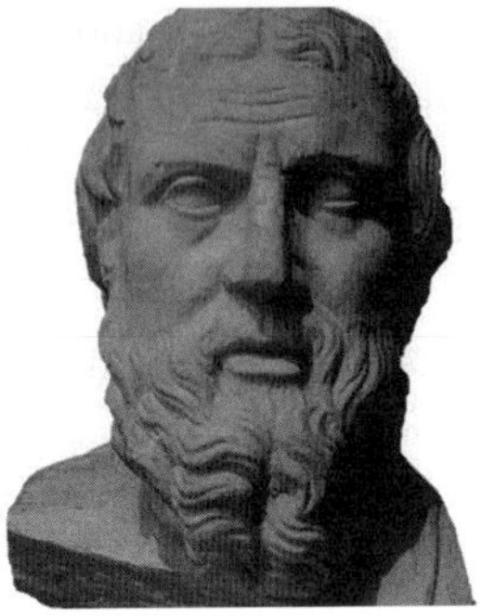

FIGURA 7.3: Heródoto (485 a.C.–425 a.C.).[3]

Apesar de a tecnologia estar presente em nossa rotina, tendo sido inclusive muito usada no cenário educacional, encontramos cada vez mais professores fazendo uso de narrativas com o objetivo de conectar diferentes conhecimentos de maneira contextualizada. Como já tivemos a oportunidade de observar em vários tópicos deste livro, contar histórias pode nos aproximar mais de quem nos ouve, aumentando o interesse de crianças e jovens pelo assunto abordado. Quem está narrando e pretende com isso passar um conteúdo importante, tem a oportunidade de apresentar o tema, ou os personagens que fazem parte do contexto, de uma maneira mais atraente e lúdica. Além disso, de uma forma interativa e imediata, consegue costurar as ideias que vão se formando na cabeça de sua plateia, conectando os diversos pontos de vista.

Quando ouvimos uma história, trabalhamos fortemente com a nossa imaginação, emoções e pensamentos como se estivéssemos presentes no cenário que conseguimos imaginar, reagindo ao que experimentamos. Conforme já estudamos anteriormente, a programação neurolinguística sustenta que padrões narrativos podem disparar âncoras, associando ao momento presente experiências positivas que ocorreram no passado. Essa união do conhecimento com as sensações que foram resgatadas ajuda na compreensão dos fatos e na memorização do que é mais importante. Se pararmos para pensar, as narrativas são muito usadas atualmente, com bastante sucesso, quer seja quando estamos contando histórias para nossos filhos dormirem ou em reuniões de negócio ao expormos argumentos durante a negociação. Além disso, essa estratégia também é utilizada por muitas empresas, principalmente quando desejam disseminar para dentro ou fora de suas organizações determinados valores e culturas inerentes a elas.

O termo *storytelling* é composto da junção de duas palavras em inglês: *story*, que significa "história", e *telling*, que significa "contando". Este recurso tem sido cada vez mais usado por instituições de ensino, pois tanto gestores quanto professores passaram a reconhecer que as histó-

---

3 Fonte: https://commons.wikimedia.org/wiki/File:Herodoto_Herodotus_greek_writer_escritor_griego.JPG

rias são interessantes para proporcionar ambientes imersivos que atraem a atenção das crianças e jovens. Quando crianças aprendem através de histórias, o entendimento é obtido a partir do todo para as partes e não das partes para o todo, como muitas vezes ocorre no ensino tradicional. Isso acontece porque uma história é um todo composto de diversas partes, divididas basicamente no tradicional: começo, meio e fim. É, portanto, uma maneira eficiente de ensinar partindo de um contexto que corresponde a um significado mais amplo. Também é um importante processo para deter a dispersão.

É importante lembrar que o recurso de *storytelling* não precisa estar apenas restrito a uma abordagem que usa exclusivamente a oratória. Existem diversos elementos de apoio que também são capazes de estimular a imaginação ou sensações, tais como imagens, sons ou vídeos. Diferente do improviso e dos recursos de oratória particulares de cada professor, quando usamos esses elementos podemos pensar e planejar a melhor estratégia ou método a ser utilizado. Apesar dos recursos audiovisuais possibilitarem que a história seja contada de uma maneira mais imersiva, o ideal é que o professor possa aliar o seu discurso a outros materiais de apoio.

Devemos recordar que Milton Erickson, o famoso hipnoterapeuta estudado anteriormente, por meio de pequenas histórias que contava para seus clientes fazia com que eles entrassem em transe hipnótico rapidamente. A partir da programação neurolinguística, o ponto central do *storytelling* é o uso das metáforas, que basicamente representa o entendimento de um conceito por intermédio de outra ideia. Quando dizemos que os preços estão subindo, estamos na verdade direcionando a percepção do valor em termos de direção. O *storytelling*, portanto, está relacionado ao chamado modelo Milton, que resumidamente conta uma história metafórica muito vaga que faz com que as pessoas a associem com a história de vida delas mesmas, deixando sua mente inconsciente absorver essa metáfora. Estamos chamando a atenção para o *storytelling* porque esta técnica pode ajudar os professores tornarem o aprendizado muito mais fácil. Aliado aos recursos da PNL, discutidos ao longo desse livro, os professores poderão desenvolver suas histórias e obter resultados surpreendentes junto aos seus alunos.

7.9.2. Entendendo o coaching educacional

Hoje em dia, a maioria das pessoas já ouviu falar do *coaching*, porém nem todos conhecem seu significado ou propósito. Sendo assim, com o intuito de esclarecer seu significado, principais aplicações, e também para ser subsídio ao assunto principal deste item, apresentaremos um breve resumo sobre este tema tão presente nos dias de hoje. A palavra *coaching* é derivada da palavra de origem inglesa *coach*, cuja tradução literal é treinador. Portanto, *coaching* remete à realização de alguma atividade supervisionada por alguém denominado *coach*, o qual, por meio de métodos próprios e orientação individualizada, ajuda seu aprendiz (ou *coachee*) a maximizar seus resultados ou objetivos pessoais. O resultado acaba sendo alcançado porque através da metodologia, técnicas e ferramentas utilizadas, o *coachee* experimenta um processo de transformação pessoal, elevando seu estado de consciência e aumentando sua performance e foco no objetivo desejado. É, portanto, uma metodologia de desenvolvimento humano, profissional e empresarial, tendo se tornado uma carreira que cresce cada vez mais no mundo todo. O sucesso desta metodologia pode ser explicado em função das profundas e significativas mudanças positivas que ocorrem com o *coachee*, aliado ao fato de que os resultados são prolongados e alcançados em um tempo bem curto.

Existe uma história bem conhecida entre os que estudam este tema, que esclarece a origem do termo *coaching* e do porquê ele é usado no contexto atual. Esta história inicia com a construção de carruagens feitas em uma vila chamada Kocs, que fica no condado de Komárom-Esztergom, no norte da Hungria. No século XVI, os habitantes de Kocs começaram a produzir carruagens (Figura 7.4) que continham um dispositivo muito desejado pelas pessoas daquela época: suspensão feita de molas de aço. Esse tipo de carruagem, que era muito mais confortável, logo foi chamado de "kocsi szekér", que significava "carruagem de Kocs". Inclusive, "kocsi" passou a ser a terminologia que referenciava os próprios moradores daquela cidade. O termo *coach* surgiu de uma situação inusitada: os ingleses, ao se referirem às carruagens de Kocs ou aos moradores daquela cidade, ao tentarem pronunciar "kocsi" diziam "coach", explicando o significado inicial desta palavra. Contudo, à medida que o tempo foi passando, os ingleses começaram a associar a função que a carruagem tinha, que era a de ajudar um indivíduo a ir de um lugar para o outro, com o papel que alguém poderia desempenhar de levar uma pessoa de um estado atual para um estado desejado — como se diz na PNL. A partir do século XIX, em torno de 1830, os alunos da universidade inglesa de Oxford começaram a usar esta palavra para denominar determinados professores que os ajudavam a ter um bom resultado nas suas provas. Nesta época, a própria universidade observou que este termo se encaixava bem aos técnicos que comandavam as equipes esportivas locais, dando origem a tradução atual da palavra *coach*, que é treinador.

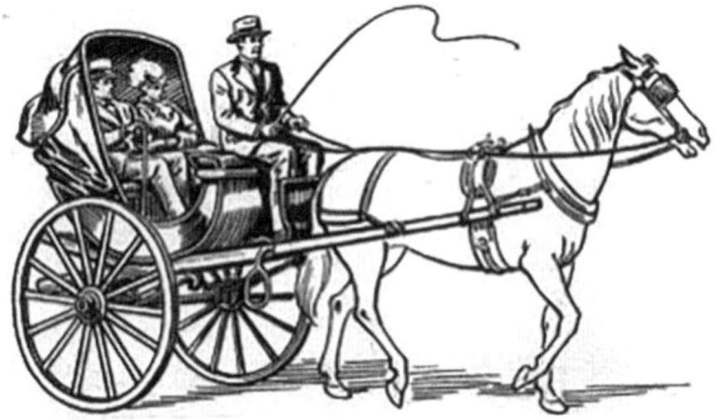

Figura 7.4: Carruagem que no século XIX inspirou o surgimento da palavra coach.[4]

O processo de *coaching* deve ser mediado por um profissional especialista nesta área (*coach*) que estabelecerá uma profunda relação de parceria com o seu cliente (*coachee*). O propósito básico é definir quais são os objetivos desejados a curto, médio e longo prazo, ou seja, identificar inicialmente qual é o estado atual e quais serão os desejados. Como podemos observar, curiosamente este processo tem foco no futuro, com ações que são realizadas no presente, que usam recursos obtidos no

---

4 Fonte: https://commons.wikimedia.org/wiki/File:Calash3_(PSF).png

passado. O *coaching* hoje se baseia em conhecimentos oriundos de diversas áreas como neurociência, psicologia, linguagem ericksoniana, filosofia, administração de empresas, gestão de pessoas, entre outras. O *coaching* parte da premissa de que, seja qual for o objetivo que algum indivíduo tenha, ele pode ajudar a alcançá-lo, mesmo diante das diversidades que certamente aparecerão durante essa trajetória. A mesma ideia é válida para as empresas, ou para diversas outras áreas de atuação, tais como: *coaching* pessoal, de vida, de relacionamentos, de sucesso, para liderança, financeiro, de gestores, para emagrecimento, de vendas, de empreendimento, de atletas, além de muitos outros nichos que podemos encontrar. Vamos aqui, evidentemente, enfatizar uma aplicação diretamente relacionada ao objeto de interesse deste livro, que é o *coaching* educacional.

Partindo do princípio que os adultos podem se beneficiar dos recursos do *coaching* em seus mais variados nichos, é natural pensarmos que nossos filhos e alunos também poderiam se favorecer deste recurso para ajudá-los a vencer as dificuldades que estão tendo no âmbito escolar. Assim como ocorreu em diversas outras áreas, o *coaching* foi adaptado, surgindo o *coaching* escolar ou educacional, cujo propósito é atender às necessidades de desenvolvimento da comunidade escolar ou acadêmica, com foco nos alunos, mas também beneficiando todos os envolvidos neste cenário, como professores, gestores e funcionários. Resumiremos aqui as duas aplicações mais sinérgicas desta área com o propósito deste livro, que é o *coaching* direcionado para as necessidades dos professores e dos alunos.

Com relação aos professores, o processo de *coaching* tem sido usado para ajudar a vencer os diversos desafios que já ilustramos anteriormente nas salas de aula, além de outros que os afetam de maneira mais particular, tais como falta de apoio para realizarem o seu trabalho, falta de reconhecimento salarial e em capacitação, perda de motivação com a sua profissão, além das clássicas falta de interesse dos alunos nas salas de aula e casos constantes de indisciplina. O *coaching* atua junto aos professores com o propósito principal de aprimorar suas competências técnicas, comportamentais e, sobretudo, emocionais. Durante as sessões, os professores desenvolvem habilidades relacionadas ao seu planejamento e organização, incorporando elementos de inteligência emocional e social, ampliando a sua consciência sobre todo o processo educacional. Esse processo fará com que ele se reaproxime dos seus antigos ideais e propósitos, voltando a entender que o esforço e dedicação que empreendem estão intimamente relacionados ao futuro dos seus alunos. Passam a se sentir, então, profissionais mais empoderados e autoconfiantes, melhorando consequentemente seu relacionamento com seus alunos, colegas, gestores e demais funcionários da escola.

Além disso, podemos enumerar diversos benefícios que o processo de *coaching* pode trazer, sob o ponto de vista da aplicação de suas práticas junto aos alunos. Além de conceber autoconhecimento, permitindo que eles identifiquem os pontos de melhoria que precisam ser trabalhados, atua como um poderoso apoio para que possam descobrir e desenvolver seus talentos. Ocorre, portanto, a potencialização de seus conhecimentos ao mesmo tempo em que são identificadas características ou comportamentos que estão dificultando o seu aprendizado. Como benefício complementar, podemos ressaltar que eleva de maneira significativa a autoestima dos alunos, fazendo com que se sintam como a pessoa especial que de fato são, adquirindo a percepção de que realmente são capazes de fazer grandes realizações.

O *coaching* educacional pode ser utilizado em diversas fases da vida escolar. Atualmente, muitos pais procuram por este tipo de auxílio para seus filhos, em idades a partir de dois anos de idade, pois já estão preocupados com o desenvolvimento de habilidades sociais e de aprendizado. Estas abordagens infantis têm o objetivo de estimular o aprimoramento do pensamento crítico, bem como a liderança e confiança em si mesmo. Ao trabalhar com esta faixa etária, é necessário que o coach possua formação pedagógica, pois só através desta formação e do conhecimento do processo de coaching será possível ajudar as crianças a desenvolverem competências sociais, motoras, afetivas e cognitivas, utilizando recursos interativos e lúdicos. Também podemos observar a aplicação das técnicas de coaching para jovens em fase pré-vestibular, sendo que nestes casos o objetivo maior é melhorar a organização de seus estudos, fazendo com que identifiquem precisamente seus pontos fracos e fortes, melhorando consequentemente o rendimento nos estudos.

De maneira análoga ao que ocorre nas outras áreas onde o *coaching* é aplicado, na área de educação os encontros com os alunos podem ser semanais, quinzenais ou mesmo mensais, individuais ou em grupos. O encontro individual, como podemos imaginar, é proporcionado quando desejamos trabalhar as necessidades do aluno de forma individualizada, identificando suas necessidades específicas. Quando o encontro é realizado em grupo, existe um estímulo ao compartilhamento de seus desafios e de ideias propostas por eles mesmos sobre como solucionar os problemas que foram apresentados e poder, ao mesmo tempo, colaborar com o aumento do desempenho escolar de seus colegas. Portanto, consideramos que a abordagem do *coaching* agrega conhecimentos importantes para os professores, podendo causar mudanças positivas significativas em seu dia a dia como profissional. Considerando as claras e constantes mudanças de cenário e paradigmas, os professores também não podem ficar presos aos mesmos recursos de aprendizagem que experimentaram quando eram estudantes. Atualmente, mais do que nunca, existe um clamor em toda a nossa sociedade por profissionais mais preparados que sobretudo sejam capazes de promover mudanças positivas nas escolas, para que então possam se refletir no mundo em que vivemos. Como as crianças e jovens aprendem pelo exemplo, essas mudanças devem começar pelos educadores, pois são as suas referências principais.

7.9.3. Aprendizagens colaborativas e metodologias ativas

Pudemos perceber ao ler os capítulos anteriores deste livro que o século XX foi marcado por diversas propostas e paradigmas revolucionários, que transformaram o processo educacional no mundo todo. Contudo, com o advento deste novo milênio e o irreversível efeito causado pela globalização, percebemos que devemos formar alunos para que componham uma força de trabalho que atue de maneira global e interdependente. Os professores deste século enfrentam desafios gigantescos, pois devem encontrar meios para agregar conhecimento, oferecendo algo que está muito além do que eles poderiam obter consultando a internet. A boa notícia é que diversas instituições educacionais já perceberam a falta de sincronia das metodologias antigas de ensino com as novas características da atualidade, passando então a buscar por novas formas de transmitir informação mais adequadas as nossas necessidades.

Aprendizagem Colaborativa

A influência que a tecnologia vem exercendo sobre a educação tem se mostrado irreversível. Além das muito usadas plataformas educacionais, normalmente utilizadas nas abordagens de ensino a distância (EaD), temos também as mídias sociais, que permitem o compartilhamento e criação de informações em muitos formatos, como textos, fotos, áudios ou vídeos. Esses recursos já estão provocando um remodelamento das estruturas escolares há muito tempo, influenciando a maneira pela qual as aulas estão sendo ministradas e afetando diretamente o cotidiano tanto de alunos quanto de professores. Tal disponibilidade de recursos tecnológicos propiciou o surgimento do conceito de *e-learning*, do inglês *electronic-learning* (aprendizagem eletrônica ou ensino eletrônico), que são abordagens de ensino não presencial apoiadas em tecnologias de informação e comunicação, conhecidas por TIC. O *e-learning* normalmente utiliza recursos online aproveitando a grande capacidade que a internet tem de distribuir conteúdos e propiciar uma grande variedade de mecanismos para a comunicação.

Com o propósito de apoiar as atividades que utilizam recursos online, contamos hoje com diversos sistemas de software representados por plataformas cada vez mais completas, utilizadas para a gestão da aprendizagem. Essas plataformas também são conhecidas pelo seu nome original em inglês *learning management systems* ou simplesmente LMS. Os sistemas de gestão de aprendizagem oferecem diversos recursos síncronos e assíncronos para dar suporte ao processo de aprendizagem propriamente dito. Os recursos síncronos são aqueles essencialmente online, possibilitando uma interação em tempo real, como em uma sala de chat, web conferência ou áudio conferência. Os recursos assíncronos são aqueles desconectados do tempo e do espaço, podendo ser acessados sem a necessidade de interagir com ninguém em determinado momento. Essa plataforma permite que o professor possa planejar suas aulas, desenvolver e implementar seu conteúdo e avaliar a participação dos alunos de qualquer local que permita acesso à internet.

O cenário tecnológico atual, que contém todos os recursos descritos acima, potencializou o já conhecido conceito de aprendizagem colaborativa, que se caracteriza pela construção coletiva do conhecimento a partir da interação entre seus pares. Este conceito tem suas bases claramente inspiradas por modelos construtivistas e sociointeracionistas, estimulando que os alunos construam seus conhecimentos considerando principalmente a interação com seus colegas de classe e, não menos importante, com os professores. A aprendizagem colaborativa traz diversos outros benefícios obtidos de maneira complementar durante a busca pela construção do conhecimento. Através de suas atividades, os alunos desenvolvem o senso de equipe, passam a praticar e a valorizar o compartilhamento de saberes individuais, protegendo, inclusive, a liberdade que cada um tem de se expressar livremente, expondo suas próprias ideias e experimentando chegar a um consenso mútuo obtido colaborativamente. Portanto, além de possibilitar que todos aprendam em conjunto, faz com que os alunos se tornem sujeitos ativos de seu processo de aprendizagem.

Convém lembrar que é extremamente comum na aprendizagem cognitiva convivermos com contraposição de ideias e conflitos culturais, mesmo sendo de natureza cognitiva. Por mais estranho que possa parecer, essas situações são muito importantes para os alunos, pois estimulam a percepção da realidade, da rejeição e da aceitação do pensamento em grupo. Passar por elas amplia o nível de percepção de todos os alunos que estão envolvidos, pois diante de uma situação problema, conseguem interagir assertivamente em um cenário socialmente divergente. Considerando o aumento do interesse por abordagens educacionais como esta, que difere estruturalmente das metodologias mais conservadoras (que têm um foco maior no conteúdo e não em quem está aprendendo), um espaço importante começou a ser aberto para o advento de outras abordagens complementares, como as representadas pelas metodologias ativas, sobre as quais faremos um breve resumo, buscando ressaltar seus pontos mais relevantes.

Visão geral das metodologias ativas

Uma das metodologias de ensino que surgiram no século XX é a construtivista, que se baseia, conforme o nome sugere, na construção do conhecimento através de métodos que estimulam essa construção. O professor, então, se comporta mais como um mediador do conhecimento, ajudando os alunos a vivenciarem situações e atividades interativas que auxiliarão na construção dos saberes. Como já estudamos anteriormente, o ensino construtivista foi inspirado principalmente nas contribuições de Jean Piaget, que realizou diversas pesquisas relacionadas à maneira pela qual as crianças adquirem conhecimento. Convém lembrar também que esta metodologia parte da premissa de que cada aluno possui seu próprio processo de aquisição de conhecimento, considerando, portanto, maneiras distintas de aprender um determinado conteúdo. Hoje, reconhecemos a influência da visão construtivista sobre as metodologias ativas, embora existam diversas evidências de esforços semelhantes desde o final do século XIX, incluindo o movimento escolanovista. A partir da década de 1990, as metodologias ativas começaram a ser estudadas estimuladas por diversos pesquisadores da área, tais como o historiador Charles Bonwell e o psicólogo James Eison, que juntos as definem como "qualquer coisa que envolva os alunos em fazer as coisas e pensar sobre as coisas que estão fazendo". Também houve diversas outras contribuições daqueles que basicamente buscavam diferentes estratégias de ensino-aprendizagem, desenvolvendo novas formas de interação em um ambiente mais adequado.

Convém esclarecer que, quando usamos o termo metodologias ativas, não estamos nos referindo a uma única técnica, pois existem diversas que se enquadram neste paradigma por terem em comum justamente o uso de métodos ativos. Apresentaremos alguns exemplos de metodologias ativas para que os professores possam conhecer superficialmente suas características e buscar posterior aprofundamento teórico em um modelo que lhe pareça mais adequado para o cenário no qual está inserido. Como exemplo inicial, podemos citar a metodologia *peer instruction*, que em uma tradução livre significa ensino por pares. Esta metodologia foi criada na década de 1990 pelo professor de física holandês Eric Mazur, motivado por encontrar uma maneira mais eficiente de fazer com que os alunos entendessem com mais facilidade assuntos complexos relacionados às disciplinas matemática e física. Mazur tentou, com sucesso, tirar o foco da transferência de informações e incentivar a busca por conhecimento de uma forma mais autônoma. Apoiado em leituras que os alunos tinham que fazer antes das aulas, e em posteriores debates presenciais, conseguiu fazer com que as aulas se tornassem mais direcionadas e efetivas, contando com o auxílio mútuo entre os alunos como importante componente inovador.

Outro exemplo de metodologia ativa é o *flipped classroom* ou sala de aula invertida. Esta estratégia também é estudada desde a década de 1990, mas foi a partir do ano de 2007 que começou a ganhar mais notoriedade principalmente nas instituições de ensino norte-americanas, motivadas pelos trabalhos dos professores Karl Fisch, Jonathan Bergman e Aaron Sams. Os professores Bergman e Sams desenvolveram suas teorias relacionadas a sala de aula invertida baseadas nas suas atuações como professores de química em uma escola de ensino secundário, na cidade norte-americana de Woodland Park, no estado do Colorado. Eles publicaram diversos livros e receberam muitos prêmios e reconhecimento nacional por suas ações na área de ensino. A ideia central desta metodologia é a inversão das atribuições que normalmente os estudantes teriam dentro da sala de aula, estimulando que os estudos sejam feitos em casa. Durante os estudos em casa os alunos contam principalmente com o auxílio de tecnologias de informação e comunicação, dispondo de recursos interativos, videoaulas, vídeos complementares, textos adicionais, entre outros — muitas vezes disponibilizados através de plataformas com recursos de ensino a distância. As atividades em sala de aula seriam reservadas para atividades complementares divididas entre discussões, identificação de postos-chave, desenvolvimento de dinâmicas em grupos, além de tirar dúvidas sobre o que foi estudado. Portanto, essa proposta objetiva potencializar os recursos tanto presenciais quanto virtuais, facilitando a aprendizagem dos estudantes.

Temos também a *problem based learning* ou aprendizagem baseada em problemas, cujos primeiros estudos remontam a década de 1960, considerando os trabalhos de pesquisa realizados na Universidade McMaster, localizada na cidade de Hamilton, na província canadense de Ontário, e também pela Universidade de Maastricht, localizada na cidade de mesmo nome, na Holanda. A formulação desta proposta se baseou no trabalho em conceitos desenvolvidos pelo psicólogo americano Jerome Bruner, citado no capítulo 3, além do filósofo John Dewey, estudado no capítulo 7. O interesse pelos trabalhos de Bruner se deu pois ele afirmava que durante o processo educacional o estudante deveria ser colocado em contato com problemas, assim como deveria incentivar a discussão sobre eles em grupo, buscando por uma solução. Os trabalhos de Dewey também serviram de subsídio porque ele defendia a ideia de que a educação deve ser baseada na reconstrução da experiência. Em termos procedimentais e resumidos, esta metodologia inicia com o estudo de determinado assunto proposto pelo professor. O aluno vai buscar informações sobre o tema, anotar dúvidas e, após se familiarizar com o conceito, trará suas anotações para a classe. Na sala de aula, o professor proporá um problema para ser resolvido, baseado no tema que foi estudado. Os alunos então formarão grupos nos quais, além de debaterem sobre o assunto, deverão se esforçar para achar uma solução para o problema apresentado.

Uma metodologia que também vem ganhando cada vez mais interesse por parte dos professores é a gamification, ou gameficação, que utiliza técnicas de jogos, na sua maioria virtuais, com o intuito de cativar os alunos por intermédio de constantes desafios e consequentes bonificações. Podemos dizer que o conceito básico da gameficação já existe há muito tempo, uma vez que estratégias semelhantes eram adotadas em campanhas de marketing que estimulavam as pessoas a comprarem coisas e acumular pontos, que no futuro poderiam ser trocados por algum tipo de recompensa. Este conceito começou a ser teorizado na década de 1980, principalmente pelos trabalhos do futurista de tecnologia americano Daniel Burrus. Nesta mesma década, também existiam escolas que utilizavam videogames para ajudar a ensinar determinados conteúdos. Mas o termo como o conhecemos hoje foi cunhado no ano de 2002 pelo programador de computadores britânico Nick Pelling que o usou em sua empresa com a proposta de fazer com que fabricantes tivessem plataformas de entretenimento em seus dispositivos eletrônicos. A gamificação começou a ser mais conhecida a partir de 2010, com o aumento da popularidade e acesso aos smartphones, que poderiam ser usados como ferramenta para viabilizar essa abordagem. Convém ressaltar que a submissão ao uso desta técnica não implica na participação do aluno em um game ou jogo, mas na utilização dos seus aspectos principais. O professor que utilizar esta técnica deve planejá-la com antecedência, escolhendo quais elementos de jogos serão utilizados considerando os objetivos pedagógicos que se pretende alcançar. A gamificação também pode ser aplicada em diversas outras áreas, como na de treinamentos, recursos humanos, gestão de pessoas, marketing, gerenciamento de tarefas, entre muitas outras. Um atrativo natural de experimentar essa metodologia é que ela proporciona, sobretudo, divertimento, fazendo com que todos façam o que têm de fazer de uma maneira mais prazerosa e lúdica.

Conseguimos perceber que as práticas pedagógicas podem se beneficiar da adoção de metodologias ativas, melhorando o processo educativo como um todo. Obviamente, é necessário um aprofundamento significativo neste tema pelos professores que eventualmente se interessarem. Além disso, utilizar estes paradigmas implica em envolver completamente a escola como um todo, passando por uma análise da realidade de cada instituição de ensino a fim de verificar qual seria a metodologia mais apropriada. Assim como o mundo está em constante evolução, passando por processos de mudança muitas vezes radicais em várias áreas de nossa sociedade, também devemos, como já enfatizado em outras oportunidades, mudar nossos métodos de ensino. Existem muitos relatos sobre mudanças expressivas ocorridas em instituições de ensino após a adoção das metodologias ativas. De uma maneira geral, é perceptível que ocorreu um aumento do comprometimento, principalmente por parte dos alunos, assim como uma melhora na interação sadia entre eles e na retenção de conteúdo.

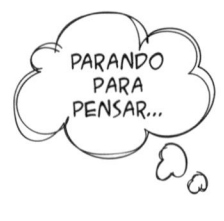

PARANDO PARA PENSAR...

"Ninguém é tão grande que não possa aprender, nem tão pequeno que não possa ensinar."

Esopo – Escritor grego. (621 a.C.–565 a.C.).

CAPÍTULO 8

REFLEXÕES COMPLEMENTARES

OBJETIVO DESTE CAPÍTULO

Apresentar algumas reflexões complementares, ressaltando a importância de mudar, de termos um pensamento mais flexível, de criar mais possibilidades de escolha e, sobretudo, criar estratégias para sermos mais felizes.

Independentemente dos diversos assuntos abordados neste livro, acredito ser importante destacar que, quando não nos sentimos capazes de mudar alguma situação, somos desafiados a mudar a nós mesmos. E para que possamos efetivamente mudar e buscar por atitudes mais assertivas, precisamos de uma oportunidade para refletir sobre quem, de fato, somos, o que fizemos no passado e o que estamos fazendo. É essa oportunidade que eu espero que você tenha tido com a leitura deste livro, por intermédio das diversas ferramentas e pontos de vista proporcionados pela programação neurolinguística. Com o objetivo de encerrar algumas questões importantes apresentadas ao longo deste livro, farei algumas considerações complementares, com as quais espero ajudar ainda mais a compreensão dos benefícios dos conceitos e ferramentas aqui estudados.

8.1. A IMPORTÂNCIA DE MUDAR

Como pôde ser observado, apresentamos a PNL sob o ponto de vista de diversas ferramentas educacionais, e por intermédio da sua compreensão também podemos ensinar um pouco sobre como o nosso cérebro funciona e, sobretudo, como as pessoas podem usar essas informações para mudar. E muitas vezes é aí que se concentra grande parte dos nossos problemas: sabemos que precisamos, mas não nos sentimos confortáveis com isso. A maioria das pessoas não gosta de mudanças, pois as obrigam a sair de sua zona de conforto, fazendo com que ao mesmo tempo se sintam inseguras sobre o que o futuro reservará após esse acontecimento. Outras ainda nem acreditam que algo possa ser mudado, se mantendo fiéis a maus hábitos ou comportamentos, pois imaginam que estarão condenadas a eles eternamente. Mas toda vez que nos deparamos com um conhecimento novo, com novos olhares sobre velhos problemas, um sentimento de esperança nos envolve, porque passamos a acreditar que a mudança é possível. Existem percepções relacionadas à mudança, que causam uma interpretação muitas vezes equivocada sobre seu papel no nosso cotidiano.

Às vezes, as pessoas demoram para tomar alguma atitude diante de problemas que estão enfrentando porque imaginam que mudar é uma escolha, ou seja, elas podem ou não querer fazer isso. Só que essa interpretação está errada, pois todos nós temos que mudar com frequência ao longo de nossas vidas, o que fica evidente quando observamos que as crises pelas quais passamos tornam isso possível. O mundo ao nosso redor está constantemente provocando a necessidade por mudança. Basta lembrar de alguns momentos pelos quais passamos, quando, por exemplo, os filhos vão embora de nossas casas, o casamento começa a entrar em crise ou a empresa na qual você trabalha tem diversos problemas. Viver estas situações nos fazem mudar, quer queiramos ou não. Muitos de nós se entregam à mercê de eventos externos, sobre os quais não temos controle. O filho querer sair de casa, problemas de relacionamento no casamento ou fatores externos que afetam a economia da empresa, são exemplos de situações sobre as quais podemos, de fato, não ter controle. Existem muitos momentos como estes que fogem ao nosso controle e afetam diretamente nosso estado emocional, dificultando ainda mais a busca por uma solução. Mas o que muitos esquecem, ou mesmo não sabem, é que podemos assumir o controle de nossas emoções, pois sobre elas nós temos controle. É por isso que a gente sempre pode mudar. Charles Chaplin (Figura 8.1), o brilhante ator, diretor, produtor, roteirista, empresário, músico e humorista inglês, já dizia: "Cada segundo é tempo para mudar tudo para sempre." Muitas vezes até temos consciência de que determinada mudança é necessária, mas alguns tipos de comportamento nos impedem de fazer o que é preciso, como, por exemplo, a procrastinação, que representa aquele famoso adiamento de uma situação que sabemos que tem que ser resolvida, mas por alguma razão não fazemos nada a respeito.

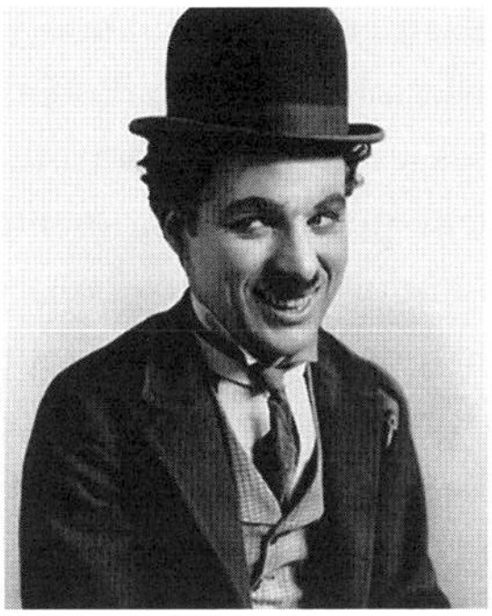

Figura 8.1: Charles Chaplin (1889-1977).[1]

Podemos dizer, considerando a questão que estamos expondo, que não existem coisas quentes, da mesma maneira que não existem coisas frias. Também não existem pessoas boas ou más. O correto seria dizer: "as coisas estão quentes", "estão frias" ou "as pessoas estão fazendo coisas boas", "estão fazendo coisas ruins". Isso é uma verdade, mesmo porque, como dizia Heráclito de Éfeso, citado no capítulo 6, "tudo pode mudar". A programação neurolinguística nos mostrou que as pessoas que desejavam mudar ou conquistar alguma coisa realmente não sabiam o que fazer para conseguir o que queriam. Só sabiam que conseguiriam! Por vezes ficamos onde estamos porque achamos que não temos nada que nos ajude em um processo de mudança, porém a verdade é que podemos começar ou recomeçar do nada, pois, se estivermos convictos do que queremos, uma possibilidade acabará surgindo. Existe uma metáfora interessante sobre esse processo de conquista, relacionado a uma viagem de carro. Pense como se você estivesse dirigindo durante a noite. Sabemos que um farol convencional de um carro consegue iluminar em torno de 100 metros a sua frente. Mas deste jeito, de 100 em 100 metros, é possível dirigir a noite toda até chegar ao seu destino, e você consegue isso porque só precisa ver os 100 próximos metros a sua frente.

Portanto, quando acreditamos que os próximos 100 metros chegarão, nossas vidas continuarão desenrolando e nos levando para aonde queremos chegar. Sua vida não muda quando seu chefe muda, quando sua empresa muda, quando sua esposa ou marido mudam ou quando seu professor muda. Sua vida muda quando você muda, pois você é o único responsável por ela. É comum vermos pessoas mudando de chefes, de trabalho ou de empresas, porque não estão conseguindo os resultados que desejam. Mas esse tipo de mudança não é a única alternativa, pois, se queremos ser bem-sucedidos onde estamos, temos a opção de mudar a relação que temos com as pessoas. Cabe lembrar aqui de uma famosa frase de Antony Robbins: "Se continuar fazendo o que sempre fez, você continuará obtendo o que sempre obteve."

---

1 Fonte: https://pt.wikipedia.org/wiki/Ficheiro:Charlie_Chaplin.jpg

8.2. O PAPEL DO PENSAMENTO FLEXÍVEL

Sabemos que o pensamento é uma atividade inerente ao ser humano, sendo um processo vital e uma das características que o separa dos demais animais, mas às vezes ficamos confusos e temos dificuldade em controlar nossos pensamentos. E, quando isso acontece, acaba afetando nossas percepções e, consequentemente, nossa interpretação da realidade. Nestas condições, não temos certeza se nossos pensamentos estão nos levando a um caminho bom ou ruim, entretanto são nessas horas que é bom lembrar que ainda bem que temos sentimentos, porque através deles conseguimos perceber melhor o que estamos pensando. Todos nós conseguimos diferenciar quando estamos tendo sentimentos bons ou ruins. Quando nos sentimos culpados por alguma coisa, ressentidos, com raiva ou depressão, percebemos que ficamos fracos e sem poderes. Por outro lado, felizmente vivemos momentos relacionados a boas emoções e sentimentos, quando demonstramos gratidão, entusiasmo, alegria e amor. Acredito que a maioria de nós já pôde perceber, em alguns momentos de nossa vida, que quando celebramos um sentimento bom acabamos atraindo mais sentimentos bons e, consequentemente, mais coisas que nos fazem sentir bem.

É importante deixar claro que, independentemente do que esteja pensando ou sentindo hoje, você está criando o seu futuro, bem como influenciando o futuro de seus filhos e alunos. Seus pensamentos e sentimentos determinam quem você é ou será. A boa notícia é que não importa o que determinados pensamentos fizeram ou estão fazendo com a sua vida, e a de seus filhos ou alunos: Isso pode ser desfeito! Ao dominar nossos pensamentos, criamos nossa própria realidade. E é aí que reside um dos nossos maiores poderes. Temos que exercitar a nossa flexibilidade de pensamento, nos permitindo enxergar coisas além das nossas próprias ideias ou das nossas próprias crenças. Quando fazemos isso, passamos a ressignificar as nossas experiências. Essa flexibilidade mental pode ser obtida e exercitada a partir do momento em que passamos a enxergar novos pontos de vista, procurando entender as pessoas que pensam de forma diferente. Sabemos que quanto mais tivermos a capacidade de nos adaptarmos a situações adversas, mais flexíveis seremos e mais rápido alcançaremos nossos objetivos e nossa felicidade. É extremamente importante compreendermos que ter um pensamento flexível é estar aberto ao aprendizado. Se fecharmos a nossa mente, consequentemente deixamos de aprender. Então, se o sentimento está relacionado ao que estamos pensando, se conseguirmos controlar melhor nossos pensamentos, passaremos a nos sentir melhor e fazer escolhas mais assertivas. As escolhas, como veremos a seguir, também têm um importante papel quando desejamos efetivamente mudar para melhor.

8.3. ESCOLHAS

É fácil notar que as pessoas sempre carregam em si o bem, o mal e suas escolhas. Igualmente perceptível é saber quais foram as escolhas que as pessoas fizeram por meio da observação das suas atitudes. É bom lembrar que as atitudes que nós temos no presente são as que determinarão como seremos vistos ou lembrados no futuro. Se refletirmos sobre nosso comportamento cotidiano, podemos perceber que pode ser que estejamos fazendo coisas que não são muito boas ou mesmo erradas. E, por estarmos agindo assim, acabamos pensando que no futuro seremos condenados por nossa família, pelos nossos amigos, pela sociedade e, principalmente, por nós mesmos. No entanto, o que fazemos com nossas vidas pode ser comparado, em certo aspecto, a quando arremessamos uma moeda em um jogo de cara ou coroa. Todo mundo sabe que a moeda tem apenas dois lados, mas nem por isso deixa de ser a mesma moeda. Fazendo uma analogia, o mesmo ocorre com nossas vidas, que por sua vez também tem dois lados: um bom e um ruim. Portanto, do mesmo jeito que não conseguimos ver os dois lados de uma moeda ao mesmo tempo, também não conseguimos ver esses dois lados de nossa vida simultaneamente, pois acabamos expondo um lado de cada vez. E é através desta pequena metáfora que está a possibilidade de escolha que todos nós temos, pois nós somos capazes de escolher que lado "da moeda" queremos mostrar, o bom ou o ruim.

Existe uma famosa história que envolve dois irmãos, que vou contar em uma versão por mim adaptada, pois o que importa é a mensagem que ela carrega. Esses irmãos cresceram em uma família sem recursos, desestruturada, com um pai alcóolatra que um dia foi preso por se envolver em um assassinato durante um assalto. Os dois irmãos, que viviam sob o mesmo teto e passaram pelas mesmas experiências tristes e dolorosas envolvendo seu pai, acabaram seguindo dois caminhos bem diferentes. Um deles, considerando o cenário em que vivia e a sua restrita visão de mundo, também acabou entrando no mundo do crime, e um dia foi pego pelos crimes que cometia e também terminou na cadeia. O outro irmão, apesar das adversidades vividas, seguiu em frente, estudou e conseguiu um prestigiado emprego em uma empresa, constituindo inclusive uma bela família. Essas distintas trajetórias de vida chamavam muita atenção das pessoas que se perguntavam, principalmente, o que levou um dos filhos a obter sucesso tendo crescido em um ambiente desfavorável. Assim, um dia decidiram perguntar para os dois irmãos, sem que eles soubessem que a pergunta estava sendo feita para o outro. Foram até a cadeia perguntar para um deles, bem como na empresa perguntar para o outro. Fizeram uma única pergunta a ambos: "Por que sua vida seguiu esse caminho?" E, por incrível que pareça, os dois irmãos deram a mesma resposta: "O que mais eu poderia fazer, tendo crescido com um pai assim?"

Muitas pessoas costumam justificar o porquê continuam a fazer sempre as mesmas coisas, atribuindo a culpa ao ambiente em que estão inseridas ou aos eventos que aconteceram em suas vidas. Só que no fundo sabem que nunca foi "culpa" do ambiente desafiador ou dos eventos infelizes, mas do significado que damos a essas situações que experimentamos, ou seja, a maneira pela qual vamos interpretá-las. O escritor, político e aristocrata britânico Benjamin Disraeli (Figura 8.2), o conde de Beaconsfield, foi o primeiro ministro do Reino Unido em duas ocasiões, além de ter sido um dos principais responsáveis pela política de defesa das classes trabalhadoras e pelo desenvolvimento da democracia na Grã-Bretanha. Disraeli dizia uma frase que está diretamente relacionada ao que aconteceu com os dois irmãos, personagens da história que acabamos de contar. Ele disse, um dia: "O homem não é a criatura das circunstâncias; as circunstâncias é que são criaturas do homem."

Qual é a mensagem que está por detrás desta frase? Ela quer dizer que não adianta culpar as circunstâncias que vivemos pelos resultados que obtemos. Quem decide sobre como elas se darão somos nós mesmos, a partir do momento em que fizermos as escolhas certas para mudar. Muitas pessoas se sentem aprisionadas por elas, mas temos que compreender que não importa quais são as circunstâncias que estamos vivendo agora, pois elas representam apenas a sua realidade atual. Sendo assim, essa realidade pode começar a mudar a qualquer momento, a partir de agora, por exemplo, como resultado de você estar lendo estas palavras. Temos que perceber que, quando quisermos mudar nossas circunstâncias, devemos mudar o que estamos pensando a respeito delas. As ferramentas da programação neurolinguística ajudam a despertar essas percepções, potencializando, ao mesmo tempo, a motivação necessária para mudarmos de estado e atingir nossos objetivos.

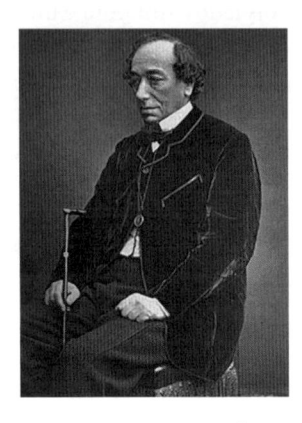

Figura 8.2: Benjamin Disraeli (1804-1872).[2]

Outro famoso exemplo de escolha e superação foi vivido pela canadense Hulda Hoehn Crooks (1896-1997). Ela nasceu em uma zona rural de Saskatchewan, que é uma província localizada no centro-oeste do Canadá, tendo passado a infância ajudando nas tarefas da família e atividades do campo. A partir de sua juventude, começou a sofrer de anemia e se sentia cansada quase o tempo todo. Mais tarde, ela se casou e só após os 54 anos seu marido começou a incentivá-la a exercitar os músculos, subindo colinas e até algumas montanhas. A partir do momento em que começou a sentir o bem-estar proporcionado por essas atividades, continuou com essa prática até que, já viúva e aos sessenta e seis anos de idade, escalou o monte Whitney, com 4.421 metros de altura, situado nos limites dos condados californianos de Inyo e Tulare, nos Estados Unidos. Nesta época, recebeu o apelido carinhoso de vovó Whitney, e continuou escalando montanhas e fazendo longas caminhadas durante os próximos vinte e cinco anos. Em 1987, quando tinha 91 anos, ela se tornou a mulher mais idosa a completar a subida do Monte Fuji, no Japão. Hulda Crooks poderia ter escolhido um caminho diferente e mais comum de ser observado em uma pessoa idosa. Ela poderia considerar o fato do seu corpo estar envelhecendo após décadas de existência e optar por ficar a maior parte do tempo em casa, olhando para a janela, vendo televisão ou fazendo tricô, aguardando sua vida cada vez mais se aproximar do fim. Mas escolheu ter outra interpretação sobre sua realidade.

---

[2] Fonte: https://pt.wikipedia.org/wiki/Ficheiro:Benjamin_Disraeli_by_W%26D_Downey,_c1878.jpg

Portanto, como nos ensina a programação neurolinguística, o modo pelo qual as pessoas pensam a respeito de uma determinada coisa faz uma diferença enorme na maneira pela qual elas irão vivenciá-la. É importante lembrar que ao observarmos a natureza perceberemos que as coisas mudam naturalmente (perdão pelo trocadilho). Para perceber, basta observar, por exemplo, as águas de um rio que nascem no alto de uma montanha e vão se adaptando ao percurso, às pedras que encontram pelo caminho, contornando vales, até vencerem todo um sinuoso caminho e chegarem ao mar. Já as pessoas precisam fazer algumas escolhas para mudar, sendo que essas escolhas devem surgir do desejo de se tornar amanhã alguém diferente do que éramos ontem. É por isso que precisamos de uma oportunidade que nos faça refletir e parar para pensar em algumas questões que normalmente "não temos tempo", tais como sobre quem somos, o que fizemos e o que estamos fazendo. Esta oportunidade pode ser obtida através do estudo da programação neurolinguística, como observado ao longo deste livro.

8.4. CRIANDO ESTRATÉGIAS PARA SERMOS MAIS FELIZES

Experimentamos a felicidade quando nossa consciência está plenamente satisfeita, quando estamos em equilíbrio físico e psíquico, trazendo um bem-estar espiritual ou paz interior. O filósofo grego Aristóteles escreveu uma importante obra intitulada *Ética a Nicômaco*, no qual debate assuntos referentes à moral e ao caráter. Neste trabalho, ele define a felicidade como sendo "o maior bem desejado pelos homens... e o fim das ações humanas". Podemos afirmar, sob o ponto de vista da PNL, que os maiores problemas que temos para conquistar a tão almejada felicidade estão relacionados ao comportamento das pessoas e à maneira pela qual encaramos as dificuldades, considerando nossos sistemas de crença. Cada um de nós têm uma visão de mundo única e isso acontece porque ninguém na face da Terra teve a mesma experiência de vida que outros tiveram. As experiências pelas quais passamos, nossas vitórias, nossas derrotas, o modo com que experimentamos a convivência social, e as lições que aprendemos observando como as pessoas se comportam, nos fizeram acreditar em coisas. Essas coisas, que fazem parte do que chamamos de sistema de crenças, é que determinarão qual será nosso comportamento perante as dificuldades que certamente encontraremos em qualquer caminho que decidirmos tomar.

Vou convidar o leitor agora a pensar no que estava acontecendo em sua vida há dez anos. Você lembra onde você estava nesta época? Como você era? Consegue descrever quem eram seus amigos? Faça um pouco mais de esforço e tente lembrar também quais eram as suas esperanças e sonhos. Se alguém que conviveu com você naquela época te perguntasse: "Aonde você quer estar daqui a dez anos?", o que você responderia? Você se encontra neste lugar atualmente? A maioria de nós tem a sensação de que uma década passa bem depressa, não é mesmo? Isso nos convida a pensar sobre o que nos levou a fazer o que fizemos durante este período. Naquela época, dez anos atrás, nós sabíamos o que deveria ter sido feito para alcançarmos nossos objetivos? Esses questionamentos foram provocados para chamar a atenção para perguntas que são muito mais importantes do que essas, porque independentemente do que aconteceu durante esse período, o que deveríamos estar nos perguntando agora é: "Como vou viver os próximos dez anos da minha vida?", "como vou me posicionar de agora em diante, no que diz respeito ao meu comportamento com meus filhos ou alunos, bem como em outras áreas da minha vida?" Às vezes, nos esquecemos de que os próximos dez anos passarão... e você estará lá! As grandes perguntas são: "Aonde você estará?", "quem você terá se tornado?", "como você estará vivendo?" Quando pensamos nestas questões pode ser que sejamos acometidos de um desconforto causado por coisas que gostaríamos de ter feito e não fizemos.

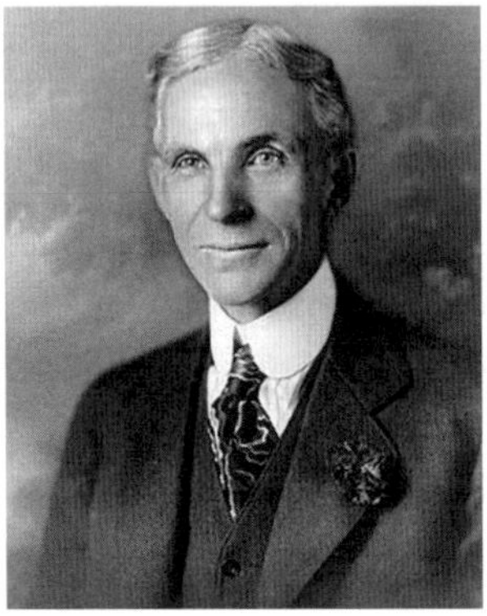

Figura 8.3: Henry Ford (1863-1947).[3]

Uma explicação para a frustração que ocorre quando não obtemos o resultado que queríamos pode estar na falta de estratégia. A melhora dos nossos resultados não depende da quantidade de conhecimento que acumulamos ao longo de nossas vidas. Depende, diretamente, de quanto desse conhecimento se transformou em atitude. As pessoas de sucesso colocam o máximo de atitude em alguma quantidade de conhecimento que elas possuem. Por outro lado, também observamos muitas pessoas que têm um elevado nível de informação não conseguirem sair do mesmo lugar que estão há anos. Através do estudo da programação neurolinguística podemos redirecionar as nossas vidas para a obtenção do que desejamos. A PNL nos explica que nossas atitudes, ou a falta delas, são influenciadas pelos nossos sistemas de crenças, estudados no capítulo 3. Neste contexto, algumas perguntas pertinentes poderiam ser feitas, tais como: "Você acredita que pode ou não pode fazer determinada coisa?", "você acredita que é capaz ou não?", "você acredita que determinada coisa é possível ou impossível de ser feita?" ou "você acredita que merece ou não merece conquistar determinada coisa?" Como pudemos observar, a PNL nos ensina a fazer perguntas simples e poderosas, mas que normalmente disparam sentimentos como medos, dúvidas, emoções e conflitos. Como aprendemos anteriormente, as crenças representam uma estrutura importante do nosso comportamento, porque são elas que basicamente nos guiam pela vida. Elas podem nos fazer evoluir, avançar, ou seja, nos fazem querer chegar a algum lugar para atingir determinado propósito que é importante para nossa vida. E também recebem a denominação de crenças possibilitadoras. Por outro lado, nossas crenças também podem nos fazer parar, desistir ou hesitar, que são as crenças limitadoras. O mais importante de relembrar agora é que, se estivermos acreditando

---

3 Fonte: https://pt.wikipedia.org/wiki/Ficheiro:Henry_ford_1919.jpg

em alguma coisa positiva ou negativa, o nosso comportamento será congruente com essa crença. O próprio empreendedor norte-americano Henry Ford (Figura 8.3), famoso fundador da Ford Motor Company e criador da linha de montagem em série, dizia uma frase interessante que condiz com essas percepções: "Se você pensa que pode, ou pensa que não pode, de qualquer forma você está certo."

Quando passamos a refletir sobre nossas possibilidades de escolha, acabamos remetendo ao conceito de livre-arbítrio, que representa a capacidade de escolha realizada de maneira autônoma, através da vontade dos seres humanos. Convém lembrar que o livre-arbítrio também é citado sob o ponto de vista de crenças religiosas, quando defendem a ideia de que temos o poder de decidir nossas ações e pensamentos segundo nosso próprio desejo, crenças ou valores. Se pararmos para pensar, pessoas bem-sucedidas estão constantemente exercitando seu livre-arbítrio e, consequentemente, mudando o tempo todo, sempre para melhor. Quem possui esse perfil é capaz de realizar mudanças efetivamente transformadoras, de caráter evolutivo. Acho que todos nós já nos deparamos com pessoas assim, sempre produtivas, felizes e altamente realizadoras. A importante característica deste reduzido grupo é a capacidade que eles têm de agregar os outros, aumentando suas escolhas. Isso ocorre porque as mudanças que elas conseguiram provocar em si mesmas foram tão significativas que acabaram "contagiando" outras pessoas.

8.5. CONSIDERAÇÕES FINAIS

Gostaria de finalizar com algumas questões que direciono principalmente aos pais e professores que estão lendo este livro. Todos nós, indistintamente, enfrentamos problemas, quer seja com nossos filhos ou com nossos alunos. Quando pensamos nas adversidades que estamos enfrentando, uma boa conduta é perguntar a nós mesmos se temos refletido e pensado como, efetivamente, vamos resolvê-las. O que estaria causando-as? Elas existem por qual motivo? Falta algo? Alguma coisa está incomodando? O comportamento que temos é inadequado? O problema é nosso, mas quem mais pertence a ele? Como essas pessoas estão sendo impactadas por ele? Será que este problema está causando algum tipo de desarmonia ou motivação? Será que nossos filhos ou alunos não estão preocupados com isso tudo? O que estamos fazendo para resolvê-lo? Será que esses problemas estão sendo, de fato, resolvidos ou apenas estamos mascarando para que outras pessoas (ou nós mesmos) acreditem que sim? São tantas perguntas! Será que conseguimos responder a todas elas? Diante desses desafios, todos nós acabamos despertando medos, inseguranças e dificuldades semelhantes. Por isso é que muitos de nós não conseguimos ser mais assertivos diante dos problemas inerentes a nossa carreira docente ou como pai e mãe.

Ao analisar as causas de nosso fracasso em resolver problemas ou responder perguntas dessa natureza, pode ser que nos deparemos com um comportamento muito encontrado, onde usamos desculpas para justificar o motivo pelo qual não avançamos com nossas dificuldades. E elas são muitas e variadas, como, por exemplo: "não tenho tempo", "isso é muito difícil", "eu não consigo", "eu não posso", entre muitos outros impedimentos. Será que você, leitor, algum dia já usou alguma justificativa dessas? É possível que ao pensar que sua realidade não é diferente deste cenário que estamos apresentando, pode motivá-lo a pensar: "estou cansado de dar desculpas", "estou cansado de desistir do sonho que tenho de ser um bom pai, mãe ou professor" ou mesmo: "estou cansado de não ter a vida que queria ter". Independentemente das dificuldades que temos, uma coisa é certa: todos nós estamos dispostos a lutar por nossos sonhos. É verdade que muitas vezes não sabemos por qual caminho seguir, mas através das percepções apresentadas durante este livro, aliado às melhores estratégias, atitudes e comportamentos, seremos direcionados às nossas realizações. Eu sei, e posso dizer isso com conhecimento de causa, que tanto pais quanto professores passam por momentos difíceis. Mas, diante dessas situações, uma coisa não pode ser esquecida: esses momentos não vieram para ficar. Então devemos estabelecer o melhor plano de ação diante da dificuldade que estamos tendo com nossos filhos ou alunos. No entanto, não basta definir que ações são necessárias, devemos nos manter nelas e persistir. É extremamente importante estarmos dispostos a falhar e seguir adiante, sem desistir por mais difícil que pareça ser.

Às vezes, tanto em casa quanto na escola, a vida parece nos derrubar. Mas, apesar de estarmos "caídos", não estamos derrotados. É verdade que quando a vida nos derruba muitas vezes sentimos que não temos força para nos reerguer. São nesses momentos que, algumas vezes, acabamos fingindo para outras pessoas que está tudo bem, quando sabemos que na verdade não está. Só depois que voltamos para nossas casas, na calada da noite, quando nos deitamos em nossas camas sem ninguém estar olhando é que o medo aparece. Isso ocorre porque ali não precisamos impressionar ninguém. Este medo está aí porque talvez não saibamos o que acontecerá no futuro, e isso nos amedronta. Pode ser também que estejamos preocupados com o que nossos filhos ou alunos estão pensando de nós. Em muitos casos, só este medo já é capaz de nos paralisar. Nesses momentos, onde devemos nos amparar para, com coragem, nos levantarmos do chão e recomeçarmos quantas vezes for necessário? A resposta está na razão pela qual você decidiu ser pai, mãe ou professor. Pense naquelas razões, as suas razões, que te motivaram lá no passado a optar pela formação de uma família ou pela carreira docente. São elas que farão com que você siga em frente quando achar que não consegue. Eu sei que todos nós estamos cansados e que nossa mente frequentemente está dizendo para desistirmos, para largar esta luta e deixar como está. Mas lá no fundo todos nós sabemos que se desistirmos de resolver nossos problemas, se falharmos e nos mantivermos prostrados no chão, pode ser que não seja possível nos reerguermos no futuro. Então precisamos acreditar e continuar tentando.

Em muitos momentos de nossas vidas podemos ter condutas autossabotadoras ao repetirmos frases do tipo: "eu não consigo", "eu não sirvo para isso", "nada dá certo na minha vida" ou "nada pode mudar". Quando fazemos isso, acabamos reforçando nossas crenças limitadoras porque esse tipo de pergunta, dentro de nossas mentes, faz parte de um conjunto de recordações viciadas, que quando acessadas frequentemente reforçam nossas crenças limitadoras. O curioso é que, se pararmos para pensar, não temos evidência ou nada que comprove que ela realmente é assim. Quando não conseguimos êxito ao longo de nossas vidas, pode ser uma convicção desenvolvida que diz que por essa razão somos incompetentes. Se passarmos a acreditar realmente nisso, podemos de fato nos desmotivar e dizer a nós mesmos: "Por que tentar se não terei êxito mesmo?" Neste momento, me vem a recordação do tempo em que eu estava no ensino primário. Naquele tempo, muitas vezes eu pensava que eu não aprendia tão rápido quanto os outros alunos. Só que hoje consigo enxergar que, a percepção que uma criança teve sobre essa questão não levava em consideração o fato de que outras crianças podiam estar aprendendo mais rápido simplesmente porque estavam usando uma estratégia de aprendizado diferente. Sem ter ciência desta possibilidade, a criança que está com alguma dificuldade pode se considerar incapaz de aprender. O mesmo, evidentemente, também pode ocorrer com os adultos.

Acredito que tanto pais quanto professores sabem o que querem e isso já é um ótimo começo. Mas não basta ter uma percepção de nossas limitações ou ter um objetivo bem estabelecido, precisamos ter coragem para dizer não para algumas coisas e sim para outras que valem a pena. Nós temos que alimentar todos os dias o desejo para a realização de nossos sonhos. É por isso que nossa parte sonhadora tem que estar muito forte para que nossa parte realizadora também se fortaleça. Pessoas felizes e confiantes andam de cabeça erguida, olham todos nos olhos e demonstram ter emoções suaves e constantes. São pessoas que falam positivamente e sorriem com muita frequência. Não podemos esquecer que normalmente não vemos as coisas como elas são, mas como nós somos. Se queremos mudar o olhar que temos sobre nossos filhos e alunos, devemos antes mudar de olhar. Portanto, quando nossos resultados de vida não estão satisfatórios ou não são os mais felizes, significa que é tempo de rever nosso foco, tomando novas decisões sobre onde queremos colocar nossa atenção, energia e interesse.

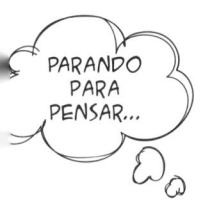

PARANDO PARA PENSAR...

"O dia está na minha frente esperando para ser o que eu quiser. E aqui estou eu, o escultor que pode lhe dar forma. Tudo depende só de mim."

Charles Chaplin – Ator, diretor, produtor, roteirista e humorista inglês (1889-1977).

REFERÊNCIAS BIBLIOGRÁFICAS

ABREU, C. N. *Psicologia do Cotidiano – Como Vivemos, Pensamos e nos Relacionamos Hoje*. Porto Alegre: Artmed, 2016. p. 328.

ALTFELD, J. *Developing NLP Calibration Skills - Critical NLP Skill!* 2002. Disponível em: <http://www.altfeld.com/mastery/geninfo/nlp-calibration-skills.html> Acesso em: 5 mar. 2019.

____. *Better Memory Skills with NLP Sorting Patterns*. Disponível em: <http://www.altfeld.com/blog/better-memory-skills.html> Acesso em: 5 mar. 2019.

ANDREAS, C. *Aligning Perceptual Positions: A New Distinction in NLP*. Anchor Point Magazine, 1991. v. 5, n. 2.

ANDREAS, S. *Modelando com PNL*. Disponível em: <https://golfinho.com.br/artigo/modelando-com-pnl.htm> Acesso em: 19 mar. 2019.

ARAÚJO, D. *Programação Neurolinguística Aplicada ao Aprendizado*. Ebook Kindle, Edi Haline Rosa, ASIN: B01MSZ3F5G.

AZEVEDO, R. M. *O Discurso Terapêutico de Milton Erickson: Uma Análise à luz dos Padrões da Programação Neurolinguística*. 2012. Tese (Doutorado em Psicologia) — Universidade de São Paulo, São Paulo.

BANDLER, R. GRINDER, J. *A Estrutura da Magia – Um Livro Sobre Linguagem e Terapia*. 1. ed. LTC, 1982. 272 p.

BLACKERBY, Don A. *Rediscover the Joy of Learning*. 1. ed. Success Skills, 1996. 196 p.

BOLSTAD, R.; HAMBLET, M. *Evitando a Violência nas Escolas: Uma Solução Baseada na PNL*. Disponível em: <https://golfinho.com.br/artigo/evitando-a-violencia-nas-escolas-uma-solucao-baseada-na-pnl.htm> Acesso em: 22 fev. 2019.

____. *Calming Down: NLP and the Treatment of Anxiety*. Disponível em: <http://www.transformations.net.nz/trancescript/nlp-and-the-treatment-of-anxiety.html> Acesso em: 22 fev. 2019.

BRADWAY, L. *Ensinando às Crianças a Serem Pacificadoras*. 2004. Disponível em: <https://golfinho.com.br/artigo/ensinando-as-criancas-a-serem-pacificadoras.htm> Acesso em: 11 nov. 2019.

BRIGGS, D. C. *Criança feliz: o Desenvolvimento da Autoconfiança*. 1. ed. São Paulo: Martins Fontes, 1986. 211 p.

CARVALHO, L. F. *Guia Prático de Programação Neurolinguística PNL: Como Usar Técnicas de Programação Neurolinguística para Alcançar seus Objetivos*. Ebook Kindle, ASIN: B00H29VXXK.

COMBES, F. *Aphantasia and Dislexya – No "Mind's Eye" for Visualization*. Disponível em: < http://www.positivehealth.com/article/nlp/aphantasia-and-dyslexia-no-mind-s-eye-for-visualization> Acesso em: 6 nov. 2019.

CONNOLLY, R. *NLP and "Anchor Hunting"*. 2013. Disponível em: <https://nlp-now.co.uk/negative-anchor-hunting/> Acesso em: 7 fev. 2019.

COSTA, M. H. S. G. *O medo e o Desenvolvimento Humano: Uma Proposta de Educação de Adultos desde a Inter-relação, Criatividade e Motricidade Humana para uma Vida "Serena, Útil e Corajosa"*. 2008. Tese (Doutorado) — Universidade de Trás-os-Montes e Alto Douro, Vila Real, Portugal.

DAVID, C. M., et al. Desafios contemporâneos da educação. São Paulo: UNESP, 2015. São Paulo: Cultura Acadêmica, 2015. *Desafios Contemporâneos Collection*, 370 p.

DEAN, J. *How To Enhance Learning: Even of Things You Are Not Interested In*. Disponível em: < https://www.spring.org.uk/2014/10/how-to-enhance-learning-even-of-things-you-are-not-interested-in.php> Acesso em: 6 nov. 2019.

DILTS, R. *Modeling*. 1998. Disponível em: < http://www.nlpu.com/Articles/artic19.htm> Acesso em: 19 març. 2019.

ELLERTON, R. *The Structure of Reality*. Disponível em: <http://www.renewal.ca/nlp4.htm> Acesso em: 5 fev. 2019.

____. *Providing Feedback*. 2012. Disponível em: <http://www.renewal.ca/nlp56.html> Acesso em: 12 mar. 2019.

____. 2004. *Perceptual Positions*. 2004. Disponível em: <http://www.renewal.ca/nlp16.htm> Acesso em: 12 mar. 2019.

____. *NLP Metaprograms, Part I*. 2004. Disponível em: <http://www.renewal.ca/nlp17.htm> Acesso em: 12 mar. 2019.

____ *NLP Metaprograms, Part II*. 2004. Disponível em: <http://www.renewal.ca/nlp18.htm> Acesso em: 12 mar. 2019.

____. *NLP Communication Model, Part I*. 2003. Disponível em: <http://www.renewal.ca/nlp2.htm> Acesso em: 12 mar. 2019.

____. *NLP Communication Model, Part II*. 2003. Disponível em: <http://www.renewal.ca/nlp3.htm> Acesso em: 12 mar. 2019.

FEVORINI, L. B. *O Envolvimento dos Pais na Educação Escolar dos Filhos: Um Estudo Exploratório*. 2009. Tese (Doutorado em Psicologia) — Universidade de São Paulo, São Paulo.

FRANÇA, E. E. *Sistemas de Representação Mental e Estilos de Aprendizagem, na Recuperação dos Alunos*. 2010. Disponível em: <http://download.golfinho.com.br/downloads/estilosdeaprendizagem.pdf> Acesso em: 8 mar. 2019.

GALVÃO, D. C. B. *A Programação Neurolinguística como Instrumento para a Formação Extensionista*. 2009. Dissertação (Mestrado em Engenharia Agrícola) — Universidade Estadual de Campinas, Campinas.

HERMANN, W. *Domesticando o Dragão*. São Paulo: W. Hermann, 1999. 241p.

____. *Hipnose Aplicada à Educação*. Disponível em: < https://golfinho.com.br/artigo/hipnose-aplicada-a-educacao.htm> Acesso em: 15 mar. 2019.

JAMES, L. The Application of Metaprograms in the Classroom. *Rapport, Journal of the Association for NLP*. n. 37, 1997.

JAMES, M. B. *Decisions, Decisions, Decisions*. 2016. Disponível em: <http://www.drmatt.com/2015/11/18/decisions/> Acesso em: 26 fev. 2019.

LAWLEY, J.; TOMPKINS, P. *Learning Metaphors*. 2000. Disponível em: <https://www.cleanlanguage.co.uk/LearningMetaphors.html> Acesso em: 17 mar. 2019.

LAZARUS J. *Overcoming Limiting Beliefs*. Disponível em: <https://www.thelazarus.com/overcoming-limiting-beliefs/> Acesso em: 11 abr. 2019.

LORENA, A. L. F.; PINHO, M. L. C. A contribuição da programação neurolinguística para o exercício da docência no ensino universitário. In: COLÓQUIO INTERNACIONAL DE GESTÃO UNIVERSITÁRIA – CIGU, 15., 2015, Mar Del Plata, Argentina.

NJAINE, K. *Violência na Mídia e seu Impacto na Vida dos Adolescentes: Reflexos e Propostas de Prevenção sob a Ótica da Saúde Pública*. 2004. Tese (Doutorado) — Escola Nacional de Saúde Pública, Rio de Janeiro.

O'CONNOR, J.; SEYMOUR, J. *Treinando com a PNL: Recursos para Administradores, Instrutores e Comunicadores*. 3. ed. São Paulo: Summus, 1996. 268 p.

____. *Introdução à Programação Neurolinguística*. 7 Ed. São Paulo: Summus, 1995. 232 p.

OPHIR, E.; NASS, C.; WAGNER, A. D. Cognitive control in media multitaskers. *Proceedings of the National Academy of Sciences*. v. 106, n. 37, 2009.

PAGANINI, E. L. Superando (in)seguranças no início de carreira docente. In: ANPED SUL – SEMINÁRIO DE PESQUISA EM EDUCAÇÃO NA REGIÃO SUL, 9., 2012.

PASSOS, J. *Professor Mediador e a Neurolinguística na Sala de Aula*. 1. ed. Curitiba: Appris, 2016. 255 p.

____; MATOS, E.L.M. Formação de professores e as contribuições da PNL integradas às TIC numa dimensão humanista na sala de aula. In: CONGRESSO NACIONAL DE EDUCAÇÃO – EDUCERE, 9., Encontro Sul Brasileiro de Psicopedagogia, 3., 2009, PUCPR.

PRADO, A. et al. *PNL para Professores: Profissionais de PNL Abordagem Dicas e Estratégias para uma Aula Dinâmica com Foco na Comunicação Eficaz e Alta Performance do Aluno*. 1. ed. São Paulo: Leader, 2014. 191 p.

READY, R.; BURTON. K. *Programação Neurolinguística para Leigos*. 2. ed. Rio de Janeiro: Alta Books, 2016. 416 p.

REZENDE, M. R. K. F. *A Neurociência e o Ensino-aprendizagem em Ciências: um Diálogo Necessário*. 2008. Dissertação (Mestrado) — Universidade do Estado do Amazonas.

ROBBINS, A. *Desperte seu Gigante Interior*. 26. ed. Rio de Janeiro: BestSeller, 2015. 637 p.

SANTOS, A. A. Psicologia e coaching como agentes de mudanças no ambiente organizacional. In: CONGRESSO INTERNACIONAL DE INVESTIGACIÓN Y PRÁCTICA PROFESIONAL EN PSICOLOGÍA, 5. XX JORNADAS DE INVESTIGACIÓN NOVENO ENCUENTRO DE INVESTIGADORES EN PSICOLOGÍA DEL MERCOSUR, 2013. Facultad de Psicología Universidad de Buenos Aires, Buenos Aires.

SIGMAN, M. *A Vida Secreta da Mente*, 1. ed. Rio de Janeiro: Objetiva, 2017. 283 p.

TOMPKINS, P.; LAWLEY, J. *Rapport The Magic Ingredient Part I*. 1994. Disponível em: <https://cleanlanguage.co.uk/articles/articles/112/1/Rapport-The-Magic-Ingredient/Page1.html> Acesso em: 15 mar. 2019.

_____. *Rapport – the magic ingredient Part II*. 1994. Disponível em: <https://cleanlanguage.co.uk/articles/articles/112/2/Rapport-The-Magic-Ingredient/Page2.html> Acesso em: 15 mar. 2019.

ÍNDICE

A

Alunos, 204
    Auditivos, 205
    Cinestésicos, 205
    Visuais, 204
Âncora, 93, 154
    negativa, 154
Ancoragem, 93
Aprendizagem
    cognitiva, 219
    colaborativa, 219
    emocional, 18
    motora, 51
Autoancoragem, 155
Autoaprendizado, 44
Autoconhecimento, 57, 85, 148
Autodesenvolvimento, 57, 79
Autoestima, 167
Auto-hipnose, 105
Autoperdão, 44
Autorrealização, 87

B

Behaviorismo, 76, 92

C

Calibragem, 131, 199
Canais sensoriais, 123
Centros de treinamento de habilidades, 8
Coaching, 215
    educacional, 15, 217
Comportamentalismo, 92
Comportamentos disruptivos, 40
Conexão neural, 54

Consciente, 187
    competente, 187
    incompetente, 187
Crenças, 62
    limitadoras, 62, 81, 230
    possibilitadoras, 62, 81, 182, 230

D

Desenvolvimento cognitivo, 115
Didática, 142
Distorção cognitiva, 54

E

Educação, 213
    emocional, 19, 22
    formal, 10, 22, 57, 213
    informal, 10, 22, 57, 213
E-learning, 219
Emoções, 151
    de caráter social, 151
    de fundo, 151
    inatas, 151
Empatia, 3, 23, 51
Enciclopedismo, 142
Ensino multissensorial, 116
Equilíbrio emocional, 40, 54, 127, 150
Espelhamento, 201
Estado, 96
    de curiosidade, 200
    de downtime, 96
    de excelência, 96
    de relaxamento, 11
    emocional, 96
Estados mentais, 52

Estágios de aprendizagem, 187
Estratégia, 192
    comportamentais, 60
    da PNL, 90
        resultado desejado, 91
        sistemas representacionais, 91, 108
        submodalidades, 91
    de aprendizagem, 15, 91, 192
    de decisão, 91, 192
    de memória, 91, 192
    de motivação, 91, 192
    de realidade, 91, 192
    de verificação, 97
    educacional, 22
    ericksoniana, 105
    pedagógica, 116
Estrutura
    do interesse, 11
    subjetiva, 73
Etologia, 149

F

Feedback, 164
Ferramentas estabilizadoras, 93
Flexibilidade comportamental, 93, 163

G

Gatilho, 154
    negativo, 154
    positivo, 155
Geração
    baby boomers, 27
    X, 27
    Y, 27

H

Hipnoterapia, 6, 60, 105

I

Inconsciência cognitiva, 77
Inconsciente, 187
    competente, 187
    incompetente, 187
Insight, 110
Inteligência
    corporal-cinestésica, 160
    emocional, 18, 23, 154
        interpessoal, 23
        intrapessoal, 23
    espacial, 160
    interpessoal, 160
    intrapessoal, 160
    linguística, 159
    lógico-matemática, 160
    múltipla, 15, 159
    musical, 160

L

Liberdade emocional, 95
Lógica dedutiva, 55
Lucidez individual e coletiva, 57

M

Mapa
    cognitivo, 186
    de mundo, 69
    instrumental, 65
    mental, 15
Memória emocional, 155
Metáfora, 161
Metaprogramas, 135, 138, 190
Metodologias ativas, 220
    construtivista, 220
    flipped classroom, 221
    peer instruction, 220
    problem based learning, 221

Modelagem, 60, 63, 64
    de comportamento, 64
Modelo
    de comunicação da PNL, 118
    de mundo, 108
    Ericksoniano, 2
    mentais, 73
    Milton, 14, 107
    não verbal, 60
    TOTS, 97
    verbal, 60
Momento disruptivo, 1
Motivação, 167
Movimento
    da Escola Nova, 145

N

Neurociência, 48, 75
    cognitiva, 49, 77
    comportamental, 49
Neurolinguística, 3
Neurônios
    espelhos, 51
Níveis neurológicos, 84, 165, 188
    ambiente, 87
    capacidades e habilidades, 88
    comportamento, 87
    crenças e valores, 88
    espiritual, 88
    estima, 85
    fisiológico, 85
    identidade, 88
    realizações pessoais, 85
    segurança, 85
    social, 85

O

Ondas cerebrais, 52, 105
    alfa, 52, 105
    beta, 52, 105
    delta, 52
    gama, 52
    theta, 52

P

Padrões, 64
    cerebrais, 64
    de comunicação não verbal, 64
    de linguagem, 64
    mentais, 54
Paradigma, 194
    científico, 195
    pedagógico, 15, 194, 196
        conducionista, 196
        construtivista, 196
        da escola ativa, 196
        da nova escola, 196
        pós-construtivista, 196
        tradicional, 196
Pedagogia, 143
    da personalidade, 143
    humanista, 143
Pessoas digitais, 125
Pilares de sustentação da PNL, 63
    Flexibilidade, 64
    Pressuposições, 63
    Rapport, 63
    Resposta, 63
    Resultado, 63
    Você, 63
Pirâmide
    de aprendizagem, 121
    de Maslow, 84

Plano, 191
    de aula, 191
    de ensino, 191
Posições perceptivas, 83, 130
Programação Neurolinguística (PNL), 6, 14, 22, 36, 60, 81
Psicologia comportamental, 39, 93

Q

Quociente de inteligência, 23

R

Rapport, 125, 130, 162, 199
Reeducação da mente, 110
Representação interna, 119, 123
    distorção, 120
    generalização, 120
    omissão, 120
Resposta automática, 51
Ressignificação, 44
    de crenças, 82
    de emoções, 110
Revolução
    cognitiva, 76
    das comunicações, 8

S

Sentimento
    de culpa, 41
    de pertencimento, 21
Sistema, 114
    auditivo, 124
    cinestésico, 114, 115, 124
    de crenças, 62, 230
    representacional, 123, 192, 203
    sensorial, 114
    visual, 115, 124

Storytelling, 15, 213
Submodalidade, 90, 192

T

Técnica
    ancoragem, 15
    calibração, 15
    da ancoragem, 94
    da calibragem, 14
    de acupuntura, 111
    de ancoragem, 96, 198, 202
    de diferenciação, 128
    de hipnose, 61
    de rapport, 15
Teoria
    das inteligências múltiplas, 3
    da universidade das emoções, 152
    de Dewey, 144
    do ato de reflexo, 72
    do magnetismo, 103
Terapia
    familiar, 106
    familiar sistêmica, 60
    Gestalt, 60
Transe hipnótico, 100
    conversacional, 105

V

Visão holística, 8